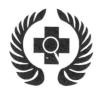

全国高职高专医药院校药学及医学检验技术专业工学结合"十二五"规划教材

供药学、中医学及相关医学专业使用

天然药物化学

主　编　刘福昌　明延波　靳德军

副主编　戢丹菊　高保英　赵立彦

编　者　（以姓氏笔画为序）

刘福昌（宝鸡职业技术学院）

刘修树（合肥职业技术学院）

刘美辉（江苏建康职业学院）

宋敬丽（枣庄科技职业学院）

李跃军（益阳医学高等专科学校）

杨小梅（宝鸡职业技术学院）

阿不都吉力力·买提肉孜（新疆维吾尔医学专科学校）

明延波（辽宁卫生职业技术学院）

郑　涛（江苏泰州职业技术学院）

赵立彦（铁岭卫生职业学院）

赵　华（辽宁卫生职业技术学院）

骆　航（永州职业技术学院）

高保英（湖北职业技术学院医学院）

脱梅娟（宝鸡职业技术学院）

戢丹菊（鄂州职业大学医学院）

靳德军（海南医学院高等职业教育学院）

魏　娜（海南医学院高等职业教育学院）

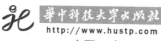

华中科技大学出版社

http://www.hustp.com

中国·武汉

内 容 简 介

本书是全国高职高专医药院校药学及医学检验技术专业工学结合"十二五"规划教材。

本书从药学专业学生就业岗位的实际出发,紧密围绕职业岗位实际需要的知识、能力和素质要求及执业药师需求进行编写。全书共分十三章,重点介绍天然药物化学成分的提取、分离与鉴定的方法和技术,将基本技能的培养贯穿始终。

本书供高职高专药学及其他相关医学类专业使用。

图书在版编目(CIP)数据

天然药物化学/刘福昌　明延波　靳德军　主编. —武汉:华中科技大学出版社,2013.2(2022.12重印)
ISBN 978-7-5609-7990-8

Ⅰ.天…　Ⅱ.①刘…　②明…　③靳…　Ⅲ.生物药-药物化学-高等职业教育-教材　Ⅳ.R284

中国版本图书馆 CIP 数据核字(2012)第 103667 号

天然药物化学　　　　　　　　　　　　　　　　刘福昌　明延波　靳德军　主编

策划编辑:罗　伟
责任编辑:程　芳
封面设计:范翠璇
责任校对:周　娟
责任监印:徐　露
出版发行:华中科技大学出版社(中国·武汉)　　电话:(027)81321913
　　　　　武汉市东湖新技术开发区华工科技园　　邮编:430223
录　　排:华中科技大学惠友文印中心
印　　刷:广东虎彩云印刷有限公司
开　　本:787mm×1092mm　1/16
印　　张:14.5
字　　数:345 千字
版　　次:2022 年 12 月第 1 版第 10 次印刷
定　　价:32.00 元

全国高职高专医药院校药学及医学检验技术专业工学结合"十二五"规划教材

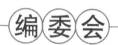

编委会

总序

ZONGXU

　　高职高专药学及医学检验技术等专业是以贯彻执行国家教育、卫生工作方针,坚持以服务为宗旨、以就业为导向的原则,培养热爱祖国、拥护党的基本路线,德、智、体、美等全面发展,具有良好的职业素质和文化修养,面向医药卫生行业,从事药品调剂、药品生产及使用、药品检验、药品营销及医学检验等岗位的高素质技能型人才为人才培养目标的教育体系。教育部《关于推进高等职业教育改革创新,引领职业教育科学发展的若干意见》(教职成〔2011〕12 号)明确提出要推动体制机制创新,深化校企合作、工学结合,进一步促进高等职业学校办出特色,全面提高高等职业教育质量,提升其服务经济社会发展能力。文件中的这项规划,为高职高专教育以及人才的培养指出了方向。

　　教材是教学的依托,在教学过程中和人才培养上具有举足轻重的作用,但是现有的各种高职高专药学及医学检验技术等专业的教材主要存在以下几种问题:①本科教材的压缩版,偏重于基础理论,实践性内容严重不足,不符合高等卫生职业教育的教学实际,极大影响了高职高专院校培养应用型人才目标的实现;②教材内容过于陈旧,缺乏创新,未能体现最新的教学理念;③教材内容与实践联系不够,缺乏职业特点;④教材内容与执业资格考试衔接不紧密,直接影响教育目标的实现;⑤教材版式设计呆板,无法引起学生学习兴趣。因此,新一轮教材建设迫在眉睫。

　　为了更好地适应高等卫生职业教育的教学发展和需求,体现国家对高等卫生职业教育的最新教学要求,突出高职高专教育的特色,华中科技大学出版社在认真、广泛调研的基础上,在教育部高职高专相关医学类专业教学指导委员会专家的指导下,组织了全国 60 多所设置有药学及医学检验技术等专业的高职高专医药院校近 350 位老师编写了这套以工作过程为导向的全国高职高专医药院校药学及医学检验技术专业工学结合"十二五"规划教材。教材编写过程中,全体主编和参编人员进行了认真的研讨和细致的分工,在教材编写体例和内容上均有所创新,各主编单位高度重视并有力配合教材编写工作,编辑和主审专家严谨和忘我的工作,确保了本套教材的编写质量。

　　本套教材充分体现新教学计划的特色,强调以就业为导向、以能力为本位、以岗位需求为标准的原则,按照技能型、服务型高素质劳动者的培养目标,坚持"五性"(思想性、科学性、先进性、启发性、适用性),强调"三基"(基本理论、基本知识、基本技能),力求符合高职高专学生的认知水平和心理特点,符合社会对高职高专药学及医学检验技术等专业人才的需求特点,适应岗位对相关专业人才知识、能力和素质的需要。本套教材的编写原则和主要特点如下。

　　(1) 严格按照新专业目录、新教学计划和新教学大纲的要求编写,教材内容的深度和广度严格控制在高职高专教学要求的范畴,具有鲜明的高职高专特色。

（2）体现"工学结合"的人才培养模式和"基于工作过程"的课程模式。

（3）符合高职高专医药院校药学及医学检验技术专业的教学实际，注重针对性、适用性以及实用性。

（4）以"必需、够用"为原则，简化基础理论，侧重临床实践与应用。

（5）基础课程注重联系后续课程的相关内容，专业课程注重满足执业资格标准和相关工作岗位需求。

（6）探索案例式教学方法，倡导主动学习。

这套教材编写理念新，内容实用，符合教学实际，注重整体，重点突出，编排新颖，适合于高职高专医药院校药学及医药检验技术等专业的学生使用。这套规划教材得到了各院校的大力支持和高度关注，它将为新时期高等卫生职业教育的发展作出贡献。我们衷心希望这套教材能在相关课程的教学中发挥积极的作用，并得到读者们的喜爱。我们也相信这套教材在使用过程中，通过教学实践的检验和实际问题的解决，能不断得到改进、完善。

全国高职高专医药院校药学及医学检验技术专业工学结合"十二五"规划教材
编写委员会

前言

QIANYAN

  本书是为适应我国高职教育教学的要求,按照药学职业岗位的需要,在全国高等学校高职高专药品类专业教育教材建设指导委员会的指导下,由华中科技大学出版社组织有关院校老师编写的全国高职高专医药院校药学及医学检验技术专业工学结合"十二五"规划教材,可供高职院校药学及相关专业使用。本教材的编写贯彻"实用为主,必需、够用和管用为度"的原则,紧紧围绕职业岗位实际需要的知识、能力和素质要求及执业药师考试需求进行编写,并引入了 2010 年版药典的相关知识。

  全书共分十三章,重点介绍天然药物化学成分的提取、分离和鉴定的方法与技术,将基本技能的培养贯穿始终。每章设有学习目标、目标检测;正文中穿插知识链接、实例等加强师生互动,提高学习效果。本书附有五个实训项目,作为学生基本技能训练的操作指南,规范操作,提高岗位适应能力。

  本书由:刘福昌(第一章、第七章),靳德军(第二章、第十章),明延波、赵华(第三章),高保英(第四章、第六章),阿不都吉力力·买提肉孜(第四章),魏娜(第五章、第十章),宋敬丽(第五章),李跃军(第六章),戢丹菊(第七章、第八章),刘美辉(第八章),刘修树、郑涛(第九章),杨小梅、脱梅娟(第十一章),赵立彦、骆航(第十二章)十七位老师共同编写,实训项目分属于各有关章节。在编写过程中参考并引用了大量以往本、专科教材和文献,对原作者谨致谢意。在编写过程中,得到了编者所在单位的大力支持,在此一并表示诚挚的感谢。

  限于编者水平和能力,书中定有不当之处,敬请读者指正。

编　者

目录

MULU

第一章 绪 论

学习目标

学习目的

通过本章的学习,使学生对天然药物化学的含义、研究内容、研究进展及意义有一定了解,并掌握天然药物中常见化学成分的溶解性能。

知识要求

掌握天然药物化学研究的内容,掌握常见化学成分的溶解性能;

熟悉研究天然药物化学的目的和意义;

了解天然药物化学的研究进展。

能力要求

熟练应用天然药物化学中常见化学成分的溶解性能,在提取、分离天然药物化学成分时,正确选择溶剂。

天然药物化学是一门应用现代化学理论、方法和技术研究天然药物中化学成分的学科,是一门实践性很强的专业技能课,是药学专业的主干课程之一。其研究内容主要包括:天然药物中各类化学成分的结构特点、理化性质、提取分离及鉴定的基本理论和技能。此外,还涉及天然药物活性成分研究的途径和方法等内容。

第一节　研究天然药物化学的目的和意义

天然药物是指来源于植物、动物、矿物、微生物及海洋生物等的药物,是药物的重要组成部分。自古以来,在与自然界的抗衡中,人类为了求得生存,伴随出现了一系列寻医求药的活动,人们不断地总结和积累了大量运用天然药物治疗疾病的丰富经验。在我国,天然药物大多数为中药,中药防病治病已有数千年历史,它与中医形成了具有特色的医疗体系,是中华民族的宝贵财富,对人类的繁衍昌盛起着重要作用。随着我国加入 WTO,中医中药越来越受到世界各国人民的欢迎,在防治疾病中起到了独特的作用。

天然药物之所以能够防治疾病,在于其所含有的活性成分。来源于植物的天然药物通常含有糖类、氨基酸、蛋白质、酶、生物碱、苷、萜类、挥发油、油脂、蜡、树脂、色素、有机酸、鞣质、无机盐等。通常,一种天然药物往往含有多种有效成分,故可有多种临床作用。如中药麻黄中含有麻黄碱、伪麻黄碱等多种有机胺类生物碱,其中麻黄碱具有平喘、解痉作用,而伪麻黄碱则有升压、利尿作用,是麻黄具有不同药理作用的有效成分。麻黄中除含有麻黄碱、伪麻黄碱等有效成分外,还含有淀粉、树脂、叶绿素、纤维素、草酸钙等其他成分。一般将具有明显生物活性或具有医疗作用的成分称为有效成分。有效成分应是单体化合物,能用一定的分子式、结构式表示,并具一定的熔点、沸点、旋光度、溶解度等。如果从天然药物中提得的成分在药理和临床上有效,但尚未提纯,仍是混合物,则称为有效部位或有效部分。没有生物活性的称为无效成分。如一般情况下认为糖类、树脂、色素、鞣质、无机盐等为无效成分。但实际上有效与无效的划分不是绝对的,一些原来认为是无效的成分,随着科学的发展和不断研究,发现了其具有某些生物活性,也就变成有效成分。例如香菇多糖已被证明是抗肿瘤的有效成分;黄芪多糖可以提高人体的免疫功能;海藻中的多糖具有降血脂的作用;天花粉蛋白具有引产作用。根据临床用途,有效成分也会变为无效成分,如大黄中的蒽醌苷具致泻作用,鞣质具收敛作用,均为大黄中的活性成分,当临床上用于致泻时,鞣质即成为杂质而在加工中被除去,因此有效和无效的划分是相对的。随着科学的发展,将有许多天然药物的有效成分不断地被发掘和认识。因此,要真实反映天然药物在临床上的生物活性,就必须对天然药物有效成分进行全面系统地研究。研究天然药物有效化学成分有以下几方面的目的和意义。

一、探索天然药物防治疾病的机理

用现代的科学方法探索天然药物(中药)防治疾病的作用机理,是医药工作者的重要任务。在这方面的研究工作中,有一个重要的环节,就是从天然药物中提取出有效成分,确定其化学结构。在明确了天然药物有效成分的基础上,才能运用现代药理学等科学技术观察该成分在人体内的吸收、分布和排泄过程,同时进一步研究有效成分的化学结构、理化性质与生物活性之间的关系,从而阐明天然药物防治疾病的作用原理。如补气药人参,具有大补元气、补脾益肺、生津止渴、安神等功效,为探明其作用机制,应用现代提取分离技术,从人参中提取分离出人参皂苷、多糖、挥发油、维生素等成分,经药理实验证明该类成分具有提高脑力劳动功能、提高应激反应能力、增强造血机能、提高免疫功能、抗休克、抗疲劳、降低血糖、促进蛋白质的生物合成等作用,从而用现代科学证实了人参的功效。

天然药物(中药)主要以复方用药,复方含有的多种有效成分,是临床上发挥多种疗效的物质基础。如麻黄汤由麻黄、桂枝、苦杏仁、甘草四味药物组成。经研究证明,麻黄平喘的有效成分是麻黄碱;桂枝镇痛解热的有效成分为其挥发油中的桂皮醛;苦杏仁镇咳的有效成分为苦杏仁苷;甘草中解毒的有效成分为甘草酸。这些有效成分发挥复合及协同作用,从而发挥了麻黄汤治疗头颈强痛、恶寒、发热、咳嗽等功效。中药复方的作用机制非常复杂,尚有很多问题需要深入探索,如复方的实验设计、病理模型、药理指标及化学成分之间的变化等。目前,我国医药工作者正在加紧这方面的研究,我们相信在阐明天然药物防治疾病的作用机制上将会有新的突破。

二、提供天然药物合理的炮制依据

天然药物特别是中药炮制是中医药学中的一门独特的制药技术,也是中医用药的经验总结。很多中药在用于临床前，都要经过炮制，以达到增强疗效、降低毒副作用、改变药物功效、便于加工储存及易于制剂和服用等目的。研究中药炮制前后化学成分或有效成分的变化，将有助于阐明中药炮制的原理、改进传统的炮制方法、制定控制炮制品的质量标准、丰富中药炮制的内容等。如延胡索的有效成分为生物碱类化合物，用水煎煮溶出量少，醋炙后，延胡索中的生物碱与醋酸结合成易溶于水的醋酸盐，使水煎液中溶出的总生物碱含量增加，从而增强了延胡索的镇痛作用。又如乌头为剧毒药，其毒性成分主要为乌头碱等双酯型生物碱。将乌头用蒸、煮等方法进行炮制，使乌头碱等化合物的酯键水解，生成毒性较小的醇胺型生物碱如乌头原碱。制乌头仍保留镇痛消炎的作用，但毒性却大大降低。一种药物经过不同炮制也可发挥多方面疗效，如酒制大黄使泻下作用减弱，增强了清热、消炎、活血化瘀的作用；蜜制大黄适用于老年体弱者的便秘；大黄炭适用于体内出血；石灰制大黄则适用于外伤出血；醋制大黄活血化瘀的作用特别突出。但传统炮制法往往没有客观一致的标准，如炒黄、炒焦、炒炭等只是根据操作人的眼观经验来判断，所得炮制品难以规范。只有在搞清楚中药有效成分的基础上，用现代实验技术和方法对其进行定性、定量分析，才能有效地控制炮制品的规格、质量。

再如传统黄芩炮制有浸、烫、煮和蒸煮等方法。过去南方认为"黄芩有小毒，必须用冷水浸泡至色变绿去毒后，再切成饮片，叫淡黄芩"。而北方则认为"黄芩遇冷水变绿影响质量，必须用热水煮后切成饮片，以色黄为佳"。对黄芩化学成分的研究表明：黄芩冷浸炮制时，有效成分黄芩苷被存在于同一植物中的酶水解为苷元黄芩素，黄芩素具邻位酚羟基，易氧化为醌式结构而显绿色，使有效成分损失，导致抑菌活性降低；而用烫、煮、蒸等方法炮制时，由于高温可破坏其共存酶的活性，使黄芩苷免遭水解，故抑菌活性较强。因此，黄芩应以北方的蒸或沸水略煮的方法进行炮制。

三、控制天然药物及其制剂的质量

中药材大部分是天然药物，其有效成分的生物合成、积累及保持易受品种、产地、栽培条件、采收季节、加工方法、储存条件的影响而变化，致使中药及其制剂的质量不稳定，最终导致临床疗效不稳定。为了保证疗效，就必须严格地控制中药的质量。然而，保证中药材质量的重要手段就是用化学方法对中药中的有效成分进行定性检查和含量测定。

同样，在中药复方制剂的质量控制中，应尽量选用制剂中的君药、主要臣药，以及贵重药、毒剧药中的有效成分作为质量控制的指标。如果中药制剂中的有效成分含量过低，也可选用有效部位来进行测定，如总生物碱、总黄酮等。近年来，经过广大科技工作者的不断努力，应用各种色谱法测定中药及中药制剂有效部位的指纹图谱已成为控制其质量的重要手段。

四、改进天然药物剂型来提高疗效

药物剂型对临床疗效有着重要的影响，制剂的有效性、安全性、合理性，反映了医药水平和用药效果。应用了几千年的中药传统剂型丸、散、膏、药酒、浸剂、栓剂、糖浆剂、汤剂等，由于制剂技术落后、给药途径少、用量大、起效慢、携带不便、卫生指标难控制、含有的有效成分和临床疗效也不能相对稳定，既不能适应现代医学防治疾病的需要，也难适应国际市场的需要。因此,必须采用包括现代药学、制剂技术等当代最新的理论和技术,以研制开发出高效、优质、安全、稳定的"三效"(高效、速效、长效)、"三小"(剂量小、毒性小、副作用小)、"三便"(储存、携带、服用方便)的新型中药,为人民的健康事业作出贡献。

天然药物化学在中药的研制中起着十分重要的作用。如中药的有效成分或有效部位的溶解性、酸碱性、挥发性、稳定性等性质是中药制剂剂型选择的主要考虑因素。如果水溶性好,可制成注射液、口服液、颗粒剂等,如双黄连注射液、生脉口服液、板蓝根冲剂等。如果难溶于水,可以根据有效成分或有效部位的溶解性选择合适的溶剂及适当的方法,先提取然后可考虑制成片剂、胶囊剂、滴丸等,如复方丹参滴丸。中药制剂的制备过程中提取、精制、浓缩、干燥、灭菌等步骤无不与中药有效成分或化学成分有关。因此,应针对中药有效成分的理化性质,通过采用适当的剂型、调整合适的 pH 值及采用适当的包装等方法,以提高中药制剂的质量和稳定性。

五、提供天然药物真伪鉴别的依据

我国地域广阔,天然药物(中药)资源十分丰富,由于全国各地的用药习惯和药用来源复杂,中药的同名异物、同物异名现象仍有存在。例如白头翁的原植物在全国各地使用的有不同科属植物 20 多种,而正品白头翁应该是毛茛科植物白头翁(*Pulsatilla chinensis* (Bge.)Regel)的根。随着科学的不断发展,中药有效成分研究的不断深入,用化学成分进行定性、定量鉴别中药真伪的技术日趋成熟。如秦皮是木樨科苦枥白蜡树(*Fraxinus rhynchophylla Hance*)等四种同属植物的树皮。由于秦皮中含有香豆素类化合物七叶内酯和七叶苷,因此,秦皮的水溶液呈现明显的蓝色荧光。但伪品秦皮由于不含七叶内酯和七叶苷,因而其水溶液不显蓝色荧光。再者,现在应用各种色谱法测定中药的指纹图谱已成为鉴定药物真伪的重要手段。

六、开辟新药源 开发新药

天然药物(中药)之所以能够防病治病,在于其所含的有效性成分或有效部位。有些中药有效成分含量少,或产量低、价格高、用量大,可以从其他植物中寻找代用品,扩大药源,供临床使用。如小檗碱是黄连的有效成分,具有抗菌消炎作用,因黄连生长缓慢且资源有限,若以黄连为原料生产黄连素(小檗碱的盐酸盐),其成本很高且供不应求。根据小檗碱的理化特性,经寻找发现小檗属的三颗针、防己科的古山龙、芸香科的黄柏等植物中均含有此成分,而且三颗针、古山龙现已成为提取小檗碱的主要原料。一般来讲,植物的亲缘关系相近,其所含的化学成分也相同或相近。因此,可以根据这一规律按植物的亲缘关系寻找某中药有效成分的代用品。

从天然药物中寻找活性成分,通过与毒理学、药理学、制剂学、临床医学等学科密切配合,研制出疗效高、毒副作用小、使用安全方便的新药,这是国内外新药研制开发的重要途径之一。特别是从经过几千年临床实践证明疗效可靠的中药中研制新药更方便。开发天然药物有效成分的另一途径,就是根据有效成分的结构特点进行人工合成或结构改造,以扩大药物资源和创制高效低毒的新药物。

第二节 天然药物化学的研究现状

人类的医药知识是在生活劳动和长期同疾病作斗争中,不断实践、不断发现与发明、不断总结与积累起来的。我们的祖先在对中医药的研究实践中,也曾在中药化学的领域内创造出不少领先于同时代的研究方法和成果,并居于世界领先地位。例如,在炼丹的实践中发展了汞、锌等制剂,开创了无机化学制备药物的先河。在明代李时珍的《本草纲目》卷39中就记载了制造没食子酸结晶的方法,这是世界上最早用发酵法从中药,也是从天然药物中分离得到的有机酸结晶。在此后大约200年,瑞典国的药剂师、化学家舍勒(C. W. Schelle,1742—1786)才于1796年将酒石(酒石酸氢钾)转化为钙盐,再用硫酸分解制得酒石酸。

但是,令人遗憾的是,直至新中国成立之前,我国的中医药学发展仍处于停滞不前的状态。19世纪初,法国药学家Derosone(1804年)和德国药学家F. A. W. Serturner(1806年)先后从阿片中提取分离出具有镇痛镇咳作用的有效成分吗啡,开创了现代从天然药物中提取分离有效成分的历史。此后数十年,从天然药物中发掘了大量的活性成分,如吐根碱、奎宁、马钱子碱、麻黄碱、利血平、阿托品、洋地黄毒苷等,以生物碱居多,都具有显著的生物活性,多数至今仍作为药物使用。生物碱的研究是天然药物化学发展的里程碑。在相当长的时期内,美国、日本等国家一直占据包括天然药物化学在内的整个天然药物研究领域的优势。

我国的中药化学或天然药物化学的研究和发展,基本上是从19世纪20年代研究麻黄碱开始的,至50年代建立了较大型的天然麻黄素提取工业。20世纪30年代则以研究延胡索的成绩最为突出,分离出了延胡索乙素、丁素、戊素等止痛成分。据统计,我国医药学和化学科技工作者在19世纪80年代从中药中发现了800余种新化合物,90年代每年发现100多个新的化合物。新中国成立以来,我国从中药或天然药物中研制、开发新药40多种,从中草药中提取的有效化学成分,被制成500多种制剂应用于临床。

化学的发展与现代科学技术的进步息息相关,近30年来,各种色谱技术的广泛应用,使微量天然新化合物的分离、纯化简便易行。同时,紫外光谱(UV)、红外光谱(IR)、核磁共振(NMR)、质谱(MS)等波谱新技术问世,结构研究工作趋向微量、快速和准确。新技术的兴起使研究天然药物化学成分的周期大大缩短。迄今为止,在对中药进行较系统的化学药理研究中,发现了众多有生物活性的单体化合物,其中有很多天然药物成分已开发成为新药,广泛用于临床。如:①作用于中枢神经的药物,如山莨菪碱、樟柳碱均为胆碱受体阻断药,山莨菪碱用于抢救各种中毒性休克,樟柳碱用于治疗血管性神经性头痛;②抗癌药,如高三尖杉酯碱对急性粒细胞白血病有较好治疗效果;从中国紫杉中分离得到了高纯度的紫杉醇,临床上用于治疗卵巢癌、乳腺癌、食道癌,羟基喜树碱作为治疗消化道癌、肺癌等的新药,已在全世界推广;③心、脑血管药物,如蝙蝠葛碱能够抗心律失常;芹菜甲素对局部脑缺血有明显改善作用;丹参中的水溶性成分丹酚酸A、丹酚酸B、丹酚酸C等有显著的抗脑缺血、抗血栓、脑保护等作用;④作用于肝脏的药物,如从北五味子分离得到的五味子丙素有较强的降血清谷丙转氨酶的作用;⑤作用于免疫系统的药物,如灵芝多糖能使免疫抑制剂、抗肿瘤药引起的免疫功能抑制和衰老所致的免疫功能障碍明显恢复;临床研究已肯定雷公藤甲素等成分对风湿性关节炎、系统性红斑狼疮等自身免疫性疾病有独特治疗作用;⑥抗生育药,如天花粉蛋白用于中期孕妇引产,与前列腺素合用可用于抗早孕;棉酚是治疗男性不育的新型化合物;⑦抗疟疾药,如青蒿素及其衍生物作用快、毒性低,尤其对脑型疟效果显著,是国际公认的从中药中发掘出的抗疟疾良药;⑧抗老年痴呆药,如人参皂苷 Rg_1 和 Rb_1 能改善记忆的全过程即记忆的获得、巩固和再现,尚有抗细胞凋亡作用。

展望未来,中药质量评价体系和中药复方化学成分的研究也将进入实质性研究阶段。指纹图谱作为中药材及中成药的一种新的质量控制技术,得到国内外研究人员的关注,指纹图谱运用现代分析手段和方法,客观、全面地评价中药质量,对保证中药疗效的发挥具有积极意义。

当人类已经迈入 21 世纪的今天,人类生活条件、生存环境的变化使生活节奏加快,使人类身心疾病增加,现代疾病对人类的威胁正在或已经取代了以往的传染性疾病。另一方面,化学药物毒副作用大,天然药物由于毒副作用小,越来越受到人们的青睐。中药是我国人民几千年来在同疾病作斗争的过程中,确有疗效保留下来的。因而,世界各国科学家都将目光投向了天然药物尤其是中药,希望从中研制出治疗当今严重危害人类健康和生存疾病(如癌症、艾滋病、心脑血管系统疾病、病毒性疾病、老年性疾病等)的药物。世界各国的实践早已证明,天然传统药物历来就是创新药物研究开发的重要源泉。天然药物化学研究的发展为新药开发提供了多样性的化学物质基础,在我国,结合千百年传统医学的宝贵经验,相信天然药物化学的研究工作一定会对人类作出更大的贡献。

第三节 天然药物中各类化学成分简介

天然药物在生长过程中进行了一系列的新陈代谢,形成和积累了许多化学物质即天然药物化学成分。天然药物化学成分比较复杂,通常有糖类、氨基酸、蛋白质、酶、有机酸、油脂、蜡、树脂、色素、生物碱、苷类、挥发油、鞣质、无机盐等。现将常见类型的天然药物化学成分简述如下,详细内容参见本书有关章节。

一、生物碱

生物碱是一类存在于生物体内的含氮有机化合物,大多数显碱性,能和酸结合成盐。游离的生物碱大多不溶或难溶于水,能溶于乙醇、氯仿、丙酮、乙醚和苯等有机溶剂。而生物碱盐特别是小分子有机酸盐和无机酸盐易溶于水、乙醇,不溶或难溶于常见的有机溶剂。

二、糖类

糖类主要包括单糖、低聚糖和多糖。

单糖是多羟基醛或多羟基酮类化合物,通式为 $(CH_2O)_n$。易溶于水,可溶于含水乙醇,难溶于无水乙醇,不溶于氯仿、乙醚、苯等亲脂性有机溶剂。

低聚糖是由 $2 \sim 9$ 个单糖通过苷键聚合而成的直链或支链的聚糖。易溶于水,难溶于乙醇,不溶于其他有机溶剂。

多糖通常是由 10 个以上乃至几千个单糖通过糖苷键聚合而成的高分子化合物,无一般单糖的性质。天然药物中常见的多糖有淀粉、菊糖、果胶、树胶和黏液质及纤维素等,多可溶于热水,不溶于乙醇及其他有机溶剂。

三、苷类

苷类是糖或糖的衍生物与非糖物质(称为苷元或配糖基)通过糖的端基碳原子连接而成的化合物。大多数是无色的晶体,能溶于水,可溶于甲醇、乙醇,难溶于乙醚、苯等。而苷元则大多难溶于水,易溶于有机溶剂。

四、黄酮类化合物

黄酮类是指由 C_6—C_3—C_6 骨架构成的化合物的总称,泛指具有两个苯环通过中间三碳链相互连接而成的一类化合物。在植物体中多数与糖类结合成苷而存在,部分以游离状态的苷元存在。多数具有酚羟基而显酸性。黄酮苷元一般难溶或不溶于水,易溶于甲醇、乙醇、乙酸乙酯、乙醚等有机溶剂及稀碱液中。一般黄酮苷类化合物易溶于水、甲醇、乙醇及吡啶等亲水性有机溶剂。

五、蒽醌类化合物

蒽醌类化合物包括蒽醌衍生物及其氧化物蒽酚、蒽酮及蒽酮的二聚体等不同程度的还原产物。天然存在的蒽醌类化合物由于分子中多具有酚羟基,因而显示一定的酸性。在植物体内以游离形式和与糖结合成苷两种形式存在。游离蒽醌类多溶于乙醇、乙醚、苯、氯仿等有机溶剂,微溶或难溶于水。蒽醌苷类极性较大,易溶于甲醇、乙醇,在热水中也能溶解。

六、香豆素和木脂素类

香豆素和木脂素是一类分子中具有苯丙基基本骨架单位(C_6—C_3)的化合物。

香豆素类是具有苯并 α-吡喃酮母核的一类化合物的总称,在结构上可视为由邻羟基桂皮酸失水而成的内酯,具有内酯环的性质,在稀碱溶液中内酯环可以水解开环,生成能溶解于水的顺式邻羟基桂皮酸的盐,加酸后可以环合成为原来的内酯。游离的香豆素可溶于沸水,易溶于甲醇、乙醇和乙醚等有机溶剂;香豆素苷类则可溶于水、甲醇和乙醇。

木脂素是一类由苯丙素氧化聚合而成的结构多样的天然产物,多数呈游离状态,只有少数与糖结合成苷而存在。游离的木脂素为亲脂性,难溶于水,能溶于苯、氯仿、乙醇、乙醚等有机溶剂。成苷后的木脂素极性增大,水溶性也增加。

七、萜类和挥发油

萜类是由甲戊二羟酸衍生的且基本母核的分子式符合 $(C_5H_8)_n$ 通式的衍生物的总称。根据分子结构中异戊二烯单位的数目将萜类分为单萜、倍半萜、二萜、二倍半萜、三萜和四萜等类型。

挥发油又称精油,是能随水蒸气蒸馏、与水不相混溶的油状液体。挥发油主要由萜类和芳香族化合物以及它们的含氧衍生物如醇、酚、醚、醛、酮、酸、内酯等组成;此外,还包括含氮及含硫的化合物。挥发油为无色或淡黄色的透明油状液体,多具有芳香味,在常温下可挥发,有较强的折光性和旋光性;在水中溶解度极小,易溶于大多数有机溶剂,如石油醚、乙醚、苯等。

八、强心苷

强心苷是存在于植物中具有强心作用的甾体苷类化合物。强心苷一般能溶于甲醇、乙醇等,难溶于氯仿、乙醚、苯等极性小的溶剂。临床上常用的有西地兰、地高辛等二十余种,主要用于治疗充血性心力衰竭和节律障碍等心脏疾患。

九、皂苷

皂苷是一类结构比较复杂的苷类化合物,因它的水溶液经振摇能产生大量持久的肥皂样泡沫而命名。按其苷元结构可分为甾体皂苷和三萜皂苷两大类,大多数皂苷极性较大,可溶于水,易溶于热水、含水稀醇、热甲醇、乙醇,难溶于丙酮、乙醚等有机溶剂。皂苷在含水正丁醇中溶解度较好,利用此性质可从含皂苷的水溶液中用正丁醇进行萃取,从而与糖类、蛋白质等亲水性杂质分离。

十、鞣质

鞣质又称单宁或鞣酸,是一类分子较大、结构复杂的多元酚类化合物。鞣质具有较强的极性,可溶于水、乙醇、丙酮、乙酸乙酯等溶剂,不溶于乙醚、氯仿、石油醚等亲脂性溶剂。一般情况下鞣质被视为无效成分,在提取天然药物有效成分时,常作为杂质而被除去,但在中药五倍子和地榆中为有效成分。

十一、有机酸

有机酸是指分子结构中具有羧基(不包括氨基酸)的一类酸性有机化合物。具有酸味的中药大多含有有机酸,在植物体内大多与钾、钠、钙、镁离子及生物碱结合成盐而存在。一般小分子的有机酸易溶于水、乙醇等,难溶于亲脂性有机溶剂;大分子有机酸易溶于有机溶剂而难溶于水。

十二、氨基酸、蛋白质和酶

分子中含有氨基和羧基的化合物称为氨基酸。氨基酸一般可溶于水和稀醇,难溶于有机溶剂。

蛋白质是由 α-氨基酸通过肽链结合而成的一类高分子化合物。蛋白质大多能溶于水成胶体溶液。高温、强酸、强碱和浓醇等因素可导致蛋白质变性。

酶是生物体内具有催化能力的蛋白质,它的催化作用具有专一性,通常一种酶只能催化某一种特定的反应,如蛋白酶只能催化蛋白质分解成氨基酸。植物中所含的苷类往往与某种特殊的酶共存于同一组织的不同细胞中,当细胞破裂,酶与苷接触时即可使苷发生水解。

十三、色素

色素广泛存在于天然药物中,分为水溶性色素和脂溶性色素两类。脂溶性色素包括叶绿素、胡萝卜素等,多为无效成分。水溶性色素包括花色素等,多为有效成分。

为了便于学习,现将天然药物中主要类型化学成分的溶解性能归纳如下,见表 1-1。

表 1-1 天然药物化学成分的溶解性能

水溶性成分	水、醇共溶成分	醇、脂共溶成分	脂溶性成分
单糖及低聚糖	生物碱盐	游离生物碱	油脂
淀粉	苷	苷元	蜡
黏液质	水溶性色素	脂溶性色素	—
氨基酸	鞣质	挥发油	—
蛋白质	水溶性有机酸	非水溶性有机酸	—
无机成分	—	树脂	—

注:

(1) 表中各类成分的溶解性能是指较纯的成分在较纯的溶剂中的溶解性能。

(2) 水、醇共溶成分指既溶于水又溶于乙醇的成分。

(3) 醇、脂共溶成分指既溶于乙醇又溶于有机溶剂的成分。

(4) 醇溶性成分主要指溶于 95% 乙醇的成分。

(5) 脂溶性成分主要指溶于乙酸乙酯、乙醚、氯仿、苯、石油醚等有机溶剂的成分。

(6) 蛋白质在热水中可凝固变性。

(7) 淀粉溶于热水成胶体溶液,不溶于冷水。

目标检测

一、选择题

（一）单项选择题

1. 有效成分是指（　　）。

A. 含量高的成分　　　　　　　　B. 需要提纯的成分

C. 具有生物活性的单体化合物　　D. 一种单体化合物

2. 下列不属于醇溶性成分的是（　　）。

A. 叶绿素　　B. 多糖类　　C. 香豆素　　D. 黄酮苷元

3. 可溶于水的成分是（　　）。

A. 树脂　　B. 挥发油　　C. 油脂　　D. 鞣质

4. 不属于亲水性成分的是（　　）。

A. 蛋白质　　B. 黏液质　　C. 树脂　　D. 淀粉

5. 提取蒽醌苷和苷元选用的溶剂是（　　）。

A. 水　　B. 乙醇　　C. 乙醚　　D. 石油醚

6. 在水溶液中不能被乙醇沉淀的是（　　）。

A. 蛋白质　　B. 多糖　　C. 鞣质　　D. 酶

7. 下列不属于多糖的是（　　）。

A. 树胶　　B. 黏液质　　C. 蛋白质　　D. 纤维素

8. 对游离型生物碱溶解度较好的溶剂是（　　）。

A. 乙醚　　　　B. 甲醇　　　　C. 乙醇　　　　D. 氯仿

9. 香豆素的基本母核为（　　）。

A. 苯并 α-吡喃酮　　　　　　　B. 对羟基桂皮酸

C. 反式邻羟基桂皮酸　　　　　　D. 苯并 γ-吡喃酮

10. 水溶液经振摇产生大量持久的肥皂样泡沫的成分是（　　）。

A. 木脂素　　　B. 皂苷　　　　C. 强心苷　　　D. 萜类

（二）多项选择题

1. 醇、脂共溶成分为（　　）。

A. 油脂　　　　B. 挥发油　　　C. 生物碱盐　　　D. 游离生物碱　　　E. 鞣质

2. 下列属于多糖的是（　　）。

A. 淀粉　　　　B. 黏液质　　　C. 树胶　　　　D. 果胶　　　　E. 菊糖

3. 不能用高浓度乙醇作提取溶剂的成分有（　　）。

A. 苷元　　　　B. 多糖　　　　C. 鞣质　　　　D. 生物碱　　　E. 蛋白质

4. 下列可溶于水的成分是（　　）。

A. 氨基酸　　　B. 木脂素　　　C. 蛋白质　　　D. 鞣质　　　　E. 芳香酸

5. 能溶解香豆素苷的溶剂是（　　）。

A. 水　　　　　B. 甲醇　　　　C. 乙醇　　　　D. 苯　　　　　E. 乙醚

二、简答题

1. 天然药物化学研究的内容有哪些？

2. 如何理解有效成分和无效成分？

（刘福昌）

第二章 天然药物化学成分提取、分离和鉴定的方法与技术

学习目标

学习目的

通过对天然药物化学成分提取、分离和鉴定原理、方法及技术的学习,使学生拥有较为扎实的理论知识和较强的实践操作技能,同时为天然药物化学后续章节的学习奠定基础。

知识要求

掌握各种提取、分离和鉴定的基本操作技术、适用范围和技术要点;

熟悉各种提取、分离和鉴定的基本理论知识和基本技术原理;

了解各种提取、分离的新技术、新方法。

能力要求

熟练掌握各种提取、分离和鉴定的基本操作技能。

天然药物主要来源于植物、动物、海洋生物、矿物和微生物等。大部分是植物类,其特点是所含成分复杂、结构相似产物共存。其化学成分的提取、分离到结构鉴定是研究天然药物化学的基本程序。由于天然药物品种繁多、地区用药习惯差异、文献记载的差错等诸多原因,常常会出现同名异物和同物异名的现象;即使是同一品种,其所含成分和含量也因产地、药用部位、采集时间、储存条件及存放时间等的不同而变化。因此,在研究之前,必须对药材进行品种鉴定、确定学名、记录采集地和时间、药用部位、标明鉴定人,并留样备查。同时研究天然药物时,应首先查阅有关文献资料、了解前人对该植物或同属植物中化学成分的提取、分离、药理及临床研究情况,特别应查找调研活性成分的各种提取分离方法、工业生产方法,再根据具体条件进行设计,确定合理的提取、分离技术路线。如果是从天然药物中寻找未知有效成分,一般采用活性跟踪技术,即首先确定研究目标,在选定的活性筛选体系引导下,进行提取分离,并以相应的整体动物模型筛选、临床验证、反复实践直至达到研究目的。本章主要介绍化学成分提取、分离的一般方法、原理和应用技术。

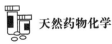

 # 第一节　提取方法与技术

　　根据被提取物质的性质,天然药物中活性成分的提取方法有溶剂提取法、水蒸气蒸馏法和升华法等。后两种由于适合其提取方法的物质有限,应用范围很小,大多数天然药物的提取采用溶剂提取法。

一、溶剂提取法

　　溶剂提取法是指根据天然药物中化学成分的溶解性能,选择对有效成分溶解度大而对其他成分溶解度小的溶剂,用适当的方法尽可能地将所需化学成分全部从药材中溶解出来的提取方法。

　　(1)基本原理　根据"相似相溶"原理进行,提取过程中,在渗透、扩散作用下,溶剂渗入药材组织细胞内部,可溶性物质被溶解,由于细胞内、外溶质的浓度差异使得溶质向细胞外扩散,直至这些成分在细胞内、外浓度相同达到溶解平衡,提取出所需化学成分。

　　(2)提取前预处理　提取时如无特殊规定一般均须将药材干燥、粉碎,以利于增大与溶剂的接触面积,增大提取率。由于药材的形态、性质各异,处理方法不尽相同,如含油脂多的种子类药材可先脱脂后粉碎;含多糖黏液质等多的根茎类药材多切成小段或粉碎成粗颗粒再提取;新鲜药材的提取根据提取目的需要注意保留或抑制酶的活性。

　　(3)影响因素　提取时涉及的影响因素较多,一般要考虑溶剂选择、提取方式、药材粉碎度、温度、时间、浓度差等。其中溶剂的正确选择是关键,既要考虑溶剂对有效成分的溶解能力,同时还要兼顾安全性、方便后处理、易得、廉价等因素。

　　(4)溶剂的极性　常用溶剂的极性大小顺序为:石油醚<苯<无水乙醚<氯仿<乙酸乙酯<正丁醇<丙酮<乙醇<甲醇<水。依据极性大小顺序,将溶剂分为水、亲水性有机溶剂、亲脂性有机溶剂三类。

　　① 水　极性强,穿透力大,天然药物中的亲水性成分(如糖类、蛋白质、氨基酸、鞣质、有机酸盐、生物碱盐、大多数苷、无机盐等)都能被水提取出来。在实际工作中有时还用酸水或碱水作为溶剂进行提取。水提取的优点是安全、价廉、易得;缺点是提取液易霉变、难保存、不易浓缩。

　　② 亲水性有机溶剂　一般指甲醇、乙醇、丙酮等极性较大且能与水相互混溶的有机溶剂,其中乙醇最常用。它们的优点是,既能提取药材中的极性成分又能提取某些亲脂性成分,且穿透力强、提取效率高、提取液易保存、过滤、回收。缺点是易燃、价高、有毒。

　　③ 亲脂性有机溶剂　如石油醚、苯、乙醚、氯仿、乙酸乙酯等,它们的特点是极性小、与水不相混溶、选择性高,只能提取亲脂性成分(如挥发油、油脂、叶绿素、某些游离生物碱及苷元等)。此类溶剂提取沸点低,易浓缩,但对药材组织穿透力弱,需要反复多次提取,此外它们毒性较大、多易燃、价格较高、设备要求高。

　　提取过程中依据相似相溶的规律,亲水性化学成分易溶于极性溶剂,亲脂性化学成分易溶于非极性溶剂,通过对提取成分及与其共存成分的极性差异来选择提取溶剂是通用的方法,因此选择适当的溶剂就是提取成功的关键。但是天然药物中的化学成分十分复杂,各种成分相互影响,存在增溶、助溶现象或发生化学作用,使溶解性能有所改变,所以选择溶剂时需要结合其他成分整体考虑提取方案。

常见的提取方法和技术如下。

（一）浸渍法

浸渍法是选择适当的溶剂把药材在常温或温热条件下浸泡以溶出其中化学成分的一种方法。

操作技术:取药材粗粉置于适当的容器中,加入适当溶剂把药材浸没,提取 1～2 天或设定时间以后过滤即可。一般可提取 2～3 次,合并滤液再进行后续处理。

本法适用于有效成分遇热不稳定或含有大量淀粉、胶质、黏液质的药材提取。但本法提取率低、时间长,以水为溶剂时还要考虑加入适当的防腐剂。

（二）渗漉法

渗漉法是将药材粗粉置于渗漉筒内,使溶剂自上而下匀速流动,达到提取天然产物的一种浸出法。

操作技术:将渗漉筒固定在铁架台上,调节合适高度以方便接收,筒内下端放置纱布或滤纸,关闭渗漉筒。将药材放在容器中,加少量提取溶剂搅拌润湿后放入渗漉筒中,药材适当压紧。从渗漉筒上部加入提取溶剂将药材浸没,保持浸泡一定时间。打开渗漉筒,从下端接收渗漉液,渗漉速度一般每 100 g 药材 3～5 mL/min 为宜,可以根据实验时提取成分的溶出速度曲线选择最佳渗漉速度。本法装筒要均匀、松紧合适,充分浸渍和控制流速。通常收集渗漉液为药材重量的 8～10 倍,或以成分鉴别试验来决定渗漉终点。大生产上,则可将后期的稀渗漉液进行再利用来提高溶剂的浸出效率。因渗漉是在常温下操作,故适用于热敏性成分的提取。根据提取成分的差异常用溶剂有酸水、碱水、不同浓度的乙醇和水等。溶剂消耗量大和提取时间长是本法的不足之处。渗漉装置示意图见图 2-1。

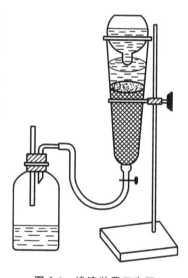

图 2-1 渗漉装置示意图

（三）煎煮法

煎煮法是将药材加入水以后加热煮沸,把所需化学成分提取出来的方法。

操作技术:将药材粉碎后按计算量置于适当容器(忌用铁质容器)中,加 10～15 倍量水加热煮沸。一般煎煮 2～3 次,第 1 次 1.5 小时,第 2、3 次可酌减加水量和煎煮时间,过滤后合并滤液,浓缩即可得浸膏。

本法操作简单,是一种传统的提取方式,由于水是一种特殊的提取溶剂,很多化学成分在水中可以产生增溶、助溶作用,因此不仅仅是极性成分被提取出来,有些弱极性的成分也可以被提取出来。含挥发性成分及遇热易破坏成分的天然药物不宜用本法;含淀粉等多糖类较多的药材因煎煮后呈糊状,提取液黏稠,过滤困难,也不适宜采用本法。

（四）回流提取法

回流提取法是用易挥发的有机溶剂加热回流提取药材中化学成分的一种方法。

操作技术：将药材粗粉置于圆底烧瓶中，添加 10 倍量左右乙醇或其他低沸点有机溶剂至烧瓶容量的 1/2～2/3 处，接上冷凝管（一般用球形），通入冷却水后置于电热套或水浴中加热回流一定时间，趁热滤取提取液，药渣再用同等量新溶剂回流 2～3 次，合并滤液，浓缩即得提取物浸膏。若成分在溶剂中不易溶解或药材质地坚实不易溶出，需适当延长每次提取时间或增加提取次数。

本法提取效率较高，但脂溶性杂质多，不适用于热敏性成分的提取。

（五）连续回流提取法

连续回流提取法亦称索氏提取法（或沙氏提取法），是在回流提取法基础上改进后能使用少量溶剂进行连续回流提取的一种方法。

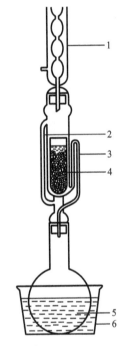

图 2-2 索氏提取装置示意图

1.球形冷凝管；
2.溶剂蒸发气道；
3.虹吸管；4.待提取药材；
5.圆底烧瓶；6.水浴

操作技术：选取合适规格的索氏提取器，按照由下到上的顺序安装固定好索氏提取器（即先放置好热源，其次固定好溶剂瓶，再安装提取器中心部分，最后安装冷凝器）。整套仪器应保持垂直。将待提取的药材小心放入索氏提取器的中心部分，药材上端用重物（如玻璃球）压住，以免受溶剂浸泡时上浮飘起。取适量提取溶剂放入溶剂瓶中，并加沸石。打开冷凝水，调节热源进行加热回流提取。提取结束后首先关闭热源，待提取液完全冷却后再按由上到下的顺序拆卸仪器，并将提取液转移到合适的容器后浓缩即可。

提取时注意事项有：①如果用非水溶剂提取则整套索氏提取器应无水干燥；②待提取样品放置的高度不应超过仪器中部的虹吸管高度；③溶剂使用量应低于溶剂瓶容积的 2/3；④整套仪器磨口连接部分要密闭。索氏提取器装置示意图见图 2-2。

本法弥补了分次加热提取法中需要溶剂量大并操作麻烦的不足，但提取时间较长，一般需 4～10 h 才能提取完全，因此，对热敏性成分慎用。

（六）超声提取法

本法是一种利用超声波浸提化学成分的方法。其原理是利用超声波高频率的振动，产生并传递强大的能量给药材和溶剂，使它们作高速运动，同时超声波产生的空化现象可击碎药材，加速药材中的成分溶入溶剂，从而增加了提出效率。因此，超声提取法的提取效率较高。

操作时只需把用溶剂浸泡的药材加上一定频率的超声波即可，因此本法操作简便，提取时间一般只需数十分钟，适用于各种溶剂对药材进行提取，不需高温也可达到提取目的，故也适用于对热敏性成分的提取。工业化生产的设备目前还处于研究阶段。

二、其他提取方法

（一）水蒸气蒸馏法

水蒸气蒸馏法是指将含有挥发性成分的药材与水共蒸馏，使挥发性成分随水蒸气一并馏出的一种提取方法。其基本技术原理是，根据道尔顿分压定律，相互不溶也不起化学作用的液体混合物的蒸气总压等于该温度下各组分饱和蒸气压（即分压）之和，因此当与水不相混溶的挥发油和水的混合蒸气总压等于外界压力大气压时两者即开始沸腾并被蒸馏出来，混合物的沸点均比单独的任一组分的沸点要低。根据操作方式不同，可分为共水蒸馏和隔水蒸馏两种。共水蒸馏是将粉碎的药材放入蒸馏器中加水浸泡，直火煮沸使挥发油与水蒸气一起蒸出。此法操作简单，但局部加热温度过高，导致部分挥发油成分发生分解，破坏挥发油的芳香气味而降低产品质量。隔水蒸馏是将药材放到水上面加热蒸馏或者通入水蒸气蒸馏，避免了直火高温对挥发油质量的影响。水蒸气蒸馏法只适用于具有挥发性、能随水蒸气馏出而不被破坏、与水不发生反应而又难溶于水的天然产物的提取。工业生产中采用水蒸气蒸馏法时由于蒸气的温度往往高于 100 ℃，高沸点成分被更多地蒸馏出来，挥发油的颜色一般较深。实验室用的水蒸气蒸馏装置示意图见图 2-3。

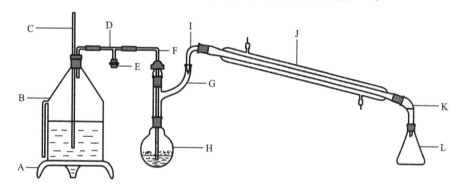

图 2-3 实验室用水蒸气蒸馏装置示意图
A. 电炉；B. 水蒸气发生器；C. 安全管；D. T 形管；E. 安全阀；F. 导气管
G. Y 形管；H. 蒸馏烧瓶；I. 弯头；J. 冷凝器；K. 尾接管；L. 接收器

操作技术：操作时将药材粗粉置于蒸馏瓶中，加适量水充分润湿，药材体积为蒸馏瓶容量的 1/3 为宜。加热水蒸气发生器产生水蒸气，通入蒸馏瓶中，将药材中的挥发性成分共同蒸馏出来，经冷凝管冷凝后收集于接收瓶中。蒸馏中断或完成时，必须先打开三通管的螺旋夹，使与大气压相通后，才能停止加热水蒸气发生器，以免蒸馏瓶中液体倒吸入水蒸气发生器内。分离一些在水中溶解度较大的挥发性成分常采用盐析法，在蒸馏液中加入饱和量的氯化钠或硫酸铵等，促使挥发性成分自水中析出，或采用低沸点脂溶性溶剂萃取得到。

（二）升华法

升华法是利用某些固体物质在受热时不经过熔融直接转化为蒸气，蒸气遇冷后又凝结为固体的性质来提取化学成分的方法。

操作技术：将待升华的药物粉末置于升华容器中均匀放置，容器上方放一冷凝器，均匀加热升华器皿到一定温度，使被提取物质升华，然后冷凝于冷凝器表面即得。为了使热源稳定,一般可采用水浴或油浴等加热方法。

(三)超临界流体萃取技术

超临界流体萃取法是利用超临界流体作为萃取剂从液体或固体样品中萃取化学成分的方法。

超临界流体是物质处于临界温度和临界压力以上时所形成的一种特殊的相态,其物理性质介于液体和气体之间,具有密度接近液体、黏度近于气体、扩散系数大于液体百倍、介电常数随压力增大而增大等特性,从而呈现出较液体溶剂更易于穿透样品介质的优点。应用本法提取天然产物,常用的萃取剂是超临界二氧化碳。在超临界状态下,将二氧化碳超临界流体与待分离的物质接触,利用程序升压使其有选择性地依次把不同极性、不同沸点和不同相对分子质量的组分萃取出来。借助减压、升温的方法使超临界流体变成普通气体,被萃取物质则自动析出,从而达到分离提纯的目的。对极性大、相对分子质量大的成分萃取,需加入夹带剂如水、甲醇、乙醇等来增加极性,提高其溶解度。由于仪器设计的不同其操作技术也有一定差别,一般都有冷却二氧化碳、加压到超临界状态、萃取、减压析出四个部分,同时根据工艺条件设定不同温度等其他因素。超临界二氧化碳萃取技术目前在制药、食品工业已有多种产品问世。

💊 第二节 分离、精制和鉴定的方法与技术

用上述各种方法提取的天然产物多为混合物,需要进一步的分离与精制才能得到所需成分或化学单体。

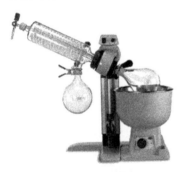

图 2-4 旋转蒸发仪

由于得到的提取溶液一般体积较大,需要将溶剂蒸发掉一部分并进行浓缩处理后再进行进一步的分离精制。浓缩可通过蒸发或蒸馏来完成,常用方法有蒸发、常压蒸馏、减压蒸馏、薄膜蒸发等。浓缩时应注意尽量避免热敏性成分被破坏。实验室蒸馏一般采用减压蒸馏的方式,在减压的状态下溶剂的沸点被降低,既可以加快浓缩的过程,又可以防止有效成分被破坏。常用的仪器是旋转蒸发仪,见图 2-4。

一、系统溶剂分离法

系统溶剂分离法是指选用不同极性的溶剂按照极性由小到大的顺序依次提取分离提取液中的化学成分的方法。

操作技术:把提取液浓缩后依次用石油醚、乙醚、氯仿、乙酸乙酯、丙酮、乙醇和水进行抽提,使溶解度不同的成分得到分段分离。每一种溶剂的抽提次数可以根据薄层板上点样的结果进行判断,主要斑点萃取完毕即可。选择的溶剂也可以根据需要进行调整,由于是分段分离,溶剂的极性不必过于接近。

此法适用于有效成分尚未明确的天然产物的分离。需要注意的是由于操作烦琐,分离效果较粗,相同成分可能会交叉分散在不同的提取部位。

二、两相溶剂萃取法

两相溶剂萃取法是指在提取液中加入一种与其不相混溶的溶剂,构成两相溶剂系统,利用被分离成分的分配系数差异而将其分离开来的分离方法。

萃取法的基本原理是利用化学成分在两相溶剂中的分配系数差异而达到分离的目的。各种成分的分配系数差异越大分离效果越好。分配系数是指在一定的温度和压力下,某物质溶解在两相互不混溶的溶剂中达到动态平衡,根据分配定律,该物质在两相溶剂中的浓度之比为一常数,称为分配系数(K),可用下式表示:

$$K = C_u / C_l$$

式中:K 为分配系数;C_u 为溶质在上相中的浓度;C_l 为溶质在下相中的浓度。

譬如:向溶质 A 中加入等体积的三氯甲烷和水,置于分液漏斗中充分振摇,放置后分为两相,则溶质 A 的分配系数 K_A 为其在水相(上相)中的浓度比上其在有机相(下相三氯甲烷)中的浓度。

分离的难易程度可用分离因子 β 来表示。分离因子是两种被分离物质在统一溶剂系统中分配系数的比值,可用下式表示:

$$\beta = K_A / K_B \text{(要求 } K_A > K_B\text{)}$$

式中:K_A 为溶质 A 的 K 值;K_B 为溶质 B 的 K 值。

譬如:现有 A、B 两种溶质,用等量的三氯甲烷和水萃取分离,其中 $K_A = 10$,$K_B = 1/10$,则一次萃取后,溶剂 A 在水相(上相)中的浓度为 10/11,在有机相(下相三氯甲烷)中的浓度为 1/11;而溶质 B 则正好相反,两种物质的分离因子 β 为 100。一次萃取可以达到 90% 以上程度的分离。

根据分离因子的定义和举例可以看出,选择合适的溶剂系统后(即对其中一种物质易溶),如果 $\beta > 100$,此时成分 A 萃取一次以后将有绝大部分被萃取出去,一般只需一次萃取即可达到基本分离;当 $10 < \beta < 100$ 时,需要 $10 \sim 12$ 次萃取才可基本分离;当 $1 < \beta < 2$ 时,则需要 100 次以上萃取才能基本分离;当 $\beta \approx 1$ 时,由于两种成分的性质非常接近,无法利用这种办法达到分离。

萃取法常用的方法技术如下。

(一) 简单萃取法

简单萃取是天然药物研究过程中用于分离、纯化有效成分的常用操作之一。一般性萃取操作分析化学已经学过,这里不再赘述。这里只介绍 pH 梯度萃取法。

pH 梯度萃取法是分离酸性、碱性、两性成分常用的手段。其原理是由于溶剂系统的 pH 值变化改变了它们的存在状态(游离型或解离型),从而改变了它们在溶剂系统中的分配系数。如混合黄酮苷元,由于结构中酚羟基的数目和位置不同,各自所呈现的酸性强弱不同,可使其首先溶于有机相(如氯仿或乙醚)中,然后依次用 5% 碳酸氢钠、5% 碳酸钠、1% 氢氧化钠、4% 氢氧化钠的水溶液萃取,黄酮苷元按照酸性从大到小的顺序被分别萃取到碱水层而达到分离的目的。分离碱性强弱不同的游离生物碱(如溶解于氯仿中的各种生物碱),可用 pH 值由高至低的酸性缓冲溶液顺次萃取,使生物碱按碱性由强到弱的顺序分别萃取出来。亦可将生物碱的酸水溶液加氨水调节,使 pH 值逐步变大,然后每次 pH 值增加到特定数值(依据具体生物碱是否游离确定)即用氯仿萃取,生物碱按照碱性从小到大的顺序分别被萃取到氯仿层而达到分离的目的。

一般 pH<3 时,酸性环境下,酸性物质多呈游离态,易分布于有机相中,而碱性物质多呈解离态,易分布于水相中;当 pH>12 时,碱性环境下,酸性物质多呈解离态,易分布于水相中,而碱性物质多呈游离态,易分布于有机相中。据此可按图 2-5 采用不同 pH 值的缓冲溶液与有机溶剂来分离酸性、碱性、中性及两性物质。

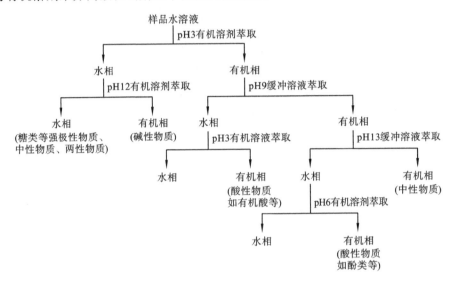

图 2-5　利用 pH 梯度萃取分离物质模式图

(二) 逆流分溶法

逆流分溶法(简称 CCD 法,亦称逆流分布法、反流分布法或逆流分配法)是一种高效、多次、连续的液液两相溶剂萃取分离法。

操作技术:CCD 法分离过程示意见图 2-6,经由若干乃至数百只管子组成的逆流分溶仪器,作数百次甚至千余次两相溶剂的振摇、静置、分离、转移程序,将两个分配系数很接近的化合物分离。操作前首先根据分配层析的行为分析、推断和选择对混合物分离效果较好,即分配系数差异大的两种不相混溶的溶剂,通过试验测知要经多少次的萃取转移而达到真正的分离。

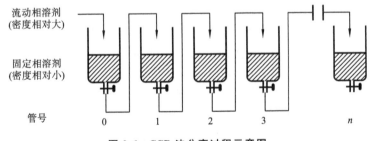

图 2-6　CCD 法分离过程示意图

本法操作条件温和,样品容易回收,特别适合于分离因子较小、中等极性、不稳定物质。样品极性过大过小,或分配系数受浓度、温度影响过大时则不易用本法分离。易于乳化的溶剂系统也不宜采用本法。

（三）液滴逆流分配法

液滴逆流分配法又称液滴逆流色谱法,原理类似逆流分溶法,是流动相在固定相的液柱中呈液滴形式垂直上升或下降从而达到样品分离的方法。

操作技术:对溶剂系统的选择基本同逆流分溶法,但要求两类溶剂能尽快分离成两相,并可生成有效的小液滴。由于流动相形成的液滴在细的分配萃取管中与固定相有效地接触、摩擦,并不断形成新的表面,促进了样品在两相溶剂中的分配,故其分离效果往往比逆流分溶法好,且不会产生乳化现象,用氮气压驱动流动相,被分离物质亦不会因遇空气中的氧气而被氧化,特别适用于皂苷类的分离。液滴逆流色谱装置见图 2-7。

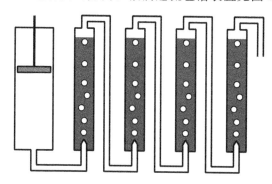

图 2-7 液滴逆流色谱装置示意图

本法目前在皂苷、生物碱和酸性成分等天然产物的分离与精制方面已得到广泛应用,并取得了良好的效果。商品化设备市场有销售。

（四）高速逆流色谱法

高速逆流色谱亦属于逆流色谱的范畴,经过多年的发展,现在的高速逆流色谱一般是采用同步形式的设计,主要是利用在高速旋转状态产生的二维离心力场的作用下使两种互不相溶的溶剂快速有效的对流,从而使样品能够快速进行多次萃取而进行分离的方法。

操作技术:操作过程中的影响因素主要有溶剂体系的选择、旋转速度、流动相的流速、温度等。溶剂体系的选择类似于传统色谱流动相的选择,不同的是高速逆流色谱溶剂的选择是根据样品在固定相和流动相两者之间的分配比,待分离的样品的 K 值（分配系数）最好在 $0.6 \sim 1.5$ 范围之内,这样才会有一个好分离效果。转速主要体现在固定相的保留率上,一般转速越高固定相保留率也比较高,分离效果较好。流速要适中,太大会降低固定相保留率,太低会造成拖尾。温度恒定对体系的重复性有着重要的影响,不同的温度即使同一个溶剂体系也可能有着不同的分离效果。选择溶剂系统的一般程序主要是查文献、条件选择、上机试验、体系优化这几个步骤。溶剂条件选择主要是判断待分离组分的分配系数如何,可以通过把体系加入试管,加入样品,观察上、下两相的颜色,同时再取等量的上、下两相溶液进行薄层色谱展开,通过观察斑点大小来判断。一般上、下两相的密度相差越大,固定相的保留率越高。固定相一般为轻相溶剂。市场上常见的高速逆流色谱仪见图 2-8。

三、沉淀法

沉淀法是指在天然药物的提取液中加入某些试剂,使所需成分或杂质产生沉淀或降低溶解度而从溶液中析出的一类方法。常用的方法有以下两种。

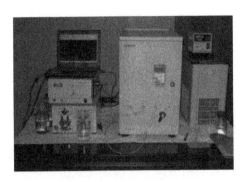

图 2-8　高速逆流色谱仪

（一）酸碱沉淀法

酸碱沉淀法是利用某些成分在酸（或碱）中溶解，而在碱（或酸）中沉淀的性质达到分离的方法。如游离的生物碱一般难溶于水，遇酸可生成生物碱盐而溶于水，再将溶液加碱碱化，则重新生成游离的生物碱而沉淀析出；某些不溶于水的酸性成分如黄酮类、蒽醌类等，加碱液成盐可溶解，加酸后又恢复成原来成分而沉淀析出，借以和其他成分分离。

（二）试剂沉淀法

试剂沉淀法适用于能与某些试剂产生沉淀或改变溶剂后溶解度发生较大改变的化学成分的分离。如果是所需成分被沉淀则要求该反应须可逆，杂质被沉淀则无要求。如工业普遍应用的水提醇沉法或醇提水沉法。当在浓缩的水提取液中加大乙醇的浓度时，难溶于乙醇的水溶性成分如多糖、蛋白质、淀粉、胶质类被沉淀而除去；在浓缩的乙醇提取液中加入水稀释时，可以除去树脂、叶绿素等水不溶性杂质。

四、结晶与重结晶法

结晶法是利用两种或多种成分在同一种溶剂里溶解度的差别以获得结晶而分离、纯化的方法。常用的有两种方式：一种是先加热溶液，使溶液成饱和溶液，然后降低饱和溶液的温度，溶解度随温度变化较大的溶质就会呈晶体析出，称为降温结晶；另一种是蒸发溶剂，使溶液由不饱和变为饱和，继续蒸发，过剩的溶质就会呈晶体析出，称为蒸发结晶。将晶体溶于溶剂以后，又重新从溶液中结晶的过程称为重结晶。

操作技术如下。

1. 杂质的除去

药材经过提取、分离所得到的成分，大多仍然是混合成分。有时即使有少量或微量杂质存在，也能阻碍或延缓结晶的形成。所以在制备结晶时，必须注意杂质的干扰，应力求尽可能除去。各种色谱手段是分离、纯化样品常用的有效方法。

2. 溶剂的选择

制备结晶，要注意选择合适的溶剂和溶剂的用量。选用的溶剂最好是在冷时对所需要的成分溶解度较小，而在热时溶解度较大。一般常用甲醇、丙酮、氯仿、乙醇、乙酸乙酯等。但有些化合物在一般溶剂中不易形成结晶，而在某些溶剂中则易于形成结晶。例如葛根素在冰醋酸中易形成结晶，大黄素在吡啶中易于结晶，穿心莲亚硫酸氢钠加成物在丙酮-水中较易得到结晶。因此选择溶剂时通常要考虑用多种溶剂或者混合溶剂进行试验。

3. 结晶操作

一般是应用适量的溶剂在加温的情况下溶入溶质成过饱和溶液后放置冷处。结晶速度不宜过快,如果在室温中可以析出结晶就不一定放置于冰箱中,以免结晶时包裹进多杂质。有的化合物结晶的形成需要较长的时间,甚至需放置数天才能形成较纯净的结晶。如果放置一段时间后没有结晶析出,可以加入微量的种晶,没有种晶时,可用玻璃棒蘸过饱和溶液一滴,在空气中将溶剂挥散,再用以摩擦容器内壁溶液边缘处,以诱导结晶的形成。结晶后往往需要进行多次重结晶,才能获得较好的分离、纯化效果。

4. 结晶纯度的判定

结晶都有一定的形状、色泽、熔点和熔距,一般单体纯化合物的结晶形状和色泽一致、熔点明确、熔距较小。如果晶体熔距较小,同时在薄层色谱经数种不同展开剂系统检查仍为一个斑点者,一般可以认为是一个单体化合物。但有时有例外情况。此外,高效液相色谱、气相色谱等也可以用于检识结晶的纯度。

五、膜分离法

膜分离法也叫透析法,是利用小分子物质在溶液中可通过透析膜,而大分子物质不能通过的性质达到分离的方法。透析膜又称半透膜、分离膜或滤膜,膜壁布满小孔,根据孔径大小可以分为微滤膜、超滤膜、纳滤膜、反渗透膜等。

操作技术:由于半透膜种类较多,分离功能各异,既可以用于过滤、截留大直径的颗粒物杂质,除去细菌而制备中药注射剂,也可以从水溶液中除去无机盐及小分子杂质制备各种医用水等,因此操作技术各异,可以参考相关专业书籍。

膜分离技术由于具有常温下操作、无相态变化、高效节能、在生产过程中不产生污染等特点,因此在中药提取、分离领域迅速发展。

六、分馏法

应用分馏柱将沸点不同的成分进行分馏以达到分离、纯化的方法称为分馏法。其基本原理是利用气、液两相中各组分的相对挥发度不同进行分离。在分馏柱中,组分自下而上,液体自上而下,在每层塔板上气、液两相接触,由于气相和液相之间有温度差和浓度差,因此,汽相和液相之间要发生传热和传质(物质传递)。热量传递的结果,上升的重组分被冷却降低温度,轻组分汽化,冷凝下来的重组分转移到回流相中,汽化的轻组分继续上升。分馏过程中上升的气相的温度不断降低,越向上轻组分的浓度逐渐增加,下降的液相的温度不断升高,轻组分的浓度逐渐降低,最终达到轻、重组分的分离。

操作技术:实验室常用简单分馏装置见图 2-9。简单分馏操作大致与蒸馏相似,将待分离的混合物放入圆底烧瓶中,加入沸石。在安装好装置后将分馏柱外

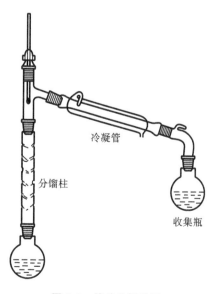

冷凝管

分馏柱

收集瓶

图 2-9 简单分馏装置

面用石棉布包住,防止热量散失。选择合适的热源加热,当瓶内液体沸腾时注意调节温度,使蒸气慢慢升入分馏柱。当有馏出液滴出后调节加热温度使得蒸出的液体被控制在较慢流速,这样可以得到较好的分馏效果。待低沸点的馏分蒸完后再逐渐升高温度,直至蒸馏完毕。

本法适用于分离天然药物中沸点相差不大的液体混合物如挥发油等。在分馏时要注意馏出速度一定要慢而且恒定才能得到较好的分离效果。

七、分子蒸馏法

分子蒸馏是一种在高真空下利用液体混合物中各组分蒸发速率的差异,对液体混合物进行分离的蒸馏方法。蒸馏时要求蒸气分子的平均自由程大于蒸发表面与冷凝表面之间的距离。

1. 基本原理

分子蒸馏的原理是依靠不同物质分子逸出后的运动平均自由程的差来实现物质分离的。轻组分分子(轻分子)的平均自由程大,重组分分子(重分子)的平均自由程小,若在离液面小于轻分子的平均自由程而大于重分子平均自由程处设置一冷凝板,使得轻分子落在冷凝板上被冷凝,而重分子因达不到冷凝板而返回原来的液面,从而使混合物分离。分子蒸馏分离原理示意图见图2-10。

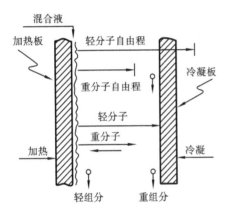

图2-10 分子蒸馏分离原理示意图

2. 蒸馏过程

(1)物料在加热面上的液膜形成:通过机械方式在蒸馏器加热面上产生快速移动、厚度均匀的薄膜。

(2)分子在液膜表面上的自由蒸发:分子在高真空远低于沸点的温度下进行蒸发。

(3)分子从加热面向冷凝面的运动:只要短程蒸馏器保证足够高的真空度,使蒸发分子的平均自由程大于或等于加热面和冷凝面之间的距离,则分子向冷凝面的运动和蒸发过程就可以迅速进行。

(4)分子在冷凝面上的捕获:只要加热面和冷凝面之间达到足够的温度差,冷凝面的形状合理且光滑,轻组分就会在冷凝面上进行冷凝,该过程可以在瞬间完成。

(5)馏出物和残留物的收集:由于重力作用,馏出物在冷凝器底部收集。没有蒸发的重组分和返回到加热面上的极少轻组分残留物由于重力和离心力作用,滑落到加热器底部或转盘外缘。

3. 特点

与普通蒸馏相比,分子蒸馏具有以下特点。

(1)普通蒸馏是在沸点下进行分离,而分子蒸馏只要冷、热两面之间达到足够的温度差,就可在任何温度下进行分离。

(2)普通蒸馏的蒸发和冷凝是可逆过程,液相和气相之间达到了动态平衡;分子蒸馏中,从加热面逸出的分子直接飞射到冷凝面上,理论上没有返回到加热面的可能,所以分子蒸馏是不可逆过程。

（3）普通蒸馏有鼓泡、沸腾现象,而分子蒸馏是在液膜表面上的自由蒸发,没有鼓泡现象,即分子蒸馏是不沸腾下的蒸发过程。

（4）普通蒸馏分离能力只与组分的蒸气压之比有关,而分子蒸馏的分离能力与相对分子质量也有关。

（5）分子蒸馏蒸发过程中,物料受热时间短,冷凝迅速,对易挥发、热敏性物质的保存率高,从而避免了因受热时间长而造成某些组分分解或聚合的可能。

（6）操作温度与普通蒸馏相比较低。

（7）无毒、无害、无污染、无残留,可得到纯净安全的产物。

（8）操作工艺简单,设备少。

分子蒸馏技术应用范围非常广泛,在天然药物分离领域尤其是在高沸点、热敏性天然物质的分离方面得到了很好的发展。

八、色谱法

在天然产物的分离纯化及鉴定过程中色谱法是应用最为广泛的方法。色谱法又称色谱分离法、层析法,是一种分离、纯化、鉴定化合物的物理化学方法。其洗脱分离的基本过程见图 2-11。

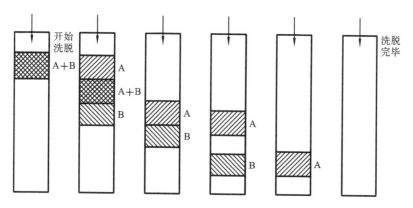

图 2-11 色谱法的基本分离过程示意图

常用的色谱方法如下。

（一）柱色谱法

本法是一种将欲分离混合物装入柱状容器中,用适当的洗脱剂进行洗脱使不同的化合物得到分离的色谱分离法。它具有分离试样量大的特点,所以常用于制备性分离。依据其分离原理的不同,可分为吸附柱色谱法、分配柱色谱法、离子交换柱色谱法和凝胶过滤柱色谱法等。

1. 硅胶柱色谱

硅胶色谱是最常用的色谱方法,适用于亲脂性成分的分离,广泛用于萜类、甾体、强心苷、苯丙素、黄酮、醌类、生物碱等类化合物的分离。色谱用硅胶为多孔性物质,具有四面体硅氧烷交链结构,由于其骨架表面具有许多硅醇基(—Si—OH)而具有吸附性能。硅胶露置于空气中极易吸收水分,此种水分几乎呈游离状态存在,当加热至 100 ℃左右能逐渐失去水分子,这种吸附和解吸是可逆的。硅胶的活度与水分的含量有关(见表 2-1),含水量越高,则吸附力越弱,反之亦然。当游离水含量高达 17％以上时,其吸附能力极低,因而可作为分配色谱的支持剂。

表 2-1 硅胶含水量与活性的关系

硅胶含水量/(%)	0	5	15	25	38
活度	I	II	III	IV	V

由于硅胶容易吸水,因此在用前最好进行脱水活化。硅胶在 100 ℃加热就能逐渐失去所含的水分,加热到 100 ℃以上就可除去挥发性杂质。通常经 120 ℃加热活化 24 h,可得活度为 I 级的无水硅胶,但由于活度为 I 级的无水硅胶吸附力太强,在实际应用中分离效果并不好,而且还能引起某些化合物发生化学变化,所以在柱色谱法中最常用的是活度为 II、III 级的硅胶。常压柱色谱一般选用 200～300 目硅胶,加压柱色谱可选用薄层色谱用硅胶以增强分离效果。

(1)硅胶吸附色谱。

① 色谱柱的选择 有多种色谱柱可供选择。现多用下端带有聚四氟开关和垂熔筛板的色谱柱。如果选用加压色谱方法则色谱柱的上端需带有标准磨口,同时下端开关能够控制流量。在用硅胶管作控制开关的色谱柱时,含氯的溶剂如氯仿等对胶管的腐蚀很大,常会导致胶管的膨胀和变形,在使用时要经常检查下端连接的胶管,以防洗脱剂发生泄漏,造成柱中的洗脱剂流干,导致分离失败。柱内径与柱长之比通常为 1：(10～20),若色谱柱粗而短,则分离效果较差。若柱过长而细,分离效果虽好,但流速慢,消耗时间太长,上样量也受限。样品长时间吸附在硅胶上和长时间被光照射会使样品中的某些成分发生变化,过长的柱子装填均匀难度也较大,故一般分离复杂样品常先使用短而粗的柱子进行粗分,然后对于经过粗分且成分相对较简单的样品再用细而长的柱子进行分离。为了防止溶剂的挥发及减少溶剂的加入次数,色谱柱上可覆一盛装溶剂的玻璃瓶或分液漏斗。

② 吸附剂的用量 吸附剂的用量要根据被分离样品的组成及其是否容易被分开而决定。一般来说,吸附剂用量为样品量的 20～50 倍。若样品中所含成分的性质很相似,则吸附剂的用量要加大,可增至 100 倍或更大些。硅胶对极性小的化合物如不含氧萜烯类的吸附力较弱,根据分离效果其用量也可加大,可为样品量的 100～200 倍。

③ 装柱方法 色谱柱中固定相要求填装均匀,且不带有气泡。若松紧不一致,则被分离物质的移动速度不规则,影响分离效果。装柱时首先将色谱柱垂直地固定在支架上,在管的下端塞少许脱脂棉,使棉花成为一个表面平整的薄层,然后用下述方法装柱。

a. 干装法 将硅胶均匀、不间断地倒入柱内。通常在柱的上端放一个漏斗,使硅胶呈一细流状慢慢地加入柱内。必要时用橡皮榔头轻轻地敲打色谱柱,使其填装均匀,尤其是在填装较粗的色谱柱时,更应小心。色谱柱装好后打开下端活塞,然后沿管壁慢慢倒入洗脱剂(注意在洗脱剂倒入时,硅胶不得被冲起),硅胶湿润后柱内不能带有气泡。如有气泡需通过搅拌等方法设法除去,也可以加完洗脱剂后通入压缩空气使气泡随洗脱剂从下端流出。

b. 湿装法 因湿法装柱容易赶走气泡,故一般以湿法装柱较好。首先将硅胶放置于烧杯中,加入一定量的洗脱剂,经充分搅拌,待硅胶内的气泡被除去后再一次性慢慢加入柱内。一边沉降一边添加,直到加完为止。硅胶的加入速度不宜太快,以免带入气泡。必要时可在色谱柱的管外用橡皮榔头轻轻敲打,使硅胶均匀地下降,这样有助于硅胶带入的气泡上升溢出。硅胶加完后,再使洗脱剂流出一段时间,算出柱内所含洗脱剂的体积,以便掌握收集馏分的时间及更换新洗脱剂的时间大致从何馏分开始。保持洗脱液液面高出吸附剂表面一段距离,以防柱床干涸。装柱后,一般吸附剂的高度为色谱柱高度的3/4。为了使色谱柱装得更加均匀,提高分离效果,同时也为了除去硅胶中含有的杂质,通常是色谱柱装好后,先不急于上样品,而是先用新配制的洗脱剂洗脱一段时间,待回收洗脱剂后不出现残渣时再上样品。

④ 样品的加入　样品的加入有湿法加样和干法加样两种。

a. 湿法加样　先将样品溶解于用作首先使用的洗脱剂的溶剂中,如果样品在首次使用的洗脱剂中溶解度小,可改用极性较小的其他溶剂,但溶剂的极性要尽可能地小,否则会大大降低分离效果,并有可能导致分离失败(必须完全溶解)。先将色谱柱中硅胶面上多余的洗脱剂放出,再用滴管将样品溶液慢慢加入,在加入样品时勿使柱面受到扰动,以免影响分离效果。

b. 干法加样　先将样品溶解在易溶的有机溶剂中。样品溶解体积不要太大,通常不要超过色谱柱保留体积的30%,否则会造成死吸附过多和大量样品进入多孔性硅胶的内部,影响分离效果和降低样品回收率。但样品体积也不宜太小,体积太小会造成溶液过浓,同样会影响拌样质量进而影响分离效果。称取一定量硅胶(通常为色谱柱中硅胶量的10%~15%),置于蒸发皿中,用滴管慢慢加入样品溶液,边加边搅拌,待硅胶已完全被样品溶液湿润时自然挥干溶剂(为提高效率可提前拌样),如果样品溶液还没有加完,则可重复上述步骤,直到加完为止。首先留下色谱柱中硅胶面上的洗脱剂少许,然后将挥干溶剂后的附有样品的硅胶按干法装柱,但要注意在样品加入时不要使柱面受到扰动,加样后柱面要平整同时不得有气泡。

⑤ 洗脱　样品全部加完后,打开活塞将多余液体徐徐放出,当液面与柱面相平时,再用少量溶剂洗涤盛样品的容器数次,洗液全部加入色谱柱内,当液面与柱面相同时,缓缓加入洗脱剂,使洗脱剂的液面高出吸附剂液面约15 cm。在柱面上加入2~3 cm厚的硅胶(慢慢加入,不要产生气泡),最后在硅胶上方加入一团脱脂棉,以防止每次加入洗脱剂时破坏色谱柱面,影响分离效果。馏分多按等馏分收集法收集。由于一个色谱带中往往含有多种成分,故一般不按色谱带收集法收集。等馏分收集法从理论上说每份收集的体积越小,则将已分离开的成分又重新人为地合并到一起的机会就越少,但每份收集的体积太小,必然要加大工作量。每份洗脱液的收集体积,应根据所用硅胶的量和样品的分离难易程度的具体情况而定,通常每份洗脱液的量不高于柱的保留体积或硅胶的用量。如所用硅胶的量为200 g,则每份洗脱液收集的量最大为200 mL。但若所用洗脱剂的极性较大或被分离成分的结构很相近,则每份的收集量还要小一些。为了及时了解洗脱液中各洗脱部分的情况,以便调节收集体积和选择或改变洗脱剂的极性,现在多采用薄层色谱方法来检查。根据薄层色谱的结果,可将成分相同的洗脱液合并或更换洗脱剂。采用薄层色谱方法来检查洗脱液的分离情况,既可在回收溶剂之前,也可在回收溶剂之后,可根据具体情况而定。通常当上样量较大时,在回收溶剂后进行;当上样量较少时,则在回收溶剂之前进行。回收溶剂后,用易溶的溶剂溶解,在放置过程中有时可得到单一成分结晶。如果仍是几种成分的混

合物,则还需进行反复分离直至得到单体化合物。

在整个操作过程中,必须注意不使吸附剂表面的液体流干,否则会使色谱柱中进入气泡或形成裂缝。同时洗脱液流出的速度也不应太快,流速过快,柱中交换达不到平衡,也会影响分离效果。

⑥ 洗脱剂的选择 硅胶、氧化铝等对天然药物中化学成分的吸附属于物理吸附,亦称表面吸附,是由于吸附剂表面分子与溶质及溶剂分子的分子间力相互作用而引起的。物理吸附的特点是无选择性、吸附与解吸过程可逆且可快速进行,吸附强弱及先后顺序大体遵循"相似相吸"的经验规律。在分离过程中溶质分子与溶剂分子、溶质分子相互间对吸附剂表面发生不断争夺。由于化学结构不同,性质不同,对吸附剂表面的争夺能力也不会相同,故可以通过色谱方法将不同化学结构的成分分离。同样,洗脱溶剂不同,其对吸附剂表面的争夺能力就不同,故溶剂不同,其洗脱能力也不同。

硅胶、氧化铝等均为极性吸附剂,故化合物的极性越强,吸附剂对其吸附力就越强,保留时间越长或 R_f 值就越小;洗脱剂的极性越大,其洗脱能力就越强;吸附剂的含水量越大,其对化合物的吸附力就越弱。值得注意的是洗脱剂的洗脱能力与其极性虽有关系,但并不呈线性关系,如极性大体相同的氯仿-丙酮混合液和氯仿-甲醇混合液,其对化合物的洗脱能力可能会相差很大,有时用前者可以将不同化合物分开,用后者就不一定能分开,但也有可能相反,这是因为在分离过程中不仅要考虑化合物与吸附剂表面的相互作用,而且还要考虑化合物与洗脱剂间的相互作用,如形成分子间氢键、洗脱剂对化合物的溶解度等。

在选用洗脱剂时,应从低极性溶剂开始,然后逐步增加洗脱剂的极性,使吸附在吸附剂上的成分逐个被洗脱下来,从而达到分离的目的。如果样品极性小,可选用石油醚或(环)己烷作起始溶剂,如果样品极性较大则可选用氯仿或乙酸乙酯等中等极性溶剂作起始溶剂,待起始溶剂洗脱力不够时,再逐渐加大洗脱剂的极性。

通常在进行柱色谱之前,需要根据薄层色谱结果选用柱色谱的洗脱剂和用于馏分检查时的薄层色谱条件。值得注意的是薄层色谱的条件不能直接照搬到柱色谱中去,薄层色谱只能提供最初的起始洗脱剂和更换的洗脱剂。通常的做法是先用石油醚、氯仿、乙酸乙酯等单纯的溶剂进行展开,如果最前沿斑点的 R_f 值在 0.2~0.3 之间,则该溶剂可以作为最初的起始溶剂,如果待分离化合物已经较纯则选用的 R_f 值还要更小;选用好最初的起始溶剂后,然后用所选的溶剂与其他溶剂进行配对(包括溶剂的种类和比例均可多选一些),通过观察比较薄层色谱结果,根据分离效果选取最佳配对溶剂,从而决定增强洗脱剂极性的最佳溶剂量;如果还需要选用第三种更换溶剂,则可通过双向薄层的方法进行。

(2) 硅胶分配色谱。

① 分配色谱原理 分配色谱法是用一种多孔性物质作为支持剂,将极性溶剂在色谱过程中固定在支持剂上作为固定相,用另一种极性较小的溶剂作为流动相进行洗脱的。由于流动相连续加入,混合物中各成分一次又一次地在固定相与流动相之间按其分配系数进行无数次的分配,实际上就是流动相把成分从固定相中连续不断地萃取出来并向前移动。结果是在流动相中分配量大的成分移动速度快,保留时间短;在流动相中分配量小的成分移动速度慢,保留时间长,从而使混合物中各成分达到彼此分离的目的。硅胶中游离水含量达 17% 以上时即为分配色谱。

分配色谱的基本操作与吸附色谱大体相同,但也有它的特殊性,在使用时要引起注意,否则会直接影响它的分离效果。

② 装柱　装柱前要先将支持剂与一定量的固定相搅拌混合均匀,然后将混有固定相的支持剂倒入盛有流动相溶剂的容器中赶出气泡,按一般湿法装柱进行操作。因分配色谱是使用不相互溶的两种溶剂,所以必须预先使两相溶剂放在一起振摇,待流动相用固定相饱和后再使用。否则,在色谱进行过程中当通过大量流动相溶剂时,就会把支持剂中的固定相溶剂溶解出来,最后只剩下了支持剂,也就不成为分配色谱了,并有可能导致整个分离的失败。

色谱柱固定相支持剂段直径与长度的比通常为 1:(10~20),对分配系数较接近成分的分离,往往可加大到 1:40 以上。一般 1 m 长的色谱柱的分离效果相当于数百支逆流分溶管或数百个分液漏斗的萃取效果。

支持剂的用量通常较吸附色谱大,一般样品与支持剂的用量之比为 1:(100~1000)。其具体用量主要取决于分离的难易,对分配系数比较接近的成分的分离甚至可采用 1:10000 的比例。因物质的分配系数有随温度变化的特点,因此对要求较高的实验,色谱管最好能保温。

③ 样品的加入　样品上柱有三种方法:如样品能溶于流动相溶剂,可用少量流动相溶剂溶解,加于柱顶再行洗脱;如样品难溶于流动相而易溶于固定相,则可用少量固定相溶剂溶解,再用支持剂硅胶吸着,装于柱顶再行洗脱;如果样品在两相溶剂中的溶解度均不大,则可另选其他溶剂溶解后,加干燥支持剂拌匀,待溶剂挥发除尽后,加 0.5~1.0 倍量固定相溶剂拌匀,再装于柱顶。

④ 洗脱　加样完毕后,用流动相溶剂进行洗脱,按等份收集各馏分,回收溶剂,用薄层色谱等方法检查,合并相同者。

在分配色谱进行过程中,要尽量使溶质在两相溶剂之间达到平衡,故流动相的流速要慢。通常要根据成分的分离难易程度来调整流速。

⑤ 溶剂系统的选择　主要根据样品的溶解度来选择适当的溶剂系统,也可借助硅胶分配薄层色谱的结果来摸索分离条件,或者查阅前人分离同类型化合物时的资料作为参考。一般来讲,生物碱类或酸性物质可用缓冲溶液作固定相。

(3) 特殊硅胶色谱。

在硅胶中少量加入一些试剂,以改良硅胶的性能,提高分离效果,这种硅胶称为改良硅胶。如果加入的试剂能与天然药物成分形成络合物,则该种色谱称为络合色谱。天然药物成分与试剂的络合力越强,则硅胶对其吸附力就越强,洗脱的保留时间越长或 R_f 就越小。在硅胶中常常加入的试剂有硝酸银、硼酸、硼砂等。加入的试剂量要适当,如硝酸银一般为 2.5%。其操作技术和硅胶吸附色谱相似。

2. 氧化铝柱色谱

氧化铝与硅胶一样同属于极性吸附剂,主要用于亲脂性化合物的分离。氧化铝具有价廉、吸附力强、载样量大等优点。但对于含有羧基的化合物、酸性较强的酚类化合物等能形成死吸附,对于一些对碱敏感的化合物如内酯类、强心苷类、某些萜类等易发生内酯环开裂、酯的水解、异构化、聚合等副反应,同时由于氧化铝的颗粒较粗,影响了它的分离效果,故氧化铝主要用于一些对弱碱稳定的亲脂性成分特别是生物碱的分离和天然药物成分中杂质的脱除及精制。

通常使用的氧化铝有三种,即碱性氧化铝、中性氧化铝和酸性氧化铝。碱性氧化铝主要用于对弱碱稳定的生物碱类、甾体类、醇类等化合物的分离,因对醛、酮类化合物有时可使其发生聚合等副反应,故一般不用。中性氧化铝可用于醛、酮、醌、某些苷类、内酯类等的分离。酸性氧化铝主要用于一些酚酸类化合物的分离。

氧化铝含水量与其吸附活性密切相关,其关系见表 2-2。

表 2-2　氧化铝含水量与活度的比较

氧化铝含水量/(%)	0	3	6	10	15
活度	I	II	III	IV	V

氧化铝柱色谱的一般操作以及洗脱剂的选择、吸附力与结构的关系、样品用量、上样方法等与硅胶柱色谱大致相同,可参考硅胶柱色谱的方法进行。值得注意的是氧化铝的吸附力较强、载样量较大,分离同样量的样品可适当少用一些吸附剂。另外,还要注意氧化铝色谱有对一些成分易产生死吸附、样品回收率较低、容易使一些成分发生副反应等缺点。

3. 聚酰胺柱色谱

聚酰胺是由酰胺聚合而成的一类大分子化合物。聚酰胺既有半化学吸附即氢键吸附色谱的性质,又有物理吸附色谱的性质,属于双重色谱吸附剂。在含水洗脱剂中的应用主要表现为氢键吸附,一般认为,聚酰胺分子内部存在的大量酰胺基团能与酚羟基、各类羰基形成分子间的氢键而产生吸附(见图 2-12)。

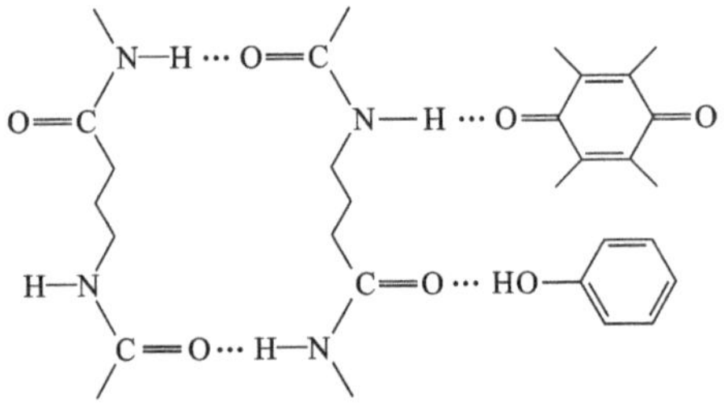

图 2-12　聚酰胺吸附色谱原理

聚酰胺对化合物吸附力的强弱取决于形成氢键的能力,一般情况下,氢键的形成在水中最强,而随醇浓度的增加,氢键减弱,在碱性溶剂中吸附力最弱。若把这些溶剂作为洗脱剂则洗脱力由小到大顺序应为:水<甲醇或乙醇<氢氧化钠水溶液<甲酰胺<尿素水溶液。

(1)聚酰胺预处理　聚酰胺具有许多种类,如锦纶 6、锦纶 66、锦纶 11 以及锦纶 1010 等(锦纶后的数字为取代基或酰胺单元中的碳原子数目),其中锦纶 6(聚己内酰胺)和锦纶 66(聚己二酰己二胺)在色谱中最常用。锦纶 6 和锦纶 66 既有亲水的性质,又有亲脂的性质,故它们既可用于分离水溶性成分,又可用于分离脂溶性成分。锦纶 11 和锦纶 1010 在色谱中用得较少。

无论是从市场上购买的聚酰胺,还是自己制备的聚酰胺,通常含有两类杂质。一种是锦纶的聚合原料单体(己内酰胺)以及小分子聚合物,另一种是由锦纶带来的蜡质(锦纶丝在制成后,表面涂一层蜡)。这些杂质在聚酰胺使用前均应设法除去,否则聚合原料单体及小分子聚合物能与酚类化合物形成复合物,蜡质能被有机溶剂洗脱下来,可与已分离的成分混合在一起,污染被分离的化合物。

除去聚合原料单体、小分子聚合物和蜡质等杂质一般可依次用90%~95%乙醇、5%NaOH水溶液、10%醋酸水溶液洗涤。其具体操作方法如下。

取聚酰胺颗粒,加入90%~95%乙醇溶液浸泡,不断搅拌,除去气泡后湿法装入色谱柱中。用3~4倍量的90%~95%乙醇溶液洗涤,洗至洗液澄清并蒸干后不留残渣或只留极少残渣为止。再用2~3倍量的5%NaOH水溶液、1倍量的蒸馏水、2~3倍量的10%醋酸水溶液洗涤,最后用蒸馏水洗至中性即可使用。

用于色谱后的聚酰胺一般用5%NaOH水溶液洗涤,即可把被吸附的物质洗脱除去,通常洗至洗液的颜色极淡为止。有时因鞣质等多元酚类与聚酰胺有不可逆吸附,用氢氧化钠水溶液一次很难洗脱干净。此时可用5%NaOH水溶液将它浸泡在色谱柱中,每天将柱中的氢氧化钠水溶液放出一次,并加入新的氢氧化钠水溶液浸泡,这样浸泡洗涤一周后,鞣质即可基本被除去,然后用蒸馏水洗至pH值为8~9,再用2倍量的10%醋酸水溶液洗涤,最后用蒸馏水洗至中性,即可供色谱使用。

(2)装柱 根据所要分离的物质种类确定洗脱剂,如果所要分离的是多元酚类化合物、多硝基类化合物、羧酸类化合物(如黄酮类、醌类以及酚酸类等)等,所用的洗脱剂多为水和含水乙醇或含水甲醇,则通常以水为溶剂装柱。首先将聚酰胺用蒸馏水浸泡1 h,不断搅拌,除去聚酰胺中的气泡。在色谱柱中先加入少量蒸馏水,再以脱脂棉塞住色谱柱的底部,并除去脱脂棉中的气泡,然后将除去气泡的聚酰胺倒入色谱柱中,让其自然沉降待用。聚酰胺色谱有时因流速太慢,也可在色谱柱顶端连一个有自动控制的加压泵或在色谱柱下端连一个减压泵,以提高流速。在聚酰胺预处理过程中,杂质的脱除实际上是在色谱柱中进行的,故在预处理后不必重新装柱。如果所要分离的是萜类、皂苷类、甾体类、生物碱类、苯丙素类以及含有酚羟基较少的酚酸类化合物时,通常所用的洗脱剂是极性较小的有机溶剂,装柱所用的溶剂则要用柱色谱的起始溶剂。值得注意的是在聚酰胺预处理时,所用的溶剂是乙醇、酸、碱以及水等溶剂。虽然在预处理过程中色谱柱已装好,因预处理时最后的溶剂是水,不能用极性较小的有机溶剂直接替换水溶液,这样会导致整个分离的失败。应该先用乙醇将色谱柱中的水洗去,然后用一个中等极性的溶剂如乙酸乙酯等将乙醇洗去,最后再用装柱所用溶剂将乙酸乙酯洗去(因为在聚酰胺处理过程中,聚酰胺颗粒内部已充满水或其他溶剂,故在用各类溶剂洗脱更替水或乙酸乙酯等溶剂时,要经过一个充分地浸泡时间,以便让聚酰胺颗粒内部的溶剂能充分地被更替掉)。

(3)加样 聚酰胺的载样量较大,通常每100g聚酰胺颗粒可上1.5~2.5 g样品。可根据具体情况适当增加或减少,即如果样品较易分离或样品中的成分不太复杂则可以适当增加样品的用量,如果样品较难分离或样品中的成分较复杂则需适当减少样品的用量。具体上样方法与硅胶、氧化铝等大体相同,可参考有关内容。如果起始的洗脱剂是密度比较大的溶剂如氯仿、二氯甲烷等,则需先将色谱柱底端的溶剂放出(这类溶剂会使聚酰胺颗粒漂浮在溶剂表面),然后才能上样。上样后应在色谱柱的上端再加入适量的空白聚酰胺、滤纸和玻璃球。在停止洗脱时,最好将色谱柱顶端多余的密度较大的溶剂放出,以免聚酰胺飘浮起来而搅乱色带。

如果是利用聚酰胺柱色谱除去天然药物中的鞣质,样品上柱量则可大大增加。通常可通过观察鞣质在色谱柱上形成的橙红色色带的移动情况来确定是否还可继续加入样品,当样品加至橙红色色带移至柱的近底端时,则停止加样。

拌样常用起始洗脱剂水进行溶解,如果样品在起始洗脱剂中不溶解,可用甲醇、乙醇、丙酮、乙醚等易挥发的有机溶剂溶解。拌入聚酰胺颗粒的干粉中,拌匀后将溶剂减压蒸去再自然挥干(不能残存有机溶剂),然后用洗脱剂浸泡装入柱中。

(4) 洗脱　聚酰胺柱色谱用的洗脱剂分为半物理吸附即氢键吸附色谱用洗脱剂和物理吸附色谱用洗脱剂。当主要为氢键吸附色谱时,常用的洗脱剂是水和不同浓度的乙醇水溶液,先用水洗脱,然后依次用不同浓度的乙醇进行洗脱,乙醇的浓度由低到高如10%、30%、60%、95%等。如仍有物质没有被洗脱下来,则可采用3.5%的氨水洗脱。当主要为物理吸附色谱时(亦有观点说当用极性较小的溶剂如乙酸乙酯、乙酸乙酯-甲醇、氯仿、氯仿-甲醇、氯仿-丙酮等进行洗脱时,聚酰胺中的酰胺基和酰胺基通过氢键吸附的水分子则可作为极性固定相,其色谱行为类似于正向分配色谱行为),常用的洗脱剂与硅胶、氧化铝柱色谱大体相同,即均为常用的有机溶剂。值得注意的是含氯的溶剂对聚酰胺小分子聚合物有一定的溶解力,容易污染样品,应尽量避免使用。一般根据洗脱液的颜色或蒸干后的残留量确定是否更换洗脱剂,当洗脱液的颜色很淡或蒸干后残渣很少时需更换下一种溶剂。以适当体积分瓶收集(通常是每一个柱保留体积为一份,如果样品较易分离或样品中的成分不太复杂,则可适当增加每份的体积;反之,如果样品较难分离或样品中的成分较复杂,则可适当减少每份的体积),减压浓缩(以水或含水醇为洗脱剂时要减压浓缩。因为这些溶剂的沸点较高,在较高温度下长时间加热,会引起某些成分特别是含酚羟基的化合物发生化学变化),分别进行薄层检查(最好使用聚酰胺薄膜),相同者合并后根据结果决定是否再反复用其他色谱手段分离。有时分瓶浓缩后可析出结晶。

聚酰胺广泛应用于黄酮类、醌类、酚酸类、木脂素类、生物碱类、萜类、甾体类、糖类以及氨基酸类等各种极性、非极性化合物的分离。特别是在黄酮类、醌类、酚酸类等多元酚类化合物、含有羧基的化合物以及含有羰基的化合物的分离中具有独特的优势。同时聚酰胺色谱的应用也为其他类天然药物成分的分离提供了一种新的手段。

4. 凝胶柱色谱

凝胶色谱法是20世纪60年代发展起来的一种分离分析方法,所使用的固定相"凝胶"具有分子筛的性质,所需设备简单,操作方便,获得结果正确可靠。缺点是凝胶的价格昂贵,但因凝胶可以再生,故可反复多次使用。凝胶色谱不仅用于生物大分子的分离和相对分子质量的测定,还用于生物化学和天然药物化学成分的分离。

凝胶的种类繁多,其分离原理随凝胶的不同而不同,有的具有离子交换的作用,有的具有形成氢键的作用,但大多数凝胶都具有分子筛的作用。下面仅就分子筛的作用作一介绍。

当被分离物质加入色谱柱中后,被分离物质会随洗脱液的流动而移动。但不同体积的分子移动的速度并不相同,分子体积大的物质(阻滞作用小)会沿凝胶颗粒间的空隙随洗脱液移动,流程短,移动速度快,先被洗出色谱柱。体积小的物质(阻滞作用大)可通过凝胶网孔进入到凝胶颗粒内部,然后随洗脱液扩散出来,所以其流程长,移动速度慢,后被洗脱出柱。即分子筛色谱的基本分离原理就是按被分离物质体积(分子)的大小先后被洗脱出柱,体积大的先出柱,体积小的后出柱。当两种以上体积(分子大小)不同的物质进行凝胶层析时,则由于它们被排阻和扩散的程度不同,在色谱柱内所经过的时间和路程也就不同,所以也可以得到分离。凝胶色谱法分离原理见图 2-13。

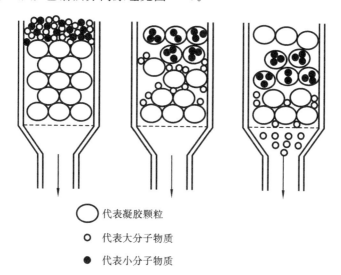

○ 代表凝胶颗粒

◦ 代表大分子物质

● 代表小分子物质

图 2-13 凝胶色谱法分离原理示意图

凝胶色谱常用的固定相有葡聚糖凝胶（如 Sephadex G-10、Sephadex G-15、Sephadex G-25 等）、羟丙基交联葡聚糖凝胶（如 Sephadex LH-20）等。葡聚糖凝胶具有亲水性，但不溶于水、稀酸、碱和盐溶液，能在水中溶胀成胶粒，在 pH 3～10 内稳定，适用于分离水溶性成分如蛋白质、肽类、氨基酸、多糖及苷类等。羟丙基交联葡聚糖凝胶分子中引入了亲脂性基团，除了能在水中溶胀外，还能在有机溶剂及它们与水组成的混合溶剂中膨润使用。

（1）凝胶的选择　凝胶的交联度与凝胶孔径的大小有直接的关系，交联度越大，孔径越小，吸水膨胀就越少，小分子化合物的移动速度就越慢。反之，交联度越小，孔径越大，吸水膨胀就越大，小分子化合物的移动速度就越快。因此小分子化合物的分离宜用交联度较大的凝胶，大分子化合物的分离则宜用交联度较小的凝胶，大分子与小分子的分离宜用交联度较大的凝胶。如对肽类和低相对分子质量物质的脱盐可采用 Sephadex G-10、Sephadex G-15 等交联度较大的凝胶，对相对分子质量再大一些物质的脱盐可采用 Sephadex G-25 等交联度较小的凝胶。分离极性较小的物质可选用具有一定的亲脂性的凝胶如 Sephadex LH-20。

通常如分离相对分子质量相差悬殊的物质时，使用较粗的颗粒如 100～150 目，采用慢速洗脱，即可达到要求。但对于相对分子质量比较接近，洗脱曲线之间易引起重叠的样品，不但要选择合适的凝胶类型、粒度，而且对商品凝胶还要作适当的处理。通常凝胶的粒度越细，分离效果越好，但流速慢，因此要根据实际情况选择合适的粒度和合适的流速。为了使凝胶颗粒均匀，除去影响流速的过细颗粒，可采用搅拌后静置，倾倒悬浮有过细凝胶颗粒的上清液除去凝胶的单体、粉末和碎片。

交联葡聚糖凝胶的商品通常为干燥的颗粒，使用前必须经过充分溶胀，Sephadex G 型必须在水中应用（为了加快溶胀，缩短溶胀时间，可在沸水浴上进行）。Sephadex LH-20 亦可用有机溶剂或水与有机溶剂的混合溶剂进行溶胀。在装柱前，凝胶的溶胀必须彻底，否则由于凝胶继续溶胀，会逐渐降低流速，影响色谱柱的均一性，甚至会造成色谱柱的胀裂。

（2）装柱　粗分时可选用较短的色谱柱，如果要提高分离效果则可适当增加柱的长度,但柱太长会大大降低流速。在色谱柱的下端要装有砂芯滤板或脱脂棉,为了减少样品在洗脱离开凝胶后扩散造成拖尾现象,滤板下面的空间要尽量小。为使柱床装得均匀,要尽量一次装柱。整个凝胶色谱过程最好维持在恒压恒速状态下进行。

先将色谱柱校正于垂直位置,在柱顶部放置一个漏斗(直径约为柱径的一半)。然后在色谱柱中加满水或洗脱剂,在搅拌下通过漏斗缓缓加入凝胶悬浮液,色谱柱出口维持常规流速。凝胶颗粒沉积色谱柱底后关紧色谱柱,使其自然沉积达 1~2 cm 时再打开色谱柱,凝胶沉降的高度直到达到所需高度时为止。去除漏斗再用大量的水或洗脱液洗涤过夜。

色谱柱装填得是否均匀对分离效果影响很大,因此在使用前必须检查装柱的质量。最简单的方法是直接观察色谱床有没有气泡或纹路,如果在柱的背景上放一根与柱平行的日光灯管则观察更为方便。如果色谱柱床有气泡或纹路,必须重新装柱。一般化合物的制备分离达到这样的装柱质量即可应用。

但较精细的检查色谱柱床是否均匀的方法(如测定生物大分子的相对分子质量时装柱质量必须非常高),是用完全被凝胶排阻的标准有色物质来检查,如蓝色葡聚糖、细胞色素C 等。具体检查方法可参考相关专著。

(3)上样 凝胶色谱具体的加样量与凝胶的吸水量有关,吸水量越大,可加入样品的量就越大。当为制备性分离时,样品体积最多的可用到总床体积的 0.25 倍。样品在上柱前要过滤或离心,如果被分离物质沉淀与温度有关,则必须使样品温度与色谱温度一致。

装好的色谱柱至少要用相当于 3 倍量柱床体积的洗脱液平衡,待平衡液流至床表面以下 1~2 mm 时,关闭出口,用滴管吸取样品溶液,在床表面上约 1 cm 高度,沿色谱柱柱壁徐徐加入样品溶液。加完后打开出口,使样品完全渗入色谱床。最后关闭出口,用少量洗脱液将柱壁残留的样品洗下,再打开出口,至溶液渗入柱内,最后关闭出口。在柱床上面覆以一层脱脂棉,以保护柱床表面,然后加入洗脱液进行洗脱。

(4)洗脱 对于水溶性物质的洗脱,常以水或不同解离强度的酸、碱、盐的水溶液或缓冲溶液作为洗脱剂,洗脱剂的 pH 值与被分离物质的酸碱性有关。通常在酸性洗脱剂中碱性物质容易洗脱,在碱性洗脱剂中酸性物质容易洗脱。多糖类物质以水溶液洗脱最佳。有时为了增加样品的溶解度,可使用含盐的洗脱剂,在洗脱剂中加入盐类的另一个作用是盐类可以抑制交联葡聚糖和琼脂糖凝胶的吸附性质。对于水溶性较小或水不溶的物质可选用有机溶剂作为洗脱剂。对于阻滞较强的成分,也可使用水与有机溶剂的混合溶剂作为洗脱剂如水-甲醇、水-乙醇、水-丙酮等。芳香类化合物在高交联度的凝胶上有阻滞作用,这种阻滞作用与洗脱剂有关,有些洗脱剂可降低或消除这种阻滞作用。例如用交联葡聚糖 G-25 测定肽的相对分子质量时,以苯酚-醋酸-水(1∶1∶1,质量∶体积∶体积)为洗脱剂时,芳香基团的肽就不被阻滞。

(5)收集和检出 凝胶色谱的流速较慢,每份的体积较小,收集的馏分较多,如果样品为一般天然产物可用薄层色谱进行检识合并。

(6)凝胶的再生和干燥 凝胶色谱的载体不会与被分离物发生任何作用,因此通常使用过的凝胶不须经过任何处理,只要在色谱柱用完之后,用洗脱剂稍加平衡即可进行下一次色谱。但有时往往有一些"污染物"沉积在柱床表面或是柱床表面的凝胶改变颜色,可将此部分的凝胶用刮刀刮去,加一些新溶胀的凝胶再进行平衡;如果整个色谱柱有微量污染,可用 0.8%氢氧化钠(同时含 0.5 mol/L 氯化钠)溶液处理。如果色谱柱床污染严重,则必须将凝胶再生,重新装柱后方可使用。

色谱柱经多次反复使用后,如发现凝胶色泽改变,流速降低,表面有污染物等情况时,可用 50 ℃左右的 2%氢氧化钠和 0.5 mol/L 氯化钠的混合液浸泡后,再用水洗净即可再生。

经常使用的凝胶以湿态保存较好,在其中加入适当的抑菌剂可放置一年,不需要干燥,尤其是琼脂糖凝胶,干燥操作比较麻烦,干燥后又不易溶胀,通常多以湿法保存。如需进行干燥时,应先将凝胶按一般再生方法彻底浮选,除去碎片,以大量水洗去杂质,然后用逐步提高乙醇浓度的方法使之脱水皱缩(依次用 70%、90%、95%乙醇脱水),然后在 60~80 ℃条件下干燥或用乙醚洗涤干燥。

(7)凝胶柱的保养 交联葡聚糖凝胶是多糖类物质,极易染菌,由微生物分泌的酶能水解多糖的苷键。为了抑制微生物的生长,磷酸离子和所有污染物必须在凝胶床保存之前完全除去,将色谱柱真空保存或低温保存,但温度不可过低,介质的离子强度要高一些,以防冻结。

防止微生物常用的方法是在凝胶中加入一些抑菌剂,如叠氮钠(0.02%)、三氯丁醇(0.01%~0.02%)等。

5. 离子交换柱色谱

利用离子交换树脂对各种离子的亲和力不同,从而使能离子化的化合物分离的方法称为离子交换色谱法。离子交换树脂是一种不溶性的球状固体,具有很大的表面积,能吸收大量的水。离子交换树脂的分子中含有可解离的酸性基团或碱性基团,这些可解离的基团在水溶液中能解离出本身的离子,并与溶液中的其他阳离子或阴离子交换。这种交换反应是可逆的,并遵守质量作用定律。虽然离子交换反应是可逆反应,但由于是在色谱柱上进行的,当连续不断地添加新的交换溶液时,交换反应的平衡就会不断地向正反应方向进行,直到交换完全,所以可以把交换树脂上的离子全部洗脱下来。当一定量的溶液通过离子交换树脂时,由于溶液中的离子不断地被交换到树脂上,其浓度不断地下降,所以溶液中的物质也可以完全被交换到树脂上。以阳离子交换树脂分离碱性物质为例,其基本原理可用下面式子表示:

$$R—SO_3^- \ H^+ + (BH)^+ Cl^- \longrightarrow R—SO_3^- \ (BH)^+ + HCl$$
$$R—SO_3^- \ (BH)^+ + NH_4OH \longrightarrow R—SO_3^- \ NH_4^+ + B + H_2O$$

根据这一原理,可以将天然药物的提取物通过离子交换树脂,按图 2-14 的方式将酸性成分或碱性成分或酸碱两性成分交换到树脂上,然后用更强交换能力的溶剂将其洗脱下来,从而达到与其他成分分离的目的。

现在广泛使用的离子交换剂是合成的离子交换树脂。合成的离子交换树脂是一大类大分子化合物,按其可交换的离子可分为阳离子交换树脂和阴离子交换树脂两大类,按其可交换基团的酸碱性强弱又可分为:强酸性、弱酸性阳离子交换树脂,强碱性、弱碱性阴离子交换树脂等。当分子中含有酸性基团,并能交换阳离子的交换树脂称为酸性阳离子交换树脂;当分子中含有碱性基团,并能交换阴离子的交换树脂则称为碱性阴离子交换树脂。

(1)离子交换树脂的选择 因为在色谱柱中被分离物会向下流动,不断与新树脂接触,因此不会产生逆交换。如果有两种以上的离子时,还可以利用离子交换能力的差异把各成分分别洗脱,从而达到分离的目的,所以离子交换色谱一般都在色谱柱中进行。在进

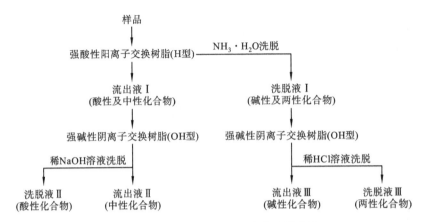

图 2-14　离子交换树脂法分离物质模式图

行离子交换树脂柱色谱之前,首先要对不同规格的树脂的性能如交换量的大小、颗粒的大小、耐热性、酸碱度等有所了解,然后根据具体要求选择合适规格的树脂,并进行预处理。

(2) 离子交换树脂的预处理　通常新树脂中都含有合成时混入的小分子有机物和铁、钙等杂质,而且也多以比较稳定的但不适合于作离子交换色谱的钠型或氯型存在。所以在进行离子交换以前都要进行预处理,一是通过预处理除去杂质,二是将钠型或氯型转为 H 型或 OH 型。首先用蒸馏水将新树脂浸泡 1～2 天,充分溶胀后,将其装在色谱柱中按下法处理。

① 强酸性阳离子交换树脂的预处理　这类新树脂通常是钠型。先用树脂体积 20 倍量的 7%～10%的盐酸以每分钟每平方厘米(色谱柱横截面积)1 mL 的流速进行交换,树脂转变为 H 型后,用水洗至洗脱液呈中性。然后用树脂体积 10 倍量的 4%的氢氧化钠(或氯化钠)溶液进行交换,转变为钠型后,用水洗至洗脱液中不含钠离子(蒸干水后的残渣灼烧时无黄色火焰出现)。再重复一次上述操作(钠型转变为 H 型,H 型再转变为钠型,反复操作的目的一是除去树脂中的杂质,二是活化树脂,使其容易进行交换)。最后以树脂体积 10 倍量的 4%的盐酸将其转变为 H 型,并用蒸馏水将其洗到流出液呈中性。

② 强碱性阴离子交换树脂的预处理　这类新树脂通常是氯型。先用树脂体积 20 倍量的 4%氢氧化钠溶液将其转变为 OH 型,并用树脂体积 10 倍量的蒸馏水进行洗涤。然后用 10 倍量的 4%盐酸溶液将其转变为氯型,并用蒸馏水将其洗到流出液呈中性。再重复一次上述操作(氯型转为 OH 型,OH 型再转为氯型),最后用 10 倍量的 4%氢氧化钠溶液将其转变为 OH 型。因 OH 型树脂在放置过程中易吸收空气中的二氧化碳,故保存时要注意。多数是临用时才将其由氯型转变为 OH 型的。

③ 弱酸性阳离子交换树脂的预处理　这类新树脂通常也是钠型。先用树脂体积 10 倍量的 4%的盐酸将其转变为 H 型,并用水洗至洗脱液呈中性。然后用树脂体积 10 倍量的 4%的氢氧化钠将其转变为钠型(此时体积膨胀),并用树脂体积 10 倍量的水洗涤(注意此时流出液仍然呈弱碱性)。再重复一次上述操作(钠型转变为 H 型,H 型再转变为钠型)。最后以树脂体积 10 倍量的 4%的盐酸将其转变为 H 型,并用蒸馏水将其洗到流出液呈中性。

④ 弱碱性阴离子交换树脂的预处理　这类新树脂通常是氯型。预处理方法与强碱性

阴离子交换树脂基本相同,只是转变为氯型后用蒸馏水洗涤时,因为水解的关系不容易被洗至中性,通常用树脂体积 10 倍量的水洗涤即可。

(3)装柱 将离子交换树脂置于烧杯中,加水后充分搅拌,赶出气泡。放置几分钟后待大部分树脂沉降后,倾去上面的细小微粒。由于粒度小的树脂较难沉降,故搅拌后放置的时间要较长一些,如急于将上清液倒掉,往往损失较大。在色谱柱的底部放一些脱脂棉,厚度为 1~2 cm 即可,用玻璃棒将其压平。在上述准备好的树脂中加入少量的水,搅拌后倒入保持垂直的色谱柱中,使树脂沉降,让水流出。如果把粒度大小范围较大的树脂和多量的水搅拌后分几次倒入,则色谱柱上、下部的树脂粒度往往会不一致,影响分离效果,故最好一次性将树脂倒入。此外,在装柱过程中不要让气泡进入色谱柱。如有气泡进入,样品溶液与树脂的接触就不均匀,同样影响分离效果。最后在色谱柱的顶部加一层干净的脱脂棉,以免加液时把树脂冲散,粗分时可不用。

(4)样品上柱 将适当浓度的天然药物提取液或所需分离(交换)的样品配成适当浓度的酸水或碱水溶液(目的是使样品解离成离子),以适当的流速通过离子交换树脂柱,直到被分离的成分全部被交换到树脂上为止(可用显色反应或根据 pH 值进行检查判断)。然后用蒸馏水洗涤,除去附着在树脂柱上的杂质。

(5)样品的洗脱 当溶液通过离子交换树脂柱时,亲和力强的离子先被交换而被吸附在色谱柱的上部,亲和力弱的离子后被交换而被吸附在色谱柱的下部,不被交换的物质通过树脂直接流出。当用一种洗脱剂进行洗脱时,则亲和力弱的(被交换在色谱柱下部的离子)离子先被洗脱下来或将需要的离子或基团替换下来。常用的洗脱剂有强酸、强碱、盐类、不同 pH 值的缓冲溶液、有机溶剂等。既可以采用单一浓度,也可以由低浓度到高浓度依次进行洗脱。

对于总碱性物质如生物碱的精制,可用碱如氢氧化钠、氨水等把树脂先进行碱化交换,使生物碱变为游离型,然后用有机溶剂进行回流洗脱或从色谱中直接进行洗脱。对于总酸性物质如有机酸的精制,则可用酸先进行酸化交换,使有机酸变为游离型,然后用有机溶剂进行洗脱。

(6)离子交换树脂的再生 离子交换树脂是一类可反复使用的大分子吸附剂。使用过的树脂,如果还要继续交换同一个样品,把盐型转变为游离型即可继续使用。如果要改为交换其他样品,则需要用预处理的方法进行再生,然后继续使用。如果长时间不用,则可转换为盐型后加水浸泡并将其保存在广口瓶中。

(二)薄层色谱法

薄层色谱是柱色谱的改良,即开放式的柱色谱,是将样品点在平面载体的多孔吸附剂薄层的固定相上,利用流动相在特定的展开槽中将混合物中的组分分离的方法,其基本原理与柱色谱基本一致,分为吸附薄层和分配薄层两种。

薄层色谱中的常用吸附剂和支持剂主要有硅胶、氧化铝、聚酰胺、纤维素以及凝胶过滤色谱用的多聚葡萄糖凝胶等,这些物质对薄层色谱分离效果起着重要作用。一般柱色谱常用的固定相,多数可在薄层色谱中应用,不同的是薄层色谱所用的固定相的颗粒较柱色谱为细。由于薄层色谱的基本原理与柱色谱基本一致,其展开溶剂系统选择的原则也与柱色谱类似。以硅胶薄层为例,其制备铺板、活化、点样、展开和显色过程如下。

1. 薄层板的制备

制备的薄层板有软板和硬板两种：软板用吸附剂直接涂铺于载板上,因板上吸附剂已被吹散,现已少用;硬板则是将吸附剂或支持剂加黏合剂或适当溶剂调成糊状后涂铺于载板制成,现在使用较为普遍。制备一定规格的薄层板,是获得满意分离效果的前提。常用的载板以玻璃最好,一般玻璃只要表面平整光滑,宽度在 2～4 cm 即可。制备型薄层色谱所用载板可达 20 cm 以上。目前各种薄层板多有成品出售。

在选择好适当的载板后,应根据需要,制备一定黏度的固定相匀浆供制备薄层板用。其配制方法如下:在硅胶 G 中加入 2.5 倍量蒸馏水,充分研磨后立即铺板。为了增加薄层板的硬度,一般需要用 0.5%～1% 羧甲基纤维素钠水溶液研磨。薄层板的制备方法目前常用的有涂布法、倾注法。其中最常用的方法为涂布法,是用薄层涂布器完成制备过程。涂布法制备薄层板易精确控制厚度,有利于分离分析的准确性。

2. 薄层板的活化与储存

硅胶吸附薄层色谱的薄层板,首先应具有一定的吸附活性才能达到良好的分离效果。薄层板的活度与硅胶中水分含量有关。因此,为达到某一规定的吸附活度,就应加温除去薄层中的水分,这一过程称为薄层板的活化。一般将涂布后的薄层板在常温下放置干燥以后根据活度需要加热活化,一般在 100～105 ℃活化 30～60 min 即可。

薄层板活化后若不立即使用,可立即储存于干燥器内,以免吸收空气中的水分及某些气体而影响活度。

3. 点样

薄层色谱中,点样质量与组分能否分离有较大关系。要求滴加的样品溶液原点应尽可能小,一般以直径不超过 2 mm 为宜。点样前首先在薄层板上用铅笔或解剖针,在距底边 1～2 cm 处轻轻描画出点样的起始线(若是软板则不能画线)。然后用毛细管直接将样品溶液点加在起始线上,每点之间距离为 1 cm 左右。点样时可用空气流缓缓吹过点样原点,使溶剂迅速挥发,避免原点面积过大。

4. 展开

薄层色谱法的展开方式有上行展开、下行展开、水平展开和多次展开等。上行展开法最为常应用。在展开之前需要用展开剂饱和展开槽来消除边际效应。

5. 显色

显色是薄层色谱法的一项重要步骤,对鉴定十分重要。通常先在日光下观察,标出色斑的位置,然后在 254 nm 波长的紫外灯下观察并标记,必要时再选择显色剂显色观察。若为硬板,则可用喷雾法将显色剂直接喷洒于薄层板上;若为软板,则不能采用喷雾法,可选用碘蒸气熏蒸、侧吮法等方法。

6. 比移值的计算

试样经色谱分离并显色后,分离所得物质在薄层色谱上斑点的位置可用比移值表示。比移值 R_f 的计算公式如下:

$$R_f = \frac{原点至色斑中心的距离}{原点至溶剂前沿的距离}$$

(三) 纸色谱法

纸色谱法是以滤纸为载体,以纸上所含水分或其他物质为固定相,用展开剂进行展开以分离混合物的分配色谱。本法主要用于亲水性化合物的分离,如糖类、氨基酸、苷类等。

1. 展开容器的选择

通常为圆形或长方形玻璃缸,缸上具有磨口玻璃盖,应能密闭。用于下行法时,盖上有孔,可插入分液漏斗,用以加入展开剂。在近顶端有一用支架架起的玻璃槽作为展开剂的容器,槽内有一玻璃棒,压住色谱滤纸,槽的两侧各有一支玻璃棒,用以支持色谱滤纸使其自然下垂。用于上行法时,除去下行所用的溶剂槽和支架后在盖上的孔中加塞,塞中插入玻璃悬钩,用以悬挂点样后的色谱滤纸。

2. 色谱滤纸的选择

色谱滤纸应质地均匀平整,具有一定的机械强度,不含影响展开效果的杂质;也不应与所用显色剂起作用,以免影响分离和鉴别效果,必要时可进行处理后再用。用于下行法时,取色谱滤纸按纤维长丝方向切成适当大小的纸条,离纸条上端适当的距离(使色谱滤纸上端能足够浸入溶剂槽内的展开剂中,并使点样基线能在溶剂槽侧的玻璃支持棒下数厘米处)用铅笔轻轻划一点样基线。用于上行法时,色谱滤纸长度和宽度根据溶剂槽和实际需要而定,点样基线距底边约 2.5 cm。

3. 溶剂系统的选择

根据分析样品的不同,纸色谱采用不同的溶剂系统,如单糖的纸色谱鉴别常用正丁醇-醋酸-水(体积比 4∶1∶5)的溶剂上层作为展开系统。

4. 点样

纸色谱的点样方法与薄层色谱法类似。将样品溶解于适宜的溶剂中制成一定浓度的溶液,用毛细管将样品溶液分次点加到基线处,每次点加中间要任其自然干燥、低温烘干或温热气流吹干,样点直径以 2 mm 左右为宜,点间距离为 1.5～2.0 cm。

5. 展开

(1)上行法 展开缸内加入展开剂适量,放置,待展开剂蒸气饱和后,再下降悬钩,使色谱滤纸浸入展开剂约 0.5 cm,展开剂即经毛细管作用沿色谱滤纸上升。

(2)下行法 将点样后的色谱滤纸的点样端放在溶剂槽内并用玻璃棒压住,使色谱滤纸通过槽侧玻璃支持棒自然下垂,点样基线在支持棒下数厘米处。展开前,展开缸内先用展开剂饱和,一般可在展开缸底部放一装有展开溶剂的表面皿,放置一段时间即可。然后小心添加展开剂至溶剂槽内,使色谱滤纸的上端浸没在槽内的展开剂中。展开剂即经毛细管作用沿色谱滤纸移动进行展开。

展开可以单向展开,即向一个方向进行;如果采用特殊形态的滤纸也可以进行双向展开,即先向一个方向展开,取出,待展开剂完全挥发后,将滤纸转动 90°,再用原展开剂或另一种展开剂进行展开;亦可多次展开,连续展开或径向展开等。

6. 显色

一般展开至适宜位置后,取出色谱滤纸,立即记下溶剂前沿,晾干,先在日光或紫外灯下观察有无颜色或荧光斑点,并标记位置,然后根据样品特点选择相应的显色剂进行显色。比移值的计算与薄层色谱法相似。

(四)高效液相色谱法

高效液相色谱法是在经典液相色谱法(柱色谱)的基础上,引用了气相色谱的理论,在技术上,流动相改为高压输送;色谱柱是以特殊的方法用小粒径的填料填充而成,从而使柱效大大高于经典液相色谱;同时柱后连有高灵敏度的检测器,可对流出物进行连续检测,使得分离工作快捷方便。其基本原理是根据被分离物质中各组分在固定相或流动相中的吸附能力、分配系数、离子交换作用、相对分子质量大小的差异而获得分离。

高效液相色谱仪的系统由储液器、高压泵、进样器、色谱柱、检测器、自动收集装置、自动记录仪等几部分组成。在分离分析时,储液器中的流动相被高压泵打入系统,样品溶液经进样器进入流动相,被流动相载入色谱柱(固定相)内,由于样品溶液中的各组分的性质不同,在两相中作相对运动时移动速度也不相同,分离开来的单个组分依次从柱内流出,通过检测器时样品信息被转换成电信号传送到记录仪,数据以图谱形式打印出来。

目前高效液相色谱已经广泛应用到天然产物研究、有机化工、环境化学及高分子工业等许多领域。由于高效液相色谱全部实现了仪器化操作,既可以进行分离分析,也可以进行制备性分离。

（五）气相色谱法

气相色谱法是以气体作为流动相的一种色谱法。流动的气体又叫载气,常用的为氮气。本法形式上为柱层析,依据流动相和固定相的状态及分离原理的不同,可分为气-固吸附色谱和气-液分配色谱两种,常用的为气-液分配色谱。

1. 工作原理

气相色谱的工作原理是利用样品中各组分在流动相和固定相之间的分配系数不同或被吸附剂吸附的能力不同,而在柱内移动的速度也各不相同,从而得到分离的。随载气先后流出色谱柱的各成分,进入检测器被逐一检出,在记录器上以峰的形式显示出来,即得到气相色谱图。

2. 气相色谱仪的组成

（1）载气系统:包括气源、气体净化装置、气体流速控制装置和测量装置。

（2）进样系统:包括进样器、汽化室。

（3）分离系统:包括色谱柱和柱箱。

（4）检测系统:包括各类检测器。

（5）记录系统:包括数据处理装置、工作站等。

（6）温度控制系统:包括汽化室、柱温箱、检测器等处的温度控制装置。

3. 操作技术

气相色谱的具体操作可参见相关色谱仪的操作技术手册。

气相色谱适用于低沸点、易挥发成分的分离分析,具有分离效率高、分析速度快、上样量低、选择性好、应用范围广等优点,目前已广泛应用于石油化工、食品卫生和药物分析等领域的成分分析、痕量成分检测等工作。

目标检测

一、选择题

（一）单项选择题

1. 中药的水提液中的有效成分是亲水性物质,应选用的萃取溶剂是（   ）。

A. 丙酮   B. 乙醇   C. 正丁醇   D. 氯仿

2. 用醇-水系统洗脱聚酰胺色谱的原理是( )。

A. 分配   B. 氢键缔合   C. 分子筛   D. 离子交换

3. 阳离子交换树脂通常用于( )的分离。

A. 多糖   B. 油脂   C. 甾醇   D. 生物碱

4. 下列溶剂按亲水性的强弱顺序正确的是( )。

A. 乙醇＞乙酸乙酯＞丙酮＞氯仿   B. 乙醇＞丙酮＞乙酸乙酯＞氯仿

C. 乙醇＞乙酸乙酯＞氯仿＞丙酮   D. 乙醇＞氯仿＞丙酮＞乙酸乙酯

5. 下列溶剂在聚酰胺柱上的洗脱能力最强的是( )。

A. 水   B. 甲醇

C. 氢氧化钠水溶液   D. 甲酰胺

6. 凝胶色谱适于分离( )。

A. 酸性成分   B. 碱性成分

C. 极性小的成分   D. 相对分子质量不同的成分

7. 纸分配色谱,固定相是( )。

A. 纤维素   B. 滤纸所含的水

C. 展开剂中极性较大的溶剂   D. 醇羟基

8. 使用溶剂较少,提取有效成分较完全的方法是( )。

A. 连续回流法   B. 加热回流法   C. 透析法   D. 浸渍法

9. 硅胶吸附色谱法适用于下列( )类化合物的分离。

A. 极性小的苷元   B. 极性大的苷

C. 甾体皂苷   D. 强碱性生物碱

10. 碱性氧化铝色谱通常用于( )的分离。

A. 香豆素类化合物   B. 生物碱类化合物

C. 酸性化合物   D. 酯类化合物

11. 在生物碱的氯仿提取液中,加酸调 pH 值由高至低的酸性缓冲溶液依次萃取,最先得到( )。

A. 弱碱性生物碱   B. 近中性生物碱

C. 两性生物碱   D. 强碱性叔胺生物碱

12. 某植物的提取物含有相同苷元的三糖苷、双糖苷、单糖苷及它们的苷元,欲用聚酰胺进行分离,以含水甲醇(含醇量递增)洗脱,最后出来的化合物是( )。

A. 苷元   B. 三糖苷   C. 双糖苷   D. 单糖苷

13. 在浓缩的水提取液中,加入一定量的乙醇,不能除去( )。

A. 淀粉   B. 树胶   C. 黏液质   D. 皂苷

14. 原理为分子筛的色谱是( )。

A. 氧化铝色谱   B. 凝胶过滤色谱

C. 聚酰胺色谱   D. 硅胶色谱

15. 欲从大分子水溶性成分中除去小分子无机盐,最好采用( )。

A. 沉淀法   B. 盐析法   C. 透析法   D. 两相溶剂萃取法

（二）多项选择题

1. 如果从水提取液中萃取亲脂性成分，常用的溶剂是（　　）。

A. 苯　　　　　B. 氯仿　　　　　C. 乙醚　　　　　D. 正丁醇　　　　　E. 丙酮

2. 用水蒸气蒸馏法提取天然药物化学成分，要求此类成分（　　）。

A. 能与水反应　　B. 易溶于水　　　C. 具有挥发性

D. 热稳定性好　　E. 极性较大

3. 用溶剂提取法从天然药物中提取化学成分的方法有（　　）。

A. 升华法　　　　B. 渗漉法　　　　C. 两相溶剂萃取法

D. 水蒸气蒸馏法　E. 煎煮法

4. 下列溶剂中属于极性大且又能与水混溶的是（　　）。

A. 甲醇　　　　　B. 乙醇　　　　　C. 丙酮

D. 乙醚　　　　　E. 正丁醇

5. 下列既属于水溶性成分，又属于醇溶性成分的是（　　）。

A. 苷类　　　　　B. 生物碱盐　　　C. 挥发油

D. 鞣质　　　　　E. 蛋白质

二、简答题

1. 简述天然药物化学成分的提取方法和原理。

2. 简述色谱法的原理及按原理分哪几类。

（靳德军）

第三章 生 物 碱

学 习 目 标

学习目的

　　本章主要阐述生物碱的结构、性质、提取、分离和鉴定的基本知识和基本操作技能。目的在于培养学生对含有生物碱的天然药物进行提取、分离及鉴定的实践操作能力,为学生适应工作岗位变化,学习相关专业知识和技能而奠定基础。

知识要求

　　掌握生物碱的理化性质、提取、分离及鉴定的基本知识;

　　熟悉常用生物碱的提取、分离及鉴定方法;

　　了解生物碱的含义和结构类型。

能力要求

　　熟练掌握生物碱的提取、分离基本操作技能;

　　学会化学检识法和色谱法鉴别生物碱的基本技术。

　　生物碱(alkaloids)是生物界的一类含氮有机化合物,大多数具有较复杂的氮杂环结构,呈碱性,能与酸结合成盐,有较强的生物活性。但少数生物碱例外,如麻黄碱(ephedrine)的氮原子不在环内而在侧链,秋水仙碱(colchicine)近中性等,有些来源于生物界的含氮衍生物如氨基酸、蛋白质、维生素等化合物不属于生物碱的范畴。

　　生物碱主要分布在植物界,在动物中也存在(如麝香中的麝香吡啶等)。大多数生物碱分布于高等植物中,尤其是双子叶植物,例如毛茛科、防己科、罂粟科、茄科等植物中。单子叶植物中分布较少,如百合科、石蒜科等。裸子植物中分布更少,如麻黄科等。低等植物中只有极个别植物存在,如麦角。

　　在植物体的各种器官和组织中都可能存在生物碱,但对某种植物来说,往往集中在某一器官,生物碱含量高低受生长环境和季节等因素的影响。

　　在植物体内,绝大多数生物碱与共存的有机酸(如酒石酸、苹果酸等)结合成生物碱盐的形式存在;少数生物碱与无机酸(硫酸、盐酸等)结合成盐;还有的生物碱呈游离状态存在,如秋水仙碱;极少数生物碱以酯、苷、氮氧化物的形式存在,如氧化苦参碱。

▌知识链接▐

含氮有机化合物的类型很多,如酰胺、氨基酸、腈类、硝基化合物、胺类化合物、重氮化合物、偶氮化合物及各种含氮杂环化合物,如吡咯、吡啶、莨菪烷、吲哚、喹啉、异喹啉和嘌呤等。

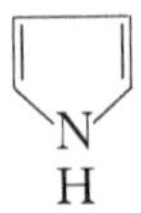

吡咯 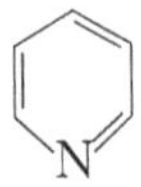　吡啶 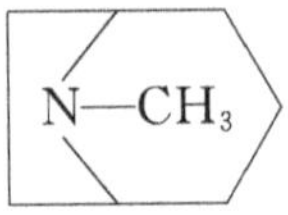　莨菪烷 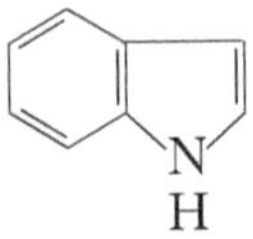　吲哚

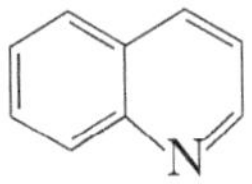

喹啉 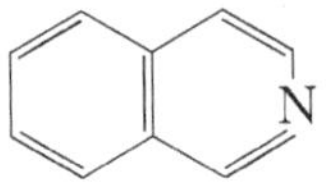　异喹啉 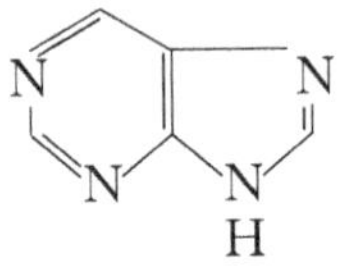　嘌呤

 # 第一节　结构类型

生物碱化学结构的主要类型见表 3-1。

表 3-1　生物碱的结构类型及实例

结构类型	活性成分	主要来源	作用
有机胺类生物碱	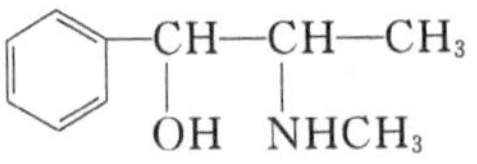 麻黄碱(ephedrine)	麻黄科植物草麻黄(*Ephedra sinica* Stapf.)的地上部分	平喘
	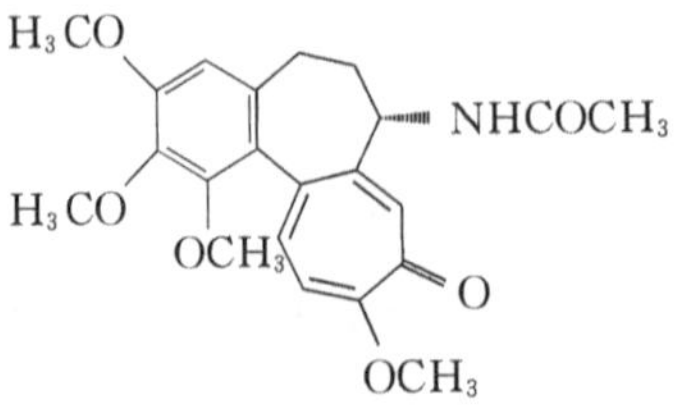 秋水仙碱(colchicine)	百合科植物丽江山慈菇(*Iphigenia indica* Kunth et Benth.)的鲜茎	抗癌

续表

结构类型	活性成分	主要来源	作用
吡啶类生物碱	槟榔碱(arecoline)	棕榈科植物槟榔(*Areca cathecu* L.)的种子	驱绦虫
	苦参碱(matrine)	豆科植物苦参(*Sophora flavescens* Ait.)的根	抗癌
莨菪烷类生物碱	莨菪碱(hyoscyamine)和阿托品(atropine) 东莨菪碱(scopolamine)	茄科植物白花曼陀罗(*Datura metel* L.)的花	解痉、镇痛和解毒
异喹啉类生物碱	罂粟碱(papaverine)	罂粟科植物罂粟(*Papaver somniferum* L.)的果实	解痉
	吗啡碱(morphine)	罂粟科植物罂粟(*Papaver somniferum* L.)的果实	镇痛

续表

结构类型	活性成分	主要来源	作用
吲哚类生物碱	麦角新碱(ergometrine)	麦角菌科麦角菌〔*Claviceps purpurea*(Fr.)Tul.〕在寄主植物上所形成的菌核	兴奋子宫
	利血平(reserpine)	夹竹桃科植物萝芙木〔*Rauwolfia verticillata*(Lour.)Baill.〕	降压
其他类生物碱	咖啡因(caffeine)	山茶科植物茶(*Camellia sinensis* O. Ktze.)的叶、枝及茎;梧桐科植物梧桐(*Firmiana simplex*(L.)W. F. Wight)的种子;茜草科植物咖啡(*Coffea arabica* L.)的小枝、叶等	兴奋中枢神经
	乌头碱(aconitine)	毛茛科植物乌头(*Aconitum carmichaeli* Kebx.)的根	镇痛

第二节 理化性质

一、性状

多数生物碱是结晶型固体,少数是非结晶型粉末,极少数在常温下为液体,如烟碱(nicotine)、槟榔碱。液体生物碱在常压下可以蒸馏,个别固体生物碱具有挥发性(如麻黄碱),能利用水蒸气蒸馏法提取。个别生物碱具有升华性,如咖啡因。多数生物碱有苦味,成盐后更甚。生物碱多为无色或白色,少数有颜色,如小檗碱(berberine)为黄色,血根碱呈红色。

二、旋光性

具有手性碳原子或本身为手性分子的生物碱,都有光学活性,且多为左旋光性。通常左旋光体生物活性强于右旋光体,如左旋莨菪碱的散瞳作用比右旋莨菪碱高 100 倍。

生物碱的旋光性易受 pH 值、溶剂等因素影响。如烟碱在中性条件下呈左旋光性,在酸性条件下则为右旋光性。麻黄碱在氯仿溶液中呈左旋光性,在水溶液中呈右旋光性。

三、碱性

大多数生物碱具有碱性,少数显酸碱两性,利用碱性可对生物碱进行提取分离和鉴定。

(一)碱性的产生及强度表示

生物碱结构中的氮原子具有孤电子对,可接受质子或给出电子而呈碱性。

$$-\overset{|}{\underset{|}{N}}:\ +H^+ = \left[\ -\overset{|}{\underset{|}{N}}:H\ \right]^+$$

生物碱   生物碱盐

生物碱的碱性强度可用解离常数 pK_a 表示。

pK_a 值越大,碱性越强。根据 pK_a 值将生物碱分为:弱碱性生物碱(pK_a 2~7),如罂粟碱(pK_a=6.13);中强碱性生物碱(pK_a 7~11),如麻黄碱(pK_a=9.58);强碱性生物碱(pK_a>11),如小檗碱(pK_a=11.53)。化合物结构中的碱性基团与 pK_a 值大小顺序一般是:季铵碱>N-烷杂环>脂肪胺>芳胺、N-芳杂环>酰胺基、吡咯。

(二)碱性与分子结构的关系

生物碱的碱性强弱受氮原子的杂化方式、诱导效应、共轭效应、空间效应以及分子内氢键形成等因素影响。

1. 氮原子的杂化方式

生物碱分子中氮原子上孤电子对的杂化方式有三种,即 sp^3、sp^2 和 sp,在杂化方式中,p 电子成分比例越大,与质子结合能力越强,越易供电子,则碱性越强,即 sp^3、sp^2、sp 的碱性依次减弱。如异喹啉碱性小于四氢异喹啉,季铵碱(如小檗碱)因羟基以负离子形式存在而呈强碱性。

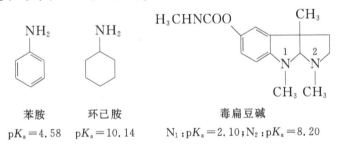

异喹啉　　　　　　四氢异喹啉　　　　　　　　小檗碱
$pK_a=5.4$　　　　$pK_a=9.5$　　　　　　　　$pK_a=11.5$

2. 诱导效应

如果生物碱分子结构中氮原子附近存在供电基团(如甲基、乙基等烷基)能使氮原子电子云密度增加,碱性增强。但叔胺碱性弱于仲胺,原因是叔胺结构中的三个甲基阻碍氮原子接受质子,碱性降低。

$$NH_3 \qquad H_3C—NH_2 \qquad H_3C—\overset{H}{\underset{}{N}}—CH_3 \qquad H_3C—\overset{CH_3}{\underset{}{N}}—CH_3$$

　　　　　　　　伯胺　　　　　　仲胺　　　　　　　　叔胺
$pK_a=9.75$　　$pK_a=10.64$　　$pK_a=10.70$　　　$pK_a=9.74$

如果生物碱分子结构中氮原子附近有吸电子基团(如苯基、羰基、酯基、醚基、羟基、双键等),可使氮原子电子云密度降低,碱性减弱,如麻黄碱、去甲麻黄碱和苯异丙胺。

麻黄碱　　　　　　　去甲麻黄碱　　　　　　苯异丙胺
$pK_a=9.6$　　　　　$pK_a=9.0$　　　　　$pK_a=9.8$

3. 共轭效应

氮原子孤电子对在 p-π 共轭体系中时,电子云密度平均化趋势可使其碱性减弱,如苯胺氮原子上孤电子对与苯环 π 电子形成 p-π 共轭体系,碱性比环己胺弱;又如毒扁豆碱。

苯胺　　　　　　　环己胺　　　　　　　毒扁豆碱
$pK_a=4.58$　　　$pK_a=10.14$　　　$N_1:pK_a=2.10;N_2:pK_a=8.20$

若氮原子处于酰胺结构中,其孤电子对与羰基的 π 电子形成 p-π 共轭,碱性很弱。如:秋水仙碱($pK_a=1.85$)、咖啡因($pK_a=1.22$)、胡椒碱($pK_a=1.42$)。

酰胺结构　　　　　　　　　　胡椒碱

4. 空间效应

质子的体积较小,当氮原子质子化时,受到空间效应的影响,使其碱性增强或减弱。如东莨菪碱分子结构中,氮原子附近的三元氧环结构形成空间位阻,使其碱性弱于莨菪碱。

莨菪碱
$pK_a = 9.65$

东莨菪碱
$pK_a = 7.50$

5. 分子内氢键形成

生物碱氮原子的孤电子对接受质子生成共轭酸,如果其附近存在羟基、羰基等取代基团,则易和生物碱共轭酸分子中的质子形成氢键缔合,增加共轭酸的稳定性,使其碱性增强。

四、溶解性

生物碱按其溶解性可分为脂溶性生物碱和水溶性生物碱。

脂溶性生物碱易溶于亲脂性有机溶剂,特别易溶于氯仿,可溶于甲醇、乙醇、丙酮,难溶于水。而其生物碱盐易溶于水,可溶于甲醇和乙醇,不溶于亲脂性有机溶剂。由于酸的种类不同,所形成的生物碱盐的溶解度也有差异。通常情况下,无机酸盐水溶性大于有机酸盐;含氧无机酸盐(如硫酸盐、磷酸盐)的水溶性大于卤代酸盐(如盐酸盐);小分子有机酸盐大于大分子有机酸盐。

水溶性生物碱主要指季铵型生物碱和氮氧化物的生物碱(如氧化苦参碱),可溶于水、甲醇、乙醇,难溶于亲脂性有机溶剂。

生物碱分子中若含有酚羟基和羧基等酸性基团,则称为两性生物碱。这类生物碱可溶于酸水,也可溶于碱水。

五、生物碱的检识

(一)沉淀反应

大多数生物碱在酸性水溶液或稀醇溶液中能和某些试剂生成难溶于水的复盐或分子络合物,这类反应称为生物碱沉淀反应,所用的试剂称为生物碱沉淀试剂。

生物碱沉淀反应可用于检查生物碱,在生物碱的定性鉴别时,这些试剂可用于试管定性反应和薄层色谱的显色剂,还用于检查提取分离是否完全,也用于生物碱的分离和精制。

生物碱沉淀反应的条件是在酸性水溶液或稀醇溶液中进行;反应前要排除蛋白质、鞣质等成分的干扰,才能得到较可靠的结果;每种生物碱需选用三种以上生物碱沉淀试剂,因沉淀试剂对生物碱的灵敏度不同。有些生物碱与沉淀试剂不能产生沉淀,如麻黄碱。

常用的生物碱沉淀试剂见表 3-2。

表 3-2　常用的生物碱沉淀试剂

试剂名称	化学组成	反应现象及产物
碘-碘化钾（Wagner 试剂）	$KI\text{-}I_2$	棕色或褐色沉淀
碘化铋钾（Dragendorff 试剂）	$BiI_3 \cdot KI$	红棕色沉淀
碘化汞钾（Mayer 试剂）	$HgI_2 \cdot 2KI$	生成类白色沉淀，若加过量试剂，沉淀又被溶解
硅钨酸（Bertrand 试剂）	$SiO_2 \cdot 12WO_3$	浅黄色或灰白色沉淀
苦味酸（Hager 试剂）	2,4,6-三硝基苯酚	晶形沉淀（反应在中性溶液中）
雷氏铵盐（硫氰酸铬铵） （Ammonium reineckate）	$NH_4[Cr(NH_3)_2(SCN)_4]$	生成难溶性复盐，有一定晶形、熔点或分解点

（二）显色反应

一些生物碱单体能与某些试剂反应，生成具有特殊颜色的产物，不同结构的生物碱产生不同的颜色，这种试剂称为生物碱的显色试剂。例如可待因与 1‰钼酸钠或 5‰钼酸铵的浓硫酸溶液呈暗绿色至淡黄色，与 1‰钒酸铵的浓硫酸溶液呈蓝色，与含有少量甲醛的浓硫酸呈洋红色至黄棕色。因为显色反应要求生物碱的纯度较高，所以显色反应主要用于检识个别生物碱。

第三节　提取与分离

一、提取

生物体内的生物碱常以多种形式存在，在提取时要考虑生物碱的性质和存在形式，选择合适的提取溶剂和方法。个别生物碱具有挥发性（如麻黄碱），除用水蒸气蒸馏法提取外，多数用溶剂提取法。

（一）脂溶性生物碱的提取

1. 酸水提取法

酸水提取法利用生物碱盐易溶于水，难溶于亲脂性有机溶剂的性质，加入无机酸或小分子有机酸，将生物体内的生物碱转化为在水中溶解度较大的盐而提出。

酸水提取法常用 0.5‰～1‰的硫酸、盐酸和醋酸为溶剂，选用浸渍法和渗漉法提取。酸水提取法经济、安全、操作简单，但提取液体积较大、浓缩困难、水溶性杂质多，可用以下三种方法处理。

（1）离子交换树脂法　酸水提取液通过阳离子交换树脂柱时，生物碱盐阳离子交换到树脂上，而非碱性成分随溶液流出柱。树脂用氨水碱化，能使生物碱从树脂上游离出来，再用氯仿或乙醚等亲脂性有机溶剂洗脱。将洗脱液浓缩可得到游离的总生物碱。其反应过程如下：

$$R\text{—}SO_3^- H^+ + (BH)^+ \longrightarrow R\text{—}SO_3^- (BH)^+ + H^+$$

磺酸氢型阳离子　生物碱盐
交换树脂

$$R—SO_3^- (BH)^+ + NH_4OH \longrightarrow R—SO_3^- NH_4^+ + B + H_2O$$

这种方法得到的生物碱纯度高,有机溶剂用量少,离子交换树脂再生后可反复使用。工艺过程见第五节麻黄、苦参和洋金花提取实例。

(2)有机溶剂萃取法　酸水提取液用氨水或石灰水等碱化,使生物碱盐转变为游离生物碱,用亲脂性有机溶剂氯仿或乙醚等萃取,合并萃取液,回收溶剂可得到总生物碱。工艺过程见麻黄提取实例。

(3)沉淀法　酸水提取液加碱碱化后,使生物碱游离在水中沉淀析出。

2. 醇类溶剂提取法

利用生物碱及其盐可溶于乙醇等溶剂进行提取,选用回流、浸渍、渗漉等方法。此法提取液易浓缩,水溶性杂质少,提取液浓缩后,选用酸水溶解,有机溶剂萃取法纯化。工艺过程参见洋金花和苦参实例。

3. 亲脂性有机溶剂提取法

利用生物碱易溶于亲脂性有机溶剂进行提取,用浸渍、回流或连续回流等方法。由于生物碱多以盐的形式存在于生物组织中,用亲脂性溶剂提取前,先用氨水或石灰乳等碱水将药材润湿,既可使药材吸水膨胀,又能使生物碱游离,再用亲脂性有机溶剂如氯仿或乙醚等提取。如果提取液中杂质多,可先用酸水溶解,再用有机溶剂萃取法纯化处理。工艺过程参见洋金花提取实例。

(二)水溶性生物碱的提取

将药材提取物中脂溶性生物碱提出后,若碱水层仍可检识出生物碱,说明药材中含有水溶性生物碱,可用雷氏铵盐沉淀法和溶剂法进行提取。

1. 沉淀法

利用季铵型生物碱和雷氏铵盐沉淀试剂生成雷氏复盐,该盐难溶于水而沉淀析出,从而将季铵型生物碱提取出来。

操作时将季铵型生物碱的水溶液调节 pH 值至酸性,加入新配制的雷氏铵盐饱和水溶液至不再有沉淀生成,过滤,沉淀用水洗涤后加丙酮溶解,过滤,向滤液中加硫酸银饱和水溶液,生成雷氏银盐沉淀,过滤。滤液中加入氯化钡溶液,过滤,滤液即为季铵型生物碱的盐酸盐。其反应过程如下:

$$B^+ + NH_4[Cr(NH_3)_2(SCN)_4] \longrightarrow B[Cr(NH_3)_2(SCN)_4]\downarrow + NH_4^+$$
$$2B[Cr(NH_3)_2(SCN)_4] + Ag_2SO_4 \longrightarrow B_2SO_4 + 2Ag[Cr(NH_3)_2(SCN)_4]\downarrow$$
$$B_2SO_4 + BaCl_2 \longrightarrow BaSO_4 \downarrow + 2BCl$$

其中 B 代表季铵型生物碱阳离子。

2. 溶剂法

因为水溶性生物碱能溶于极性较大又与水不相混溶的有机溶剂(如正丁醇),所以可选用两相溶剂萃取法提取。

二、分离

上述提取方法得到的生物碱为多种生物碱的混合物,需要进行分离。可根据生物碱溶解性、酸碱性和极性的不同进行分离。

（一）总生物碱的分离

利用生物碱溶解性和碱性的不同,将总生物碱按碱性强弱、有无酚性等初步分类,即弱碱性生物碱、中强碱性生物碱和水溶性生物碱三大类,再根据生物碱是否有酚羟基分为酚性和非酚性两类。分离流程如图 3-1 所示。

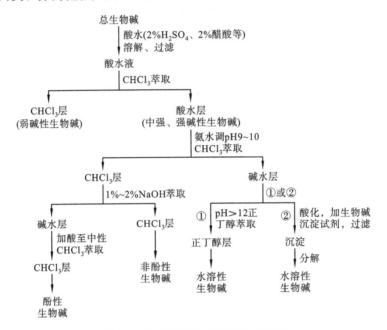

图 3-1　总生物碱的分离流程示意图

（二）单体生物碱的分离

1. 利用生物碱碱性的差异进行分离

总生物碱中各单体生物碱的碱性存在一定的差异,可在不同的酸碱性条件下分离,称为 pH 梯度法。操作方法有以下两种。

（1）总生物碱加酸水,生物碱成盐而溶于酸水溶液中,加适量的碱液,用氯仿萃取,碱性较弱的生物碱先游离转溶于有机溶剂层中,与碱性较强的生物碱分离。加入碱水时 pH 值由低至高逐渐增加,生物碱按碱性由弱至强逐渐游离。分离流程如图 3-2 所示。

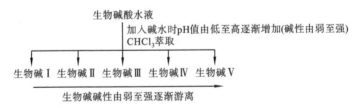

图 3-2　pH 梯度法分离总生物碱流程示意图(Ⅰ)

（2）总生物碱溶于乙醚,用适量的酸水萃取,碱性较强的生物碱先成盐而溶于酸水溶液中,与碱性较弱的生物碱分离。加入酸液时 pH 值由高到低依次萃取,生物碱按碱性由强到弱逐渐成盐依次被萃取而分离。酸水溶液碱化,有机溶剂萃取,即可得生物碱。分离流程如图 3-3 所示。

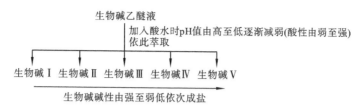

图 3-3　pH 梯度法分离总生物碱流程示意图(Ⅱ)

在进行 pH 梯度法分离前,多用缓冲纸色谱法作萃取分离的先导,根据生物碱混合物中碱性的强弱,用不同 pH 值的缓冲溶液来萃取分离。

2. 利用生物碱或生物碱盐溶解度的差异进行分离

生物碱在溶剂中的溶解度不同,可选用两相溶剂萃取法和沉淀法等进行分离。如自苦参总碱中分离氧化苦参碱。氧化苦参碱亲水性强,在乙醚中溶解度很小。向总碱的氯仿溶液中加入大约 10 倍量的乙醚,可使氧化苦参碱沉淀析出。

有些生物碱盐比生物碱易于结晶,可利用生物碱与不同酸生成的盐在溶剂中溶解度的差异进行分离。如麻黄碱和伪麻黄碱与草酸生成的草酸盐在水中溶解度不同,因而可以得到分离。

3. 利用生物碱特殊官能团进行分离

两性生物碱在碱性条件下生成盐而溶于水,大多数生物碱游离而难溶于水,过滤后即可分离。用碱水溶液调 pH 至 8~9,两性生物碱即能沉淀析出。

具有内酯或内酰胺结构的生物碱,在碱性水溶液中加热皂化开环,生成溶于水的羧酸盐,酸化后环合,与不具有此类结构的化合物分离。

4. 利用色谱法进行分离

结构相似的生物碱用色谱法分离,选用氧化铝作吸附剂,用苯、乙醚等有机溶剂为洗脱剂。组分较多的生物碱需要反复操作。参见苦参提取实例。

 # 第四节　鉴　　定

一、理化鉴定

从天然药物中提取分离得到的生物碱要进行物理和化学方法鉴定。物理鉴定方法主要根据生物碱的形态、颜色和熔点等物理常数鉴定。化学鉴定方法有生物碱沉淀反应和显色反应。

二、色谱鉴定

生物碱的色谱检识常用薄层色谱法和高效液相色谱法等,它们具有微量、快速、准确等优点,在实际工作中应用广泛。

(一)薄层色谱法

1. 吸附剂

生物碱常选用氧化铝为吸附剂。如选用硅胶作吸附剂,通常需要在加碱的条件下才能获得集中的斑点。加碱的方法有三种：①在湿法制板时，用 0.1～0.5 mol/L 的氢氧化钠溶液代替水，使硅胶薄层显碱性；②向展开剂中加入一定量的二乙胺或氨水；③在色谱槽中放一盛有氨水的小杯。三种方法都可使生物碱的薄层色谱在碱性环境中进行，从而获得满意的分离效果。

2. 展开剂

用氯仿作展开剂，根据色谱结果调整展开剂极性。如果生物碱极性很弱，在展开剂中加一些极性较小的溶剂（如石油醚和环己烷等）；如果生物碱极性较强，在展开剂中加一些极性较大的溶剂（如甲醇和乙醇等）。

3. 显色剂

在日光和荧光下不显色的生物碱，选用改良碘化铋钾试剂显色，大多数生物碱显橘红色。如展开剂中有较难挥发的碱或甲酰胺时，必须先挥去碱或甲酰胺，再喷显色试剂。

▌知识拓展▐

《中国药典》(2010 年版)采用薄层色谱鉴别洋金花中的生物碱类成分：取本品粉末 1 g，加浓氨试液 1 mL，混匀，加三氯甲烷 25 mL，摇匀，放置过夜，过滤，滤液蒸干，残渣加三氯甲烷 1 mL 使溶解，作为供试品溶液。另取硫酸阿托品对照品、氢溴酸东莨菪碱对照品，加甲醇制成每毫升各含 4 mg 的混合溶液，作为对照品溶液。照薄层色谱法试验，吸取上述两种溶液各 10 μL，分别点于同一硅胶 G 薄层板上，以乙酸乙酯-甲醇-浓氨试液(17：2：1)为展开剂，展开，取出，晾干，喷以稀碘化铋钾试液。供试品色谱中，在与对照品色谱相应的位置上，显相同颜色的斑点。

（二）高效液相色谱法

高效液相色谱法分离生物碱时采用反相分配色谱。

固定相：$C_{18}(C_8)$ 烷基键合相。

流动相：甲醇(乙腈)-水，含有 0.01～0.1 mol/L 磷酸缓冲溶液、碳酸铵或醋酸钠(pH4～7)。

在相同的实验条件下，生物碱均有一定的保留时间，可作为定性参数。如被测试样与已知对照品保留时间相同，则两者为同一化合物。

▌知识拓展▐

《中国药典》(2010 年版)采用高效液相色谱法测定洋金花中的生物碱类成分含量，作为洋金花质量控制的标准。

色谱条件与系统适用性试验：以十八烷基硅烷键合硅胶为填充剂；以乙腈-0.07 mol/L 磷酸钠溶液(含 0.0175 mol/L 十二烷基硫酸钠，用磷酸调节 pH 值为 6.0)(50：100)为流动相；检测波长为 216 nm。理论板数按氢溴酸东莨菪碱峰计算应不低于 3000。

对照品溶液的制备：取氢溴酸东莨菪碱对照品适量，精密称定，加流动相制成每毫升含 0.5 mg 的溶液，即得。

供试品溶液的制备:取本品粉末(过三号筛)约 1 g,精密称定,置于锥形瓶中,加入 2 mol/L 盐酸溶液 10 mL,超声处理(功率 250 W,频率 40 kHz)30 min,放冷,过滤,滤渣和滤器用 2 mol/L 盐酸 10 mL 分数次洗涤,合并滤液和洗液,用浓氨试液调节 pH 值至 9,用三氯甲烷振摇提取 4 次,每次 10 mL,合并三氯甲烷液,回收溶剂至干,残渣用流动相溶解,转移至 5 mL 容量瓶中,加流动相至刻度,摇匀,过滤,取续滤液,即得。

测定法:分别精密吸取对照品溶液与供试品溶液各 10 μL,注入液相色谱仪,测定,即得。

第五节 应用实例

一、麻黄

麻黄是麻黄科植物草麻黄(*Ephedra sinica* Stapf.)、中麻黄(*Ephedra intermedia* Schrenk et C. A. Mey.)或木贼麻黄(*Ephedra equisetina* Bge.)的干燥草质茎。麻黄能发汗散寒、宣肺平喘、利水消肿,用于治疗风寒感冒、胸闷喘咳、风水肿、支气管哮喘。

麻黄中含有多种生物碱,以麻黄碱为主,占总生物碱的 80%～85%,其次是伪麻黄碱等。麻黄碱有收缩血管、兴奋中枢的作用,而伪麻黄碱有升压、利尿的作用。

(一)提取分离

1. 溶剂法

利用麻黄碱和伪麻黄碱易溶于亲脂性有机溶剂的性质,将麻黄水浸液碱化后用甲苯萃取,甲苯萃取液加草酸溶液,麻黄碱和伪麻黄碱均生成草酸盐,两者在水中溶解度不同而分离。流程如图 3-4 所示。

2. 水蒸气蒸馏法

利用麻黄碱和伪麻黄碱具有挥发性,可用水蒸气蒸馏法提取。根据两种生物碱草酸盐在水中溶解度的不同来分离。此方法操作简便安全,但麻黄需经过煎煮、浓缩和蒸馏等高温过程,导致部分麻黄碱分解,影响产品质量和收率。

3. 离子交换树脂法

根据生物碱盐能与强酸型阳离子交换树脂发生交换,麻黄碱的碱性弱于伪麻黄碱,加适量的碱液,麻黄碱先游离被洗脱下来,而使两者分离。流程如图 3-5 所示。

(二)鉴定

1. 化学方法

麻黄碱和伪麻黄碱均为仲胺衍生物,具有挥发性,不易与生物碱沉淀试剂反应。常选用下列两种方法鉴别。

(1)二硫化碳-硫酸铜反应 在麻黄碱或伪麻黄碱的乙醇溶液中,加入二硫化碳、硫酸铜和氢氧化钠试剂各 1 滴,能产生黄棕色沉淀。

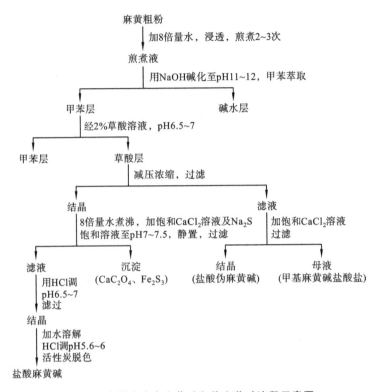

图 3-4 溶剂法分离麻黄碱和伪麻黄碱流程示意图

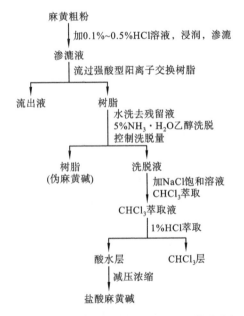

图 3-5 离子交换树脂法分离麻黄碱和伪麻黄碱流程示意图

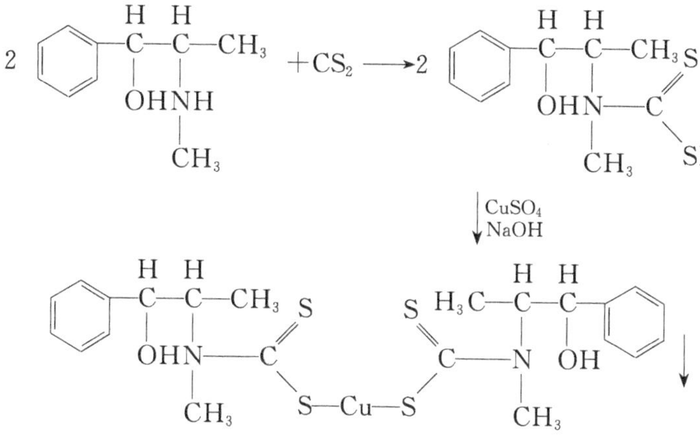

黄棕色沉淀

（2）铜铬盐反应　在麻黄碱或伪麻黄碱的水溶液中加入硫酸铜和氢氧化钠试剂,使溶液呈蓝紫色。加入乙醚振摇放置后,乙醚层呈紫红色,水层变为蓝色。紫红色铜铬盐可溶于乙醚,在水中转变成四水合物而呈蓝色。

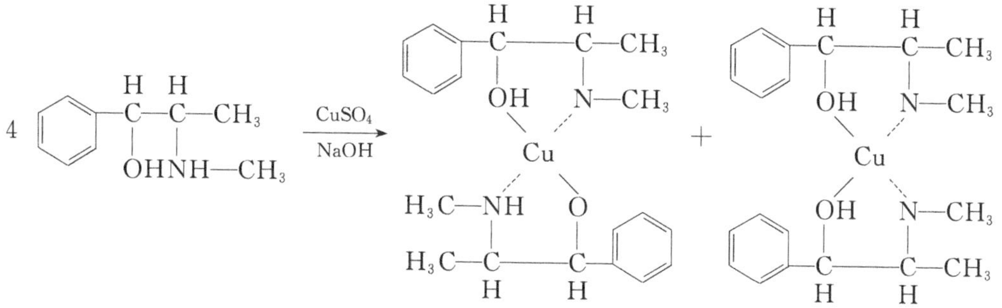

紫红色铜铬盐

2. 薄层色谱法

吸附剂:硅胶 G。

展开剂:三氯甲烷-甲醇-浓氨试液（20∶5∶0.5）。

显色剂:喷茚三酮试液,在 105 ℃加热至斑点显红色。

▌知识链接▐

麻黄碱和伪麻黄碱为无色结晶,具有挥发性,可用水蒸气蒸馏法提取。

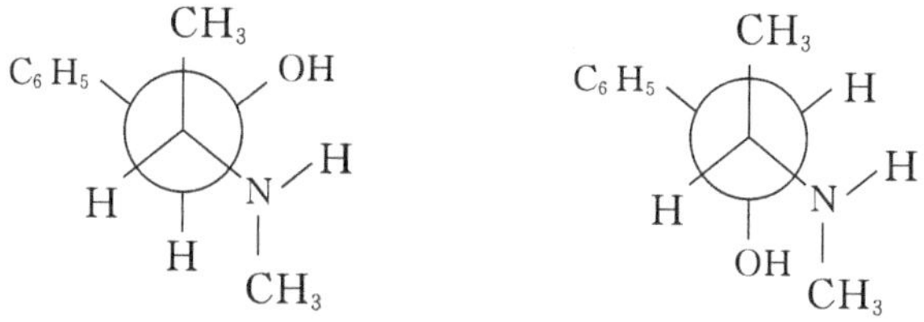

l-麻黄碱　　　　d-伪麻黄碱

麻黄碱和伪麻黄碱的氮原子在侧链上,为仲胺生物碱,碱性较强。伪麻黄碱的碱性（$pK_a=9.74$）略强于麻黄碱（$pK_a=9.58$）,是因为伪麻黄碱的共轭酸与羟基形成分子内氢键的稳定性大于麻黄碱的共轭酸。

麻黄碱和伪麻黄碱均易溶于三氯甲烷和乙醇等溶剂，在水中的溶解度不同，麻黄碱可溶于水，伪麻黄碱难溶于水，伪麻黄碱能形成较稳定的分子内氢键。麻黄碱和伪麻黄碱的溶解性不相同（见表 3-3），可利用此性质进行分离。

表 3-3　l-麻黄碱和 d-伪麻黄碱溶解性能比较

名　称	水	三氯甲烷
l-麻黄碱	可溶	易溶
d-伪麻黄碱	难溶	易溶
盐酸 l-麻黄碱	易溶	不溶
盐酸 d-伪麻黄碱	易溶	可溶
草酸 l-麻黄碱	难溶	—
草酸 d-伪麻黄碱	易溶	—

二、苦参

苦参为豆科植物苦参（*Sophora flavescens* Ait.）的干燥根，具有清热燥湿、杀虫、利尿的功效。苦参中主要含有苦参碱（matrine）和氧化苦参碱（oxymatrine）等成分。苦参碱和氧化苦参碱对肉瘤-180 在小鼠体内试验均有明显的抑制活性。

1. 总生物碱的提取

（1）溶剂提取法。分离流程如图 3-6 所示。

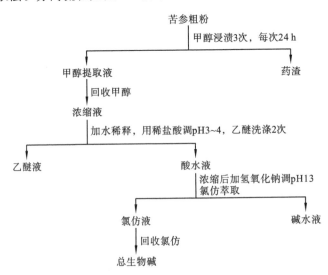

图 3-6　溶剂提取法分离苦参粗粉流程示意图

（2）离子交换法。分离流程如图 3-7 所示。

2. 苦参总生物碱中苦参碱、氧化苦参碱及其他生物碱的分离

分离流程如图 3-8 所示。

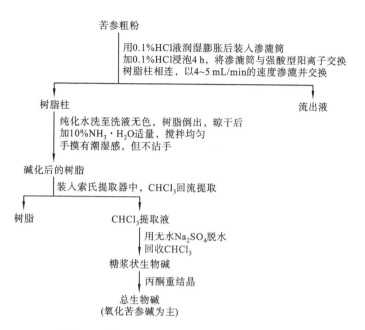

图 3-7 离子交换法分离苦参粗粉流程示意图

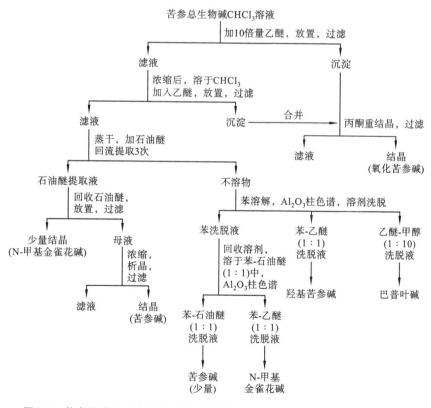

图 3-8 苦参总生物碱中苦参碱、氧化苦参碱及其他生物碱的分离流程示意图

▌知识链接▐

苦参碱和氧化苦参碱的结构和理化性质

苦参中主要含有苦参碱和氧化苦参碱,还含有羟基苦参碱、N-甲基金雀花碱、巴普叶碱和安那吉碱等。苦参碱和氧化苦参碱分子中均有两个氮原子,一个是叔胺氮,另一个是酰胺氮。结构如下:

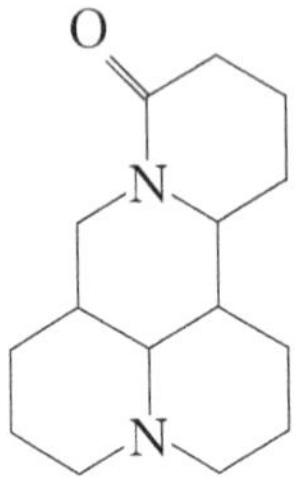

苦参碱 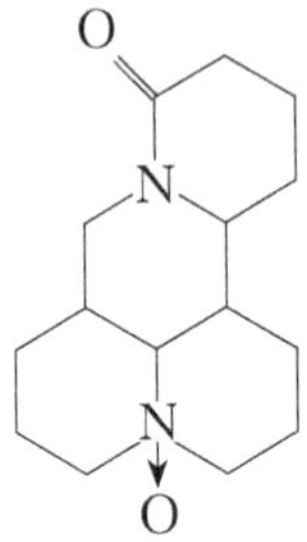   氧化苦参碱 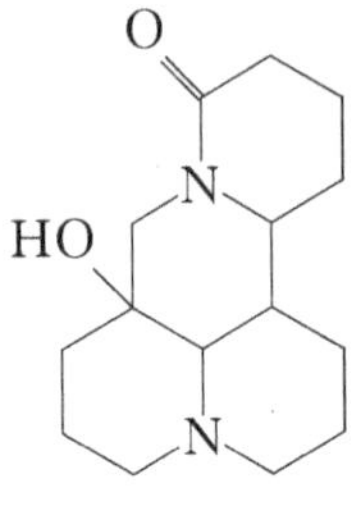   羟基苦参碱

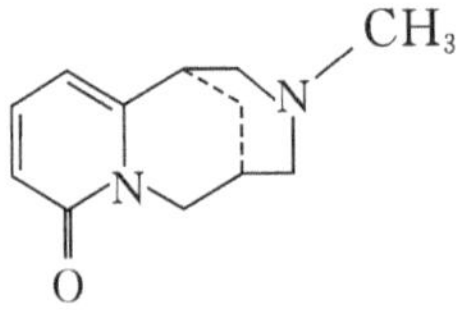

N-甲基金雀花碱 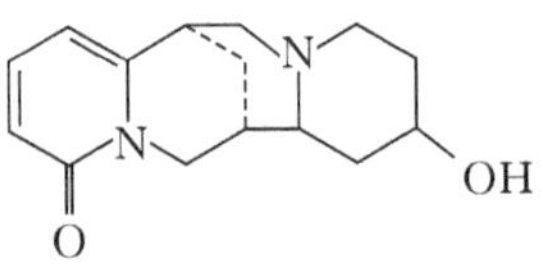   巴普叶碱 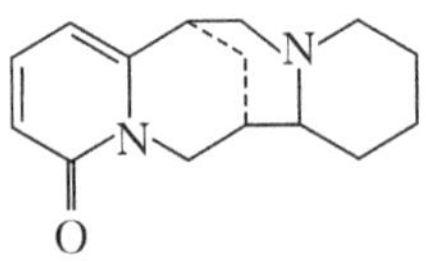   安那吉碱

苦参碱呈针状或棱柱状结晶,可溶于水,又能溶于乙醇、氯仿、乙醚,难溶于石油醚。

氧化苦参碱为无色柱状结晶(丙酮),易溶于水,可溶于氯仿、乙醇,难溶于乙醚、石油醚,利用两者溶解性的差异进行分离。

三、洋金花

洋金花是茄科植物白花曼陀罗(*Datura metel* L.)的干燥花。能平喘止咳,镇痛,解痉,用于治疗哮喘咳嗽、脘腹冷痛、风湿痹痛及外科麻醉。洋金花中含有东莨菪碱、莨菪碱和阿托品。三种生物碱都具有解痉镇痛、解有机磷中毒和散瞳作用,东莨菪碱还有镇痛麻醉作用。

(一)提取分离

1. 洋金花中东莨菪碱和莨菪碱的提取和分离

分离流程见图 3-9。

2. 洋金花中总生物碱的提取

提取流程见图 3-10。

3. 曼陀果叶中莨菪碱的提取和阿托品的制备

曼陀果叶中莨菪碱的提取和阿托品的制备见图 3-11。

(二)鉴定

莨菪碱和东莨菪碱能与生物碱沉淀试剂产生沉淀。也用以下两种方法检识。

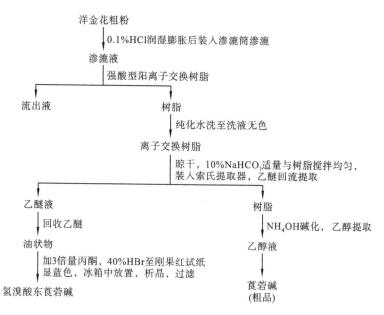

图 3-9　洋金花中东莨菪碱和莨菪碱的分离流程示意图

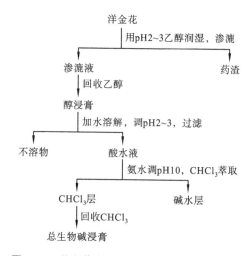

图 3-10　洋金花中总生物碱的提取流程示意图

1. 氯化汞试验

莨菪碱(或阿托品)和东莨菪碱能和氯化汞的乙醇溶液生成不同的产物。

莨菪碱(或阿托品)与氯化汞的乙醇溶液生成黄色沉淀,加热后变为红色,而东莨菪碱产生白色沉淀。莨菪碱的碱性强,加热能将氯化汞(黄色)转变成氧化汞(砖红色),而东莨菪碱的碱性弱,与氯化汞反应生成白色复盐沉淀。

2. Vitali 反应(硝基醌化试验)

莨菪碱(或阿托品)和东莨菪碱与发烟硝酸反应,分子中的莨菪酸部分发生硝基化反应,生成三硝基衍生物,与碱性乙醇溶液生成紫色醌型结构,渐变成暗红色后颜色消失。

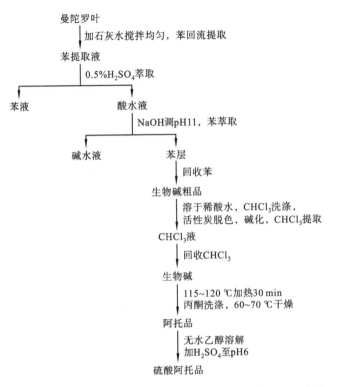

图 3-11 曼陀果叶中莨菪碱的提取和阿托品的制备流程示意图

▌**知识拓展**▌

硝基醌化反应方程式:

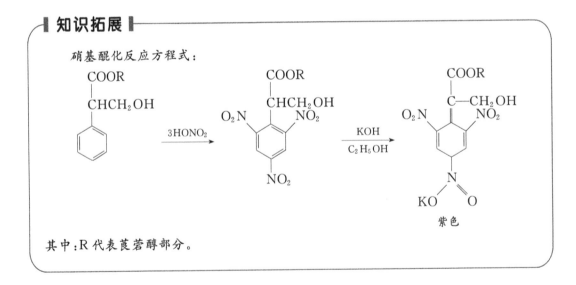

其中:R代表莨菪醇部分。

知识链接

东莨菪碱和莨菪碱的理化性质

莨菪碱为细针状结晶(乙醇),阿托品为莨菪碱的外消旋体,呈长斜方棱柱状结晶(丙酮),难溶于水和乙醚。硫酸阿托品为白色结晶,极易溶于水,易溶于乙醇,难溶于氯仿、乙醚和丙酮。

东莨菪碱为黏稠状液体,可溶于水,易溶于乙醇、氯仿和丙酮,难溶于四氯化碳和苯。氢溴酸东莨菪碱为白色结晶,易溶于水,可溶于乙醇,不溶于乙醚。

莨菪碱中莨菪酸部分的手性碳原子,与碱接触或受热时,易消旋化,所以在提取、制剂或储存时,易发生消旋化,使制剂的质量难以控制,临床常用外消旋体阿托品。

受氮原子周围立体效应的影响,东莨菪碱的碱性($pK_a=7.50$)弱于无立体效应的莨菪碱的碱性($pK_a=9.65$),可根据它们碱性差异进行分离。

目标检测

一、选择题

(一)单项选择题

1. 下列分子中属于莨菪烷类生物碱的化合物是(　　)。
A. 麻黄碱　　　　B. 麦角新碱　　　C. 阿托品　　　　D. 苦参碱

2. 下列分子中属于异喹啉类生物碱的化合物是(　　)。
A. 莨菪碱　　　　B. 苦参碱　　　　C. 利血平　　　　D. 小檗碱

3. 下列各生物碱中在常温下呈液态的化合物是(　　)。
A. 烟碱　　　　　B. 麻黄碱　　　　C. 苦参碱　　　　D. 莨菪碱

4. 下列各生物碱中具有挥发性的化合物是(　　)。
A. 吗啡碱　　　　B. 麻黄碱　　　　C. 乌头碱　　　　D. 小檗碱

5. 下列各生物碱中具有升华性的化合物是(　　)。
A. 烟碱　　　　　B. 咖啡因　　　　C. 槟榔碱　　　　D. 罂粟碱

6. 生物碱的味和旋光性多为(　　)。
A. 酸,右旋　　　B. 苦,右旋　　　C. 苦,左旋　　　D. 甜,左旋

7. 不和大多数生物碱沉淀试剂发生沉淀反应的是(　　)。
A. 苦参碱　　　　B. 麻黄碱　　　　C. 小檗碱　　　　D. 乌头碱

8. 下列描述生物碱碱性强弱顺序正确的是(　　)。
a. 酰胺生物碱　　b. 季铵生物碱　　c. 脂肪胺生物碱　　d. 芳胺生物碱
A. b>c>d>a　　B. b>c>a>d　　C. b>d>a>c　　D. b>a>d>c

9. 水溶性生物碱的化学结构多属于(　　)。
A. 季铵生物碱　　B. 仲胺生物碱　　C. 叔胺生物碱　　D. 两性生物碱

10. 溶解脂溶性生物碱常用的溶剂是(　　)。
A. 丙酮　　　　　B. 氯仿　　　　　C. 乙醚　　　　　D. 水

11. 生物碱进行薄层层析时,一般使用的显色剂是(　　)。

A. 碘化汞钾　　　B. 饱和苦味酸　　　C. 改良碘化铋钾　D. 硅钨酸

12. 生物碱沉淀试剂反应的条件是(　　)。

A. 盐水溶液　　　B. 碱性水溶液　　　C. 酸性水溶液　　　D. 中性水溶液

13. 某生物碱的 pK_a 为 12,属于(　　)。

A. 极弱碱　　　B. 弱碱　　　C. 中强碱　　　D. 强碱

14. 离子交换树脂法分离纯化生物碱时,常使用的离子交换树脂是(　　)。

A. 强酸型　　　B. 强碱型　　　C. 弱酸型　　　D. 弱碱型

15. 从 $CHCl_3$ 中分离酚性生物碱常用的溶液是(　　)。

A. Na_2CO_3　　　B. NaOH　　　C. NH_4OH　　　D. $NaHCO_3$

16. 在酸水溶液中,可直接被 $CHCl_3$ 提取出来的生物碱是(　　)。

A. 弱碱　　　B. 中强碱　　　C. 强碱　　　D. 季铵碱

17. 碱性不同的生物碱混合物的分离可选用(　　)。

A. 简单萃取法　　　　　　　　B. 酸提取碱沉淀法

C. pH 梯度萃取法　　　　　　　D. 有机溶剂回流法

18. 吸附色谱法分离生物碱常用的吸附剂是(　　)。

A. 大孔树脂　　　B. 氧化铝　　　C. 硅胶　　　D. 活性炭

19. 分离麻黄碱和伪麻黄碱是利用(　　)溶解度的不同。

A. 硫酸盐　　　B. 草酸盐　　　C. 硝酸盐　　　D. 酒石酸盐

20. 氧化苦参碱水溶性大于苦参碱的原因是(　　)。

A. 呈离子键　　　　　　　　　B. 碱性强

C. 具有 N→O 配位键　　　　　D. 具有酰胺键

(二) 多项选择题

1. 生物碱具有的特点是(　　)。

A. 分子中含 N 原子　　　　　　B. N 原子多在环内

C. 具有碱性　　　　　　　　　D. 分子中多有苯环

E. 显著而特殊的生物活性

2. 生物碱碱性大小与(　　)有关。

A. 醇羟基数目多少　　　　　　B. 氮原子的杂化方式

C. 氮原子附近基团的诱导效应　　D. 生物碱的立体结构

E. 生物碱的水溶度

3. 选择提取纯化亲脂性生物碱的方法有(　　)。

A. 亲脂性溶剂提取法

B. 乙醇提取法回收醇,用酸和碱处理后用亲脂性溶剂萃取法

C. 正丁醇萃取法

D. 雷氏铵盐法

E. 酸水提取后用阳离子交换树脂法

4. 酸水提取生物碱时常用(　　)。

A. 0.5%~1%的盐酸或硫酸

B. 浸渍法或渗漉法提取

C. 提取液通过强酸型阳离子交换树脂柱

D. 提取液通过大孔吸附树脂柱

E. 提取液用氯仿进行萃取

5. 硅胶薄层色谱法分离生物碱,为防止拖尾可用(　　)。

A. 酸性展开剂　　B. 碱性展开剂　　C. 中性展开剂

D. 氨水饱和　　　　E. 醋酸饱和

6. 生物碱的色谱法检识用于(　　)。

A. 测定中药和中药制剂中生物碱的含量

B. 检查生物碱的纯度

C. 确定总生物碱中单体的含量

D. 鉴定已知的生物碱

E. 判断生物碱的碱性强弱

7. 关于生物碱的沉淀反应,叙述正确的是(　　)。

A. 一般在稀酸水溶液中进行

B. 可不必处理酸水提取液

C. 选用一种沉淀试剂反应呈阳性,即可判断有生物碱

D. 有些沉淀试剂可用做纸色谱和薄层色谱的显色剂

E. 能应用于生物碱的分离纯化

8. 关于小檗碱,叙述正确的是(　　)。

A. 是异喹啉衍生物

B. 能溶于氯仿

C. 可与丙酮发生加成反应生成黄色结晶

D. 其有机酸盐在水中的溶解度小

E. 有降压平喘作用

9. 关于苦参碱和氧化苦参碱,叙述正确的是(　　)。

A. 有内酰胺结构,可被皂化　　　B. 既能溶于水又能溶于氯仿

C. 可用氯化汞沉淀反应鉴别　　　D. 由于有酰胺结构所以碱性很弱

E. 氧化苦参碱的极性大于苦参碱

10. 关于麻黄中的麻黄碱和伪麻黄碱,叙述正确的是(　　)。

A. 都属于有机胺生物碱

B. 都有挥发性

C. 既能溶于水又能溶于亲脂性有机溶剂

D. 麻黄碱的碱性稍强于伪麻黄碱

E. 麻黄碱在水中的溶解度比伪麻黄碱小

二、简答题

1. 指出化合物的结构类型。

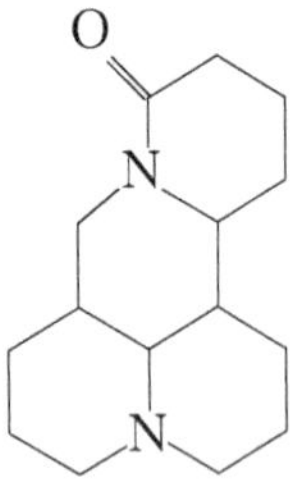

A 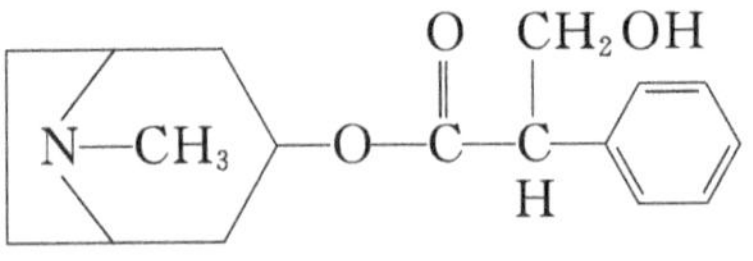　　　　B 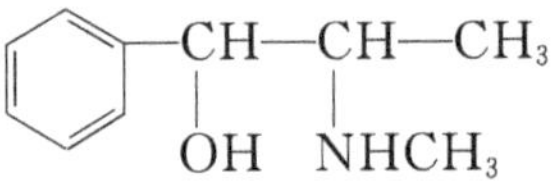　　　　C

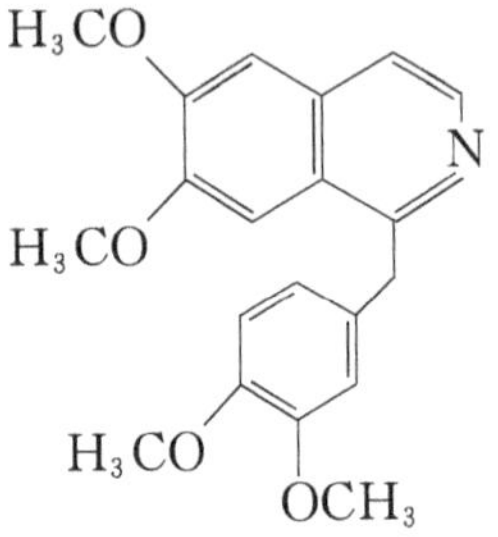

D 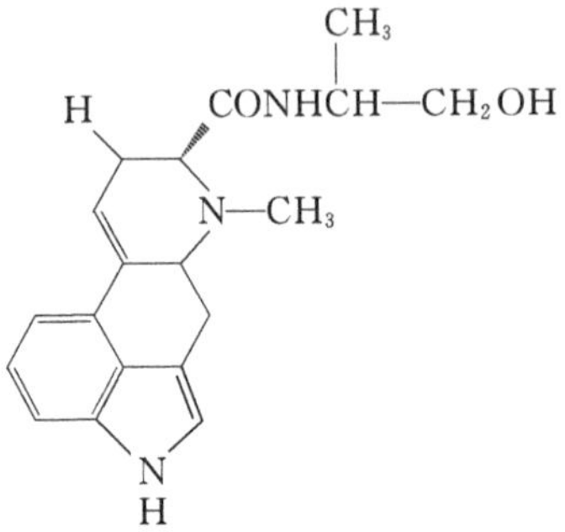　　　　E

2. 比较下列各组化合物碱性的强弱,说明原因。

(1)

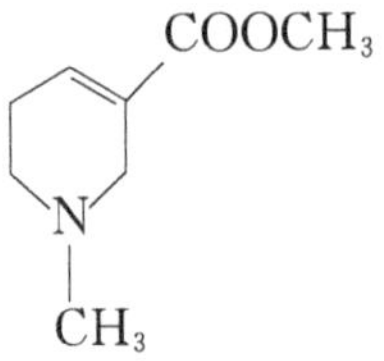

COOCH₃ 型 A　　　B　　　COOCH₃ 型 C

A 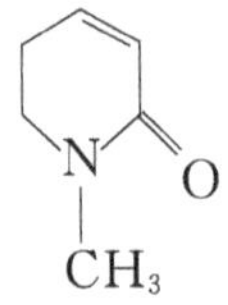　　　　B 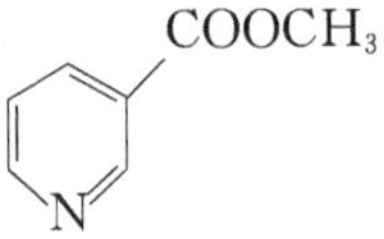　　　　C

(2)

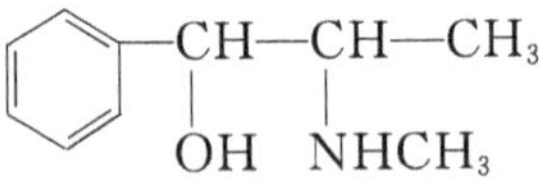

A 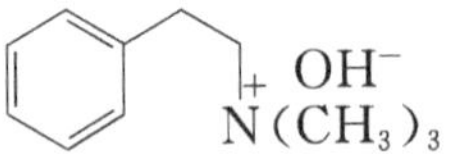　　　　B 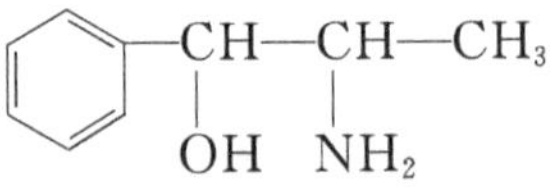　　　　C

(3)

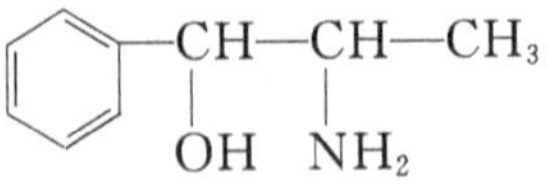

A 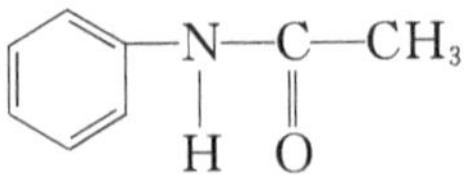　　　　B 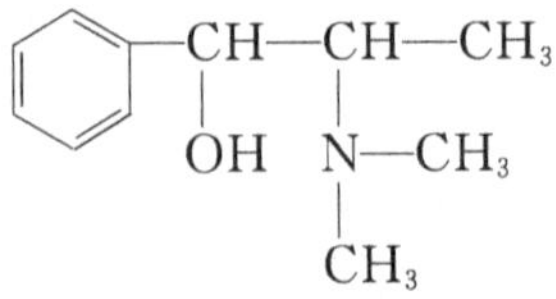　　　　C

3. 某药材中含有水溶性生物碱(A)、酚性叔胺碱(B)、非酚性叔胺碱(C)、水溶性杂质(D)和脂溶性杂质(E),请设计分离流程。

三、实例分析

《中国药典》(2010 年版)延胡索(元胡)鉴别方法:取延胡索(元胡)粉末 1 g,加甲醇 50 mL,超声处理 30 min,过滤,滤液蒸干,残渣加水 10 mL 使溶解,加浓氨试液调至碱性,用乙醚振摇提取 3 次,每次 10 mL,合并乙醚液,蒸干,残渣加甲醇 1 mL 使溶解,作为供试品溶液。另取延胡索对照药材 1 g,同法制成对照药材溶液。再取延胡索乙素对照品,加甲醇制成每毫升含 0.5 mg 的溶液,作为对照品溶液。照薄层色谱法试验,吸取上述三种溶液各 2～3 μL,分别点于同一用 1%氢氧化钠溶液制备的硅胶 G 薄层板上,以甲苯-丙酮(9：2)为展开剂,展开,取出,晾干,置于碘缸中约 3 min 后取出,挥尽板上吸附的碘后,置于紫外光(365 nm)下检视。供试品色谱中,在与对照药材和对照品色谱相应的位置上,显相同颜色的荧光斑点。请说明该药材的提取分离方法,解释用 1%氢氧化钠溶液制备硅胶 G 薄层板的原因。用什么方法进行薄层色谱鉴别?

(明延波 赵 华)

第四章 糖与苷类

学习目标

学习目的

　　本章围绕糖和苷的概念、结构、性质、提取分离和鉴定的基本知识和基本操作技能进行教学。为学生今后适应岗位变化,学习相关专业知识和技能奠定基础。

知识要求

　　掌握糖的结构类型、理化性质和检识,苷的结构类型、理化性质;

　　熟悉原生苷和次生苷的提取分离原理及方法、应用实例;

　　了解糖和苷类的分布、生理活性及苷的氧化裂解法等。

能力要求

　　熟练掌握苷的提取分离基本操作技能,能提出合理的提取分离步骤和方案;

　　学会用化学检识法和色谱法初步鉴别糖和苷的基本技术。

第一节 结构类型

一、糖的结构与分类

　　糖类(saccharides)又称碳水化合物(carbohydrates),广泛存在于自然界,是植物光合作用的产物,无论是在植物界还是动物界,都有它们的存在,糖类也是植物生命活动不可缺少的能量物质及支撑物质(占植物干重的 $80\%\sim90\%$)。糖还可与其他非糖物质结合形成苷类等存在于生物体中。糖及其衍生物是天然药物的重要生物活性物质之一。

　　从结构上看,糖类是多羟基醛或多羟基酮及其衍生物、聚合物的总称。糖类化合物根据能否水解以及水解后获得单糖数目的不同,分为单糖、低聚糖和多糖三大类。糖的主要结构类型和代表化合物见表 4-1。

▌知识链接▐

单糖的构型

单糖的结构有 Fischer 投影式、Haworth 投影式及构象式三种表示方法，最常用的是 Haworth 投影式。如葡萄糖的三种构型如下：

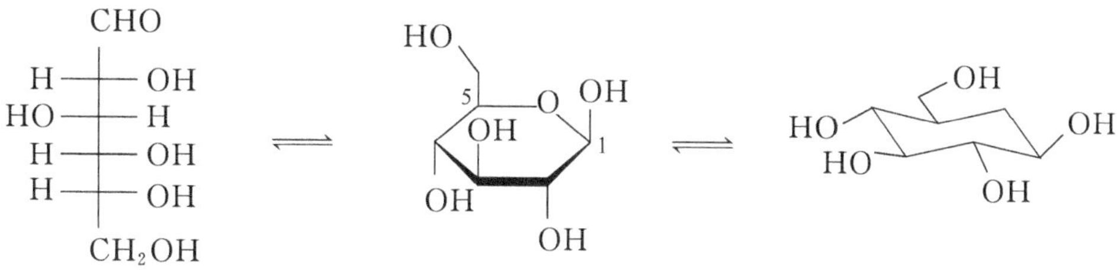

Fischer 投影式　　　　Haworth 投影式　　　　构象式

在 Haworth 投影式中，通常把 C_1 称为端基碳原子，C_1 上的羟基称为半缩醛羟基。当 C_5 取代基在环面上方时，糖的绝对构型为 D 型；当 C_5 取代基在环面下方时，糖的绝对构型为 L 型。当 C_1、C_5 取代基在环面异侧时，糖的相对构型为 α 型；当 C_1、C_5 取代基在环面同侧时，糖的相对构型为 β 型。

通常，绝对构型为 D 型时往往形成 β-糖；绝对构型为 L 型时往往形成 α-糖。

现将糖的主要结构类型归纳如下，见表 4-1。

表 4-1　糖的主要结构类型和代表化合物

结构类型		代表化合物
单糖：糖的最小单位	五碳醛糖	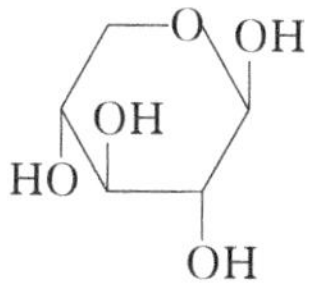 D-木糖（xyl） 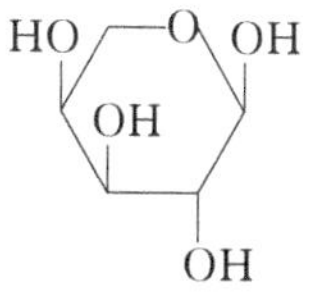　　　L-阿拉伯糖（ara）
	六碳醛糖	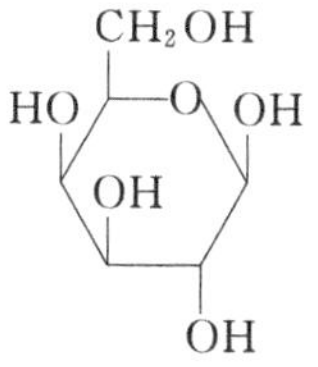 D-半乳糖（gal） 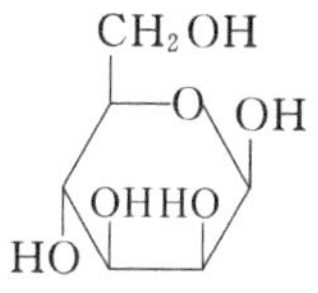　　D-甘露糖（man） 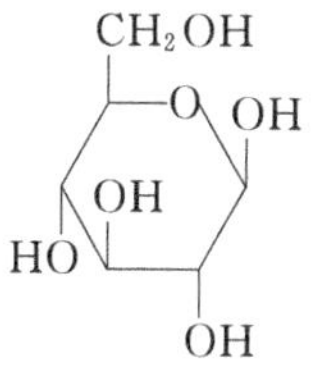　　D-葡萄糖（glc）
	甲基五碳糖	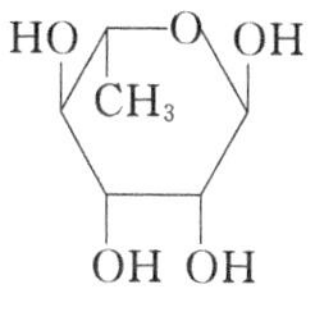 L-鼠李糖（rha） 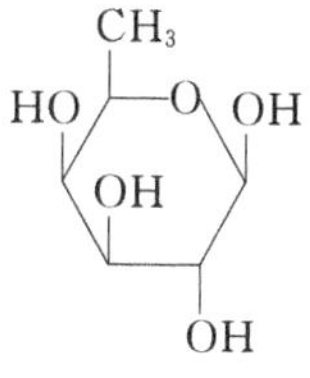　　D-夫糖（fuc）

续表

结构类型		代表化合物
单糖：糖的最小单位	六碳酮糖	D-果糖
	糖醛酸	D-葡萄糖醛酸
	α-去氧糖	D-洋地黄毒糖
低聚糖：由 2～9 个单糖分子聚合而成,按含有的单糖个数可分为二糖、三糖、四糖等;按是否含有游离的醛基或酮基可分为还原糖和非还原糖		槐糖　　　　芸香糖　　　蔗糖　　　棉籽糖

续表

结构类型	代表化合物
多糖：由 10 个以上单糖分子聚合而成。通常由几百甚至几千个单糖分子组成	纤维素 硫酸软骨素

知识链接

　　多糖在自然界分布广泛，主要包括淀粉、菊糖、树胶、黏液质、纤维素、肝素、甲壳素等等。菊糖又称菊淀粉，是一类广泛分布于菊科及桔梗科植物中的果聚糖，其形态结构可作为天然药物显微鉴定的特征之一；树胶是高等植物干枝受伤或受菌类侵袭后自伤口渗出的分泌物，是一类植物保护胶体化合物。其中的阿拉伯胶和西黄蓍胶，主要用做制剂的赋形剂、混悬剂、黏合剂和乳化剂；黏液质为高等植物细胞间质的构成物质，有些具有较好的生物活性，如人参果胶对 S-180 瘤株具有一定的抑制作用。

　　许多多糖具有显著的生物活性，如女贞子多糖、刺五加多糖、灵芝多糖、黄氏多糖等都可增强人体的免疫功能；人参多糖和香菇多糖具有抗突变和抗癌作用；茶叶多糖具有抗凝血、抗血栓和降血脂作用等；肝素具有较强的抗凝血作用，主要应用于预防和治疗血栓的形成；硫酸软骨素具有降血脂，改善动脉粥样硬化的作用。

二、苷的结构与分类

　　苷类（glycosides）旧称甙，又称配糖体，是指糖或糖的衍生物端基碳原子上的羟基与非糖物质脱水缩合而形成的一类化合物。苷中的非糖物质称为苷元或配基；连接糖和苷元的化学键称为苷键；形成苷键的原子称为苷键原子。在自然界中，几乎所有的天然产物都能与糖或糖的衍生物形成苷，因此，苷类分布广泛，化合物很多，是普遍存在的天然产物。苷的共性是都含有糖（及其衍生物）。苷类化合物多具有广泛的生物活性，是很多天然药物（中草药）的有效成分之一。

　　从结构上看，绝大多数的苷类化合物是糖的半缩醛羟基与苷元上羟基脱水缩合，成为具有缩醛结构的物质。苷类在稀酸(如稀盐酸、稀硫酸)或酶的作用下,苷键可以断开,水解成为苷元和糖。

通常根据形成苷的苷键原子的不同,将苷分为四大类:氧苷、硫苷、氮苷和碳苷,其中最常见的是氧苷。现将苷的分类归纳如下,见表 4-2。

表 4-2　苷的结构类型

结构类型		代表化合物	主要来源	作用
氧苷 (O-苷)	醇苷	红景天苷	来源于景天科植物大花红景天[Rhodila crenulata (Hooki. f. et Thoms)]的干燥根及根茎	强壮和增强适应性
	酚苷	天麻苷	来源于兰科植物天麻 (Gastrodia elata. BL.)的干燥块茎	镇静
	氰苷	苦杏仁苷	来源于蔷薇科植物山杏(Prunus arm eniaca L. var. ansu Maxim.)西伯利亚杏(Prunus sibirica L.)、东北杏[Prunus mandshurica (Maxim.) Koehne]或杏 (Prunus armeniaca L.)的干燥成熟种子	止咳化痰
	酯苷	山慈菇苷	来源于兰科植物杜鹃兰[Gremastra appendiculate (D. DON) Makino]、独蒜兰[Pleione bullbocodioides(Franch)Rolfe]或云南独蒜兰(Pleione yunnanensis Rilfe)的干燥假鳞茎	抗真菌
硫苷(S-苷)		黑芥子苷	来源于十字花科植物黑芥子(Brassia nigra)的干燥成熟的种子	止痛、消炎

续表

结构类型	代表化合物	主要来源	作用
氮苷(N-苷)	巴豆苷	来源于大戟科植物巴豆（*Croton tiglium* L.）的干燥成熟的果实	抗菌
碳苷(C-苷)	葛根素	来源于豆科植物野葛（*Pueraria thunbergiana* Benth.）的根	扩张冠状血管作用

▌知识链接▐

苷的其他分类

根据苷在植物体内存在状态不同,可分为原生苷(原存于植物体内的苷,如苦杏仁苷)和次生苷(原生苷水解失去部分糖所获得的苷,如野樱苷);根据苷糖端基碳的构型不同,可分为 α-苷和 β-苷;根据形成苷的单糖数目不同,可分为单糖苷(如野樱苷)、双糖苷(如苦杏仁苷)和三糖苷;根据苷结构中糖链数不同,可分为单糖链苷(成苷于 1 个部位,如苦杏仁苷)、双糖链苷(成苷于 2 个部位,如番泻苷 A);根据苷元结构不同,可分为黄酮苷(如芸香苷)、蒽醌苷(如芦荟苷)、香豆素苷(如七叶苷);根据苷的生理作用,可以分为强心苷等;根据苷的特殊物理性质,可以分为皂苷等。

第二节　苷的理化性质

苷类化合物是由糖、苷键和苷元三部分组成,苷元部分表现出苷的不同个性,而糖和苷键部分使得苷类成分具有一般通性。糖的化学性质在有机化学中有详细论述,下面仅介绍苷的一般通性。

一、性状

苷类多为固体,其中糖基少的可为结晶,糖基多的如皂苷,则多为具有吸湿性的无定形粉末。苷类一般无味,但也有很苦的,如龙胆苦苷、穿心莲新苷,有甜味的苷极少,如甜菊苷。苷类是否有颜色取决于苷元部分共轭系统的大小和助色团的存在与否。

二、溶解性

苷类的溶解性与苷元和糖的结构均有关系。一般而言,苷元是弱亲水性物质而糖是亲水性物质。苷类的亲水性与糖基数目、苷元分子大小、糖和苷元中的亲水基团如羟基数目有关,其亲水性往往随糖基的增多而增大,随苷元碳原子数目增多而减小,随糖和苷元中亲水基团数目增多而增大。苷类多数可溶于水、甲醇、乙醇及含水正丁醇,难溶于乙醚、苯等亲脂性有机溶剂。但碳苷的溶解性特殊,无论是在水或其他溶剂中,碳苷的溶解度一般都较小。

三、旋光性

苷类均有旋光性,多数呈左旋光性。但苷水解后,由于生成的糖常是右旋的,因而使混合物呈右旋。苷类旋光度的大小与苷元和糖的结构,以及苷元和糖、糖和糖之间的连接方式均有关系。

四、糖的检识

苷类的检识主要包括苷元和糖基部分,其中苷元的结构类型较多,性质各异,鉴定方法参见后面各章内容。但苷类的共性在于都含有糖基部分,因此,苷类可发生与糖相同的显色反应和沉淀反应。下面仅介绍苷中糖部分的检识。

（一）化学检识

1. Molish 反应

Molish 反应又称 α-萘酚-浓硫酸反应。取待检液 1 mL,加入 3% 的 α-萘酚乙醇溶液 1～3 滴,摇匀后沿试管壁缓缓加入浓硫酸,静置,若在两液面交界处出现紫红色环,说明待检液中含有糖或苷类。

2. Fehling 反应

还原糖能使 Fehling 试剂还原,产生砖红色氧化亚铜沉淀。

3. Tollen 反应

用于还原性糖的检识,析出的银在薄层板或滤纸上为褐斑,在试管壁上则呈光亮银镜,因此也称银镜反应。

非还原糖和苷类对 Fehling 反应及 Tollen 反应呈阴性。但将反应液酸水解后再进行 Fehling 反应或 Tollen 反应,如果为阳性反应,说明存在多糖或苷类。

（二）色谱检识

1. 纸色谱

糖类极性较大,适合用纸色谱法进行鉴定。常用水饱和的有机溶剂为展开系统,如正丁醇-乙酸-水(4∶1∶5 上层)、正丁醇-乙醇-水(4∶2∶1)和水饱和的苯酚等。R_f 值与糖的结构中碳原子的数目和羟基数目有关。在单糖中,一般碳原子数目少的糖,其 R_f 值大;若碳原子数目相同,则酮糖的比醛糖的大,去氧糖更大。常用的显色剂为硝酸银试剂,显色后产生棕褐色斑点。以纸色谱鉴定糖类通常需以标准品同时点样作为对照。

2. 薄层色谱

通常选用硅胶作固定相,用极性较大的含水溶剂系统为展开剂,如正丁醇-乙酸-水(4∶5∶1 上层)、氯仿-甲醇-水(65∶35∶10 下层)、乙酸乙酯-正丁醇-水(4∶5∶1 上层)等三元溶剂系统。由于糖的极性大,进行薄层色谱分析时,点样量不宜过大,否则会出现明显的拖尾现象,使 R_f 值下降,使一些 R_f 值相近的糖难以获得满意的分离。若用 0.3 mol/L 硼酸溶液或用一些无机盐的水溶液(如 0.02 mol/L 硼酸盐缓冲溶液,0.1 mol/L 亚硫酸氢钠水溶液)代替水制备薄层板,则样品承载量可明显增加,硅胶吸附能力下降,有利于斑点的集中。

薄层色谱常用显色剂除了硝酸银试剂外,还有茴香醛-硫酸试剂、α-萘酚-浓硫酸试剂。喷后一般需要在 100 ℃左右加热数分钟至斑点显现。

第三节　苷键的裂解

苷键是苷类和多糖分子中特有的化学键,可用化学或生物方法裂解。苷键裂解反应是研究多糖和苷类的重要反应。通过裂解反应可使苷键断开,以了解组成苷类的苷元结构及连接糖的种类,并确认苷元与糖及糖与糖的连接方式。能使苷键裂解的常用方法有酸催化水解、碱催化水解、酶催化水解和氧化裂解等。

一、酸催化水解

苷键具有缩醛结构,易被稀酸催化水解。反应一般在水或稀醇溶液中进行。常用的酸有盐酸、硫酸、乙酸、甲酸等。在水解过程中苷键原子首先质子化,然后断裂生成苷元和糖的碳正离子中间体,糖的碳正离子在水中溶剂化,再失去质子而形成糖分子。以氧苷中葡萄糖苷的酸解为例,反应历程如下:

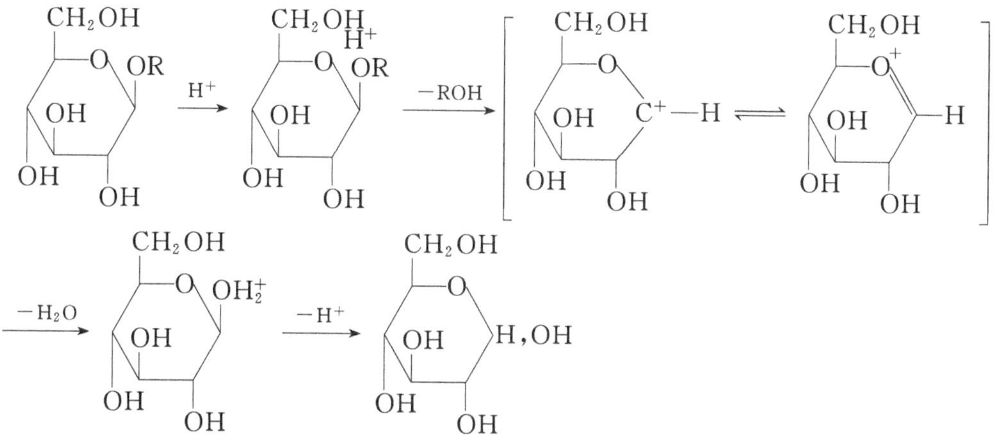

从上述反应历程可以看出,酸催化水解的首要前提就是苷键原子的质子化,而质子化的难易程度与苷键原子的电子云密度及其空间环境有关;苷键原子的电子云密度越高,周围空间结构越有利于接受质子,则水解越易进行。归纳起来有以下具体规律。

(1) 按苷键原子的不同,酸水解易难顺序为:N-苷>O-苷>S-苷>C-苷。N 原子孤电子对电子云密度大,易接受质子,故最易水解。而 C 原子上无孤对电子,不能质子化,最难水解。但当 N 处于嘧啶或酰胺位置时,由于共轭效应的影响而几乎没有碱性,甚至具有一定的酸性,因此也难以水解。

(2) 按糖的结构不同,水解易难顺序如下。①呋喃糖苷较吡喃糖苷易水解,水解速率大 50～100 倍。这是由于五元呋喃环的平面性使各取代基处于重叠位置,空间张力大,形成水解中间体后可使张力减少,故有利于水解。②酮糖苷较醛糖苷易水解。因酮糖多为呋喃糖结构。③在吡喃糖苷中,C_5 取代基会对质子进攻苷键原子形成一定的位阻,故 C_5-R 越大越难水解,因此水解易难顺序为:五碳糖苷＞甲基五碳糖苷＞六碳糖苷＞七碳糖苷＞糖醛酸苷。④氨基糖较羟基糖难水解,羟基糖又较去氧糖难水解。原因是糖结构中吸电子基团对苷键原子产生诱导效应,使苷键原子电子云密度降低,不利于苷键原子质子化,苷水解速率下降。水解易难顺序为:2,6-二去氧糖苷＞2-去氧糖苷＞6-去氧糖苷＞2-羟基糖苷＞2-氨基糖苷。

(3) 按苷元结构不同,水解易难顺序为:芳香族苷＞脂肪族苷。某些酚苷,如蒽醌苷、香豆素苷不用加酸,只需加热即可水解。

对于难水解的苷类,需增加酸的浓度和水解时间来达到水解的目的,但同时因反应条件剧烈,苷元会发生结构变化而得不到真正的苷元。这时可采用两相水解法,即在反应液中加入与水不相混溶的有机溶剂,使水解后产生的苷元及时转溶于有机溶剂中,避免苷元与酸长时间接触,从而得到真正的苷元。

二、碱催化水解

一般苷键对稀碱稳定,不易被碱催化水解,但酯苷、酚苷、烯醇苷和 β 位有吸电子基的苷遇碱能水解。如水杨苷、4-羟基香豆素苷、藏红花苦苷等都可被碱液水解。

三、酶催化水解

酶水解具有专属性高、条件温和(30～40 ℃)的特点,通常一种酶仅能水解一种特定构型的苷键而对其他部位没有作用。利用酶水解,可以得到次生苷和糖,也可以得到真正的苷元和低聚糖。还可以通过酶水解,获知苷键的构型、苷元与糖、糖与糖之间的连接方式。

常用的酶有:转化糖酶(只水解 β-果糖苷键);麦芽糖酶(只水解 α-D-葡萄糖苷);苦杏仁酶(只水解 β-葡萄糖苷键);纤维素酶(只水解 β-D-葡萄糖苷键)。

值得注意的是,植物体内含有苷的同时也含有水解这种苷的酶,在未损伤的植物组织中,苷和水解酶是完全分隔开的,但当组织被破坏后苷即可水解成苷元,在水中的溶解度与疗效往往都大为降低。因此在采收、加工、储藏含苷类成分的中草药时,必须注意防止酶水解。例如在采集时尽量减少植物体的破碎,采收后尽快干燥,储藏过程中也应保持干燥,提取时设法抑制或破坏酶的活性,不要在水溶液或酸性溶液中长时间放置等。

四、氧化裂解

Smith 降解法是常用的氧化开裂法,适用于用酸催化水解时苷元结构容易改变的苷以及不易被酸水解的 C-苷,但不适用于苷元上有邻二醇羟基结构的苷类。

Smith 降解法是先用过碘酸氧化糖苷,使之生成二元醛和甲酸,再以四氢硼钠还原,生

成相应的二元醇,然后在室温下与稀酸作用,使其水解成苷元、多元醇和羟基乙醛等产物。反应式如下:

有些氧苷如皂苷在结构研究中,为了避免用酸水解时苷元发生脱水或结构发生变化,以获得真正的苷元,常采用此法。如人参、柴胡等的皂苷,用此法获得了真正的苷元。

第四节　苷的提取与分离

一、提取

由于天然药物中原生苷、次生苷、苷元的存在状态和性质各不相同,因此,首先要明确提取的目的和要求,即要提取的是原生苷、次生苷还是苷元,然后根据它们的性质及要求进行提取。

在自然界苷类往往是与能水解苷的酶共存,因此要提取药物中的原生苷,就必须抑制或破坏酶的活性,常用的方法是采用甲醇、乙醇或沸水提取,也可在药材中加入碳酸钙研磨。在提取过程中还需尽量避免与酸、碱接触,否则提取到的可能还不是原生苷。若要提取次生苷,则又需要利用酶的活性,常用的方法是在药材粗粉中加入温水搅匀,保持温度30~40 ℃,发酵 24 h 左右,通过酶水解获得次生苷。由于次生苷失去了苷中的部分糖,因此亲水性降低,提取时常选用适当浓度的乙醇或乙酸乙酯作为溶剂。如果药材本身呈一定的酸性,可用适当的方法中和,尽可能在中性条件下提取。

由于各种苷的苷元结构不同,连接糖的种类及数目不同,性质差异很大,因此很难用统一的方法提取。常用的系统溶剂提取流程如图 4-1 所示。

二、分离

苷类提取物常不同程度地混有其他物质,所以需要进一步纯化以除去杂质,再将苷类混合物进行分离。常用的分离纯化方法有溶剂法和色谱法。分离极性较小的苷常用吸附色谱法,而极性较大的苷常用分配色谱进行分离。

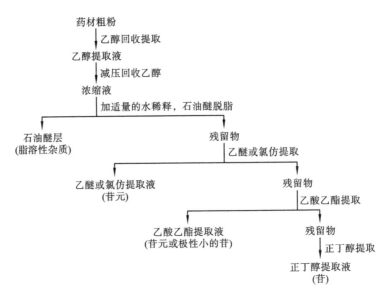

图 4-1　系统溶剂提取药材粗粉流程示意图

 # 第五节　应用实例

　　苦杏仁为蔷薇科植物山杏（*Prunus armeniaca* L. var. *ansu* Maxim.）、西伯利亚杏（*Prunus sibirica* L.）、东北杏［*Prunus mandshurica*（Maxim.）Koehue］或杏（*Prunus armeniaca* L.）的干燥成熟种子。具有降气止咳平喘、润肠通便的功效，用于咳嗽气喘，胸满痰多，肠燥便秘。其中所含活性成分主要为苦杏仁苷和脂肪油等。《中国药典》（2010 年版）规定，苦杏仁含苦杏仁苷不得少于 3.0%。

　　从苦杏仁中提取苦杏仁苷的流程如图 4-2 所示。

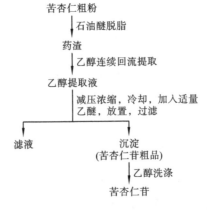

图 4-2　从苦杏仁中提取苦杏仁苷的流程示意图

📖 **知识链接** 📖

苦杏仁苷的理化性质与检识

苦杏仁苷的分子式为 $C_{20}H_{27}NO_{11}$，其三水化合物为斜方柱状结晶（水），熔点为 $200\ ℃$，易溶于水和醇，几乎不溶于乙醚。苦杏仁苷是一种氰苷，易被酸和酶水解。水解所得到的苷元 α-羟基苯乙腈很不稳定，易分解生成苯甲醛、氢氰酸和葡萄糖。微量的氢氰酸对呼吸中枢有镇静作用，故可镇咳平喘；其中苯甲醛具有特殊香气，通常将此作为鉴别苦杏仁的方法，即取苦杏仁样品少许，加水共研，则产生苯甲醛的特殊香气。此外，苯甲醛还可以使三硝基苯酚试纸显砖红色，此反应也可鉴别苦杏仁苷的存在。具体做法是：取苦杏仁样品少许，捣碎，称取约 0.1 g，置于试管中，加水数滴使润湿，试管中悬挂一条三硝基苯酚试纸，用软木塞塞紧，置于温水浴中，10 min 后，试纸即显砖红色。

目标检测

一、选择题

（一）单项选择题

1. 苷类化合物的定义是（　　）。

A. 糖和非糖物质形成的化合物

B. 糖或糖的衍生物与非糖物质形成的化合物

C. 糖和糖形成的化合物

D. 糖或糖的衍生物端基碳原子上的羟基与非糖物质脱水缩合而形成的一类化合物

2. 洋地黄毒糖属于（　　）。

A. α-羟基糖　　　B. 糖醛酸　　　C. 2-去氧糖　　　D. 五碳糖

3. 最易酸水解的苷是（　　）。

A. N-苷　　　B. O-苷　　　C. S-苷　　　D. C-苷

4. 为避免酸水解时苷元结构发生变化，常采用的措施为（　　）。

A. 降低水解温度　　　　　　　B. 加有机溶剂使形成两相

C. 缩短水解时间　　　　　　　D. 在乙醇中进行

5. 提取原生苷应注意的问题是（　　）。

A. 选择适宜的溶剂　　　　　　B. 选择适宜的方法

C. 防止水解　　　　　　　　　D. 粉碎药材

6. 鉴别糖类化合物纸色谱最常用的展开剂是（　　）。

A. $CHCl_3$-MeOH(8:2)　　　　B. 正丁醇-乙酸-水(4:1:5 上层)

C. 苯-乙酸乙酯(9:1)　　　　　D. 95%乙醇

7. Molisch 试剂的组成是（　　）。

A. 硝酸银-氨水　　　　　　　B. 氧化铜-氢氧化钠

C. α-萘酚浓硫酸   D. α-苯酚浓硫酸

8. 下列苷中,酸水解最容易的是(　　)。

A. 2-去氧糖苷   B. 2-氨基糖苷   C. 6-去氧糖苷   D. 2,6-二去氧糖苷

9. 下列化合物具有抗凝血作用的是(　　)。

A. 人参多糖   B. 硫酸软骨素   C. 肝素   D. 茯苓多糖

10. 下列属于氰苷的是(　　)。

A. 靛苷   B. 苦杏仁苷   C. 银杏素   D. 红景天苷

(二) 多项选择题

1. 苦杏仁苷属于(　　)。

A. 原生苷   B. 次生苷   C. 氰苷   D. 氧苷   E. 碳苷

2. 与 α-萘酚浓硫酸试剂呈现阳性反应的成分有(　　)。

A. 淀粉   B. 葡萄糖   C. 鼠李糖   D. 苷元   E. 苷

3. 酸催化水解的特点是(　　)。

A. 得到单糖   B. 得到次生苷

C. 得到苷元   D. 常引起苷元结构的改变

E. 剧烈而彻底

4. 酶催化水解获得次生苷时,最适宜的温度和时间是(　　)。

A. 25~30 ℃   B. 30~40 ℃

C. 50~60 ℃   D. 发酵 4~8 h

E. 发酵 24 h 左右

5. 提取原生苷可选择的方法有(　　)。

A. 酸水提取   B. 冷水浸渍

C. 沸水煎煮   D. 60%以上的乙醇回流

E. 将药材用 $CaCO_3$ 拌匀后再用沸水提取

二、简答题

1. 简述苷酸水解的条件及主要水解产物。

2. 试鉴别下列两化合物。

天麻苷   天麻素

(高保英 　阿不都吉力力·买提肉孜)

第五章 香豆素与木脂素

学习目标

学习目的

本章主要阐述香豆素和木脂素的结构类型、理化性质、提取分离和鉴定的基本知识和基本操作技能。目的在于使学生理解香豆素结构、性质、提取、分离方法三者之间的重要联系,为培养学生设计该类化合物的提取、分离方法提供重要思路。为达到药学岗位的要求奠定基础。

知识要求

掌握香豆素的理化性质、提取、分离及鉴定的基本知识;

熟悉木脂素的结构特征和分类;

了解香豆素和木脂素的分布和生理活性。

能力要求

认识香豆素的母核结构;

学会用化学方法和色谱法鉴别香豆素类化合物;

熟练掌握香豆素类化合物的结构特点、理化性质,设计合理的提取、分离流程。

第一节 香 豆 素

香豆素(coumarins)最早由豆科植物香豆中制得,因具有芳香气味而得名香豆素。从结构上看,它是顺式邻羟基桂皮酸的内酯。香豆素常以游离形式(少量以苷的形式)分布于植物界,尤其多见于芸香科、伞形科、豆科、木樨科等植物及微生物代谢产物中,香豆素在植物体的各个部位均有存在,而且往往是一族混合物共存。同一科属植物中的香豆素常有相同的结构特征。

香豆素类化合物具有抗菌、抗病毒、抗凝血、抗肿瘤、光敏作用、植物生长调节作用等多种生理活性。

▋知识链接▋

从藤黄科植物南革绵毛胡桐[*Calophyllum lanigerum* var. austrocoriaceum（T. C. Whitmore）P. F. Stevens]中分离出的角型香豆素（＋)-绵毛胡桐内酯 A[（＋)-calanolide A]和（－)-绵毛胡桐内酯 B[（－)-calanolide B]能够阻止 HIV-1 的复制、繁殖，前者作为治疗艾滋病的新一代非核苷酸类药物，美国食品和药品管理局（FDA）已经批准进入三期临床。

一、结构类型

香豆素类化合物从结构上可以看成是顺式邻羟基桂皮酸脱水而形成的内酯，其基本母核为苯并 α-吡喃酮。

香豆素类结构的主要类型见表 5-1。

表 5-1　香豆素的结构类型及实例

结构类型	活性成分	主要来源	作用与用途
简单香豆素	伞形花内酯 （umbelliferone）	来源于芸香科植物芸香（*Ruta graveolens* L.）全草，瑞香科植物黄瑞香（*Daphne odora* Thunb.）全草，毛茛科植物侧金盏花（*Adonis amurensis* Reg. et Radde)的地上部分等	抗菌、降压、抗癌等
呋喃香豆素（线型）	补骨脂素 （psoralen）	来源于豆科植物补骨脂（*Psoralea corylifolia* L.）的干燥成熟的果实	有增加皮肤黑色素的作用，适用于白癜风。此外，尚可用于斑秃及牛皮癣
呋喃香豆素（角型）	白芷内酯 （angelicin）	来源于伞形科植物当归（*Angelica archangelica* Linn.），豆科植物补骨脂（*Psoralea corylifolia* L.)果实等	镇静，解除平滑肌痉挛
吡喃香豆素（线型）	花椒内酯 （xanthyletin）	来源于芸香科植物美洲花椒[*Zanthoxylum*（*Xanthoxylum*）*americanum* Mill.]、樗叶花椒（*Zanthoxylum ailanthoides* Sieb. et Zucc.)的根皮等	解痉作用，体外对人子宫癌细胞培养有抑制作用

续表

结构类型	活性成分	主要来源	作用与用途
吡喃香豆素（角型）	前胡香豆素 A （qianhucoumarin A）	来源于伞形科植物白花前胡（*Peucedanum praeruptorum* Dunn）的干燥根	钙拮抗剂作用
异香豆素	岩白菜素 （bergenin）	来源于虎耳草科植物岩白菜（*Bergenia purpurascens*）全草	镇咳、抗炎等作用
双香豆素	双七叶内酯 （bisaesculetin）	来源于大戟科植物续随子（*Euphorbia latbyris* L.）的种子	抗炎、镇痛

▌知识链接▐

两个香豆素单位聚合起来的双香豆素类及其类似物，是临床使用的一类抗凝血药物，用以防止血栓的形成，如海棠果内酯具有很强的抗凝血作用。香豆素在人体内吸收快而作用缓慢，长期使用时要防止其积聚，应注意定期测定凝血时间。

二、理化性质

（一）性状

游离香豆素多具有完好的结晶，有比较灵敏的熔点，常常为无色或淡黄色且大多有香味。小分子游离的香豆素具有挥发性,可随水蒸气蒸馏,并能升华。香豆素苷一般呈粉末状,多数无香味,也不具有挥发性和升华性。在紫外光下多显蓝色或紫色荧光。

(二)荧光性

香豆素母体本身无荧光,但其羟基衍生物在紫外光下显示蓝色或紫色荧光,一般羟基香豆素遇碱荧光都增强。C_7 位导入羟基后(伞形花内酯)荧光加强,甚至在可见光下也能见到荧光。7-羟基香豆素在 C_8 位导入羟基,荧光消失。导入非羟基取代基也将减弱荧光。呋喃香豆素荧光较弱。

(三)内酯的性质

香豆素类成分因分子中具有内酯环(即 α-吡喃酮结构),在稀碱溶液中可水解开环,形成水溶性的顺式邻羟基桂皮酸盐,酸化后又可重新环合形成脂溶性的香豆素而沉淀析出。这一性质常用于内酯类化合物的鉴别和提取分离。但若长时间在碱液中加热或用紫外光照射,则可转变为稳定的反式邻羟基桂皮酸盐,酸化后不再环合成内酯。因此若用碱液提取香豆素类成分时,必须注意碱液的浓度并避免长时间加热,以免破坏内酯环。

(四)溶解性

游离香豆素属脂溶性物质,易溶于甲醇、乙醇、氯仿、乙醚、苯等有机溶剂,难溶于冷水,也能部分溶于沸水。香豆素苷则易溶于甲醇、乙醇,可溶于水,难溶于乙醚、氯仿、苯等极性小的有机溶剂。

(五)显色反应

1. 与酚类试剂反应

由于香豆素类化合物在结构上多具有酚羟基,因此能与三氯化铁试剂产生颜色反应,通常产生绿色至墨绿色沉淀。

2. 异羟肟酸铁反应

香豆素类具有内酯结构,在碱性条件下可开环,与盐酸羟胺缩合成异羟肟酸,再在酸性条件下与三价铁离子络合生成异羟肟酸铁而显红色。此反应常用来判断天然药物中是否存在内酯类成分,是酯类及其衍生物的通用反应。

在利用以上两种方法鉴定香豆素类成分时应结合其他性质综合判断。

3. Gibb's 反应

如果酚羟基对位(如氧杂原子的对位 C_6 位,C_5 酚羟基对位 C_8 或 C_8 酚羟基对位 C_5)上无取代时,在弱碱性条件下可与 Gibb's 试剂反应,生成蓝色物质。

4. Emerson 反应

如果酚羟基对位(如氧杂原子的对位 C_6 位,C_5 酚羟基对位 C_8 或 C_8 酚羟基对位 C_5)上无取代时,在弱碱性条件下可与 Emerson 试剂反应,生成红色缩合物。

Gibb's 试剂或 Emerson 试剂反应不但可用于鉴别,同时可以根据能否发生反应来判断香豆素的取代结构。现将香豆素类显色反应总结如下,见表 5-2。

表 5-2　香豆素显色反应

反应类型	试剂组成	反应现象及产物
三氯化铁反应	$FeCl_3$ 溶液	绿色或墨绿色
异羟肟酸铁反应	盐酸羟胺、Fe^{3+}	红色络合物
Gibb's 反应	2,6-二氯苯醌氯亚胺	蓝色
Emerson 反应	4-氨基安替比林铁氰化钾	红色

三、提取与分离

游离香豆素大多极性较弱,属亲脂性物质,与糖结合成苷时极性较强,可根据香豆素的性质及药材的性质选择合适的提取方法。

(一)溶剂提取法

游离型香豆素极性小,常采用石油醚、乙醚、乙酸乙酯、甲醇等溶剂依次提取药材;香豆素苷极性较大,常用水、醇等极性溶剂加热提取,也可用甲醇或乙醇提取药材,回收溶剂后再用石油醚、乙醚、丙酮、甲醇等溶剂依次提取浸膏,可得到极性不同的部位,再作后续分离。

(二)碱溶酸沉法

用溶剂法提取香豆素类成分时,常有大量杂质混在其中,可以利用香豆素类成分具有内酯结构,能溶于稀碱液而和其他成分分离,碱液酸化后内酯环合,香豆素类成分即游离析出的方法得到,也可用乙醚等有机溶剂萃取得到。但应当注意的是在碱水中加热时间不能过长,防止香豆素开环后发生异构化。另对酸碱敏感的香豆素类,可能得不到原来的物质,如 C_8 位有酰基的,水解后不易恢复成内酯;C_5 位有羟基的,闭环时可能异构化;碱易使结构中的其他酯基水解,发生酯交换等;侧链上有环氧基的遇酸易开环。

(三)水蒸气蒸馏法

小分子的游离香豆素具有挥发性,可采用水蒸气蒸馏法进行提取。

(四)色谱分离法

结构相似的香豆素类混合物常需采用色谱法才能得到有效的分离。常用的色谱分离方法主要包括经典柱色谱、制备性薄层色谱和高效液相色谱等。经典柱色谱一般采用硅胶或者酸性及中性氧化铝作为固定相,常用石油醚-乙酸乙酯、石油醚-丙酮、氯仿-丙酮和氯仿-甲醇等作为流动相。同时,可以结合羟丙基葡聚糖凝胶(Sephadex LH-20)柱色谱,用氯仿-甲醇或甲醇-水等混合溶剂为洗脱剂对香豆素类化合物进行分离和纯化。制备性薄层色谱是分离纯化香豆素类化合物的方法之一,根据其具有荧光的特性可方便地选择合适的固定相和移动相,并在紫外灯指示下刮取所需色带。高效液相色谱分离香豆素类化合物已很普遍,若分离极性小的香豆素类,可选固定相为硅胶的正相色谱柱;而对于极性较大的香豆素苷类,选用固定相为 Rp-8 或 Rp-18 等反相色谱柱进行分离,流动相一般选用甲醇-水等。

四、香豆素类化合物的检识

(一) 理化检识

1. 荧光

羟基香豆素类在紫外灯下大多显蓝色或蓝绿色荧光,在碱液中更明显。7 位羟基香豆素类化合物在日光下也可显荧光。

2. 显色反应

利用异羟肟酸铁反应可以检识香豆素内酯环存在与否;利用三氯化铁反应可以判断酚羟基存在与否;利用 Gibb's 反应和 Emerson 反应可以检查 6 位是否有取代基。

(二) 色谱检识

香豆素类成分一般用薄层色谱检识,常用硅胶作为吸附剂,游离香豆素可用环己烷(石油醚)-乙酸乙酯[(1∶1)~(5∶1)]、氯仿-丙酮[(5∶1)~(9∶1)]等溶剂系统展开。香豆素苷类可依极性不同,选用不同比例的氯仿-甲醇作展开剂。在紫外光(365 nm)下观察,香豆素类成分在色谱上多显蓝色、紫色荧光斑点,或喷异羟肟酸铁试剂显色。此外,纸色谱、聚酰胺色谱也可用于香豆素类化合物的检识。

五、应用实例

秦 皮

秦皮是常用中药,具有清热燥湿、明目、止泻等功效,用于痢疾、泄泻、赤白带下、目赤肿痛等症。秦皮为木樨科植物苦枥白蜡树(*Fraxinus rhynchophylla*)、白蜡树(*F. chinensis*)、宿柱白蜡树(*F. stylosa*)的干燥枝皮及干皮,主产于吉林、辽宁及河南等地。

秦皮的主要化学成分是香豆素类,其中苦枥白蜡树皮含有七叶内酯、七叶苷;白蜡树树皮含有七叶内酯、秦皮素;宿柱白蜡树含有七叶内酯、七叶苷、秦皮素等。香豆素类成分是秦皮的主要有效成分。

七叶内酯,分子式 $C_9H_6O_4$,黄色针状结晶(稀醇)或黄色叶状结晶(真空升华),熔点 268~270 ℃。易溶于甲醇、乙醇和冰乙酸,可溶于丙酮,不溶于乙醚和水。还易溶于稀碱液,显蓝色荧光。

七叶苷,分子式 $C_{15}H_{16}O_9$,浅黄色针状结晶(热水),为倍半水合物,熔点 204~206 ℃。易溶于甲醇、乙醇和乙酸,可溶于沸水。还易溶于稀碱液,显蓝色荧光。

从秦皮(苦枥白蜡树皮)中提取分离七叶内酯和七叶苷的流程如图 5-1 所示。

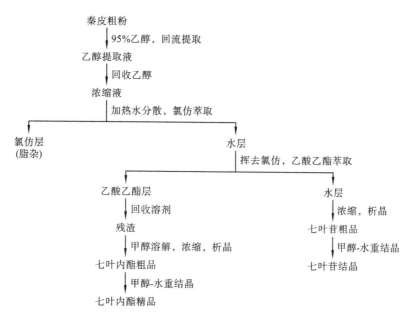

图 5-1 从秦皮中提取分离七叶内酯和七叶苷的流程示意图

第二节 木 脂 素

木脂素（lignans）是一类由两分子苯丙素（C₆—C₃）衍生物聚合而成的天然化合物，少数为三聚体和四聚体。大多数木脂素呈游离状态，也有一些与糖结合成苷类。由于广泛存在于植物的木质部和树脂中，或在开始析出时呈树脂状，故称为木脂素。木脂素类化合物具有多方面生物活性，主要有抗肿瘤、抗病毒、保肝、抗氧化等作用。如五味子科木脂素成分五味子酯甲、五味子酯乙、五味子酯丙和五味子酯丁能保护肝脏和降低血清 GPT 水平；从愈创木树脂中分得的二氢愈创木脂酸是一个具有广泛生物活性的化合物，尤其对合成白三烯的脂肪氧化酶和环氧化酶具有抑制作用；小檗科鬼臼属八角莲所含的鬼臼素类木脂素则具有很强的抑制癌细胞增殖作用。

一、结构类型

常见的木脂素类化合物主要有木脂素与新木脂素（neolignans）两大类，以前者较为多见。木脂素是指两个苯丙素分子通过侧链 β 位碳原子相互连接而成的衍生物。而当苯丙素的脂肪烃基碳与另一苯丙素单位的苯环相连，或两苯丙素单位的苯基相连（即非侧链 β 碳之间相连）时，所构成的各种衍生物称为新木脂素。木脂素、新木脂素按其结构特点又可分为若干小类。常见的木脂素类型见表 5-3。

表 5-3　木脂素的结构类型及实例

结构类型	活性成分	主要来源	作用与用途
简单木脂素	叶下珠脂素	来源于大戟科叶下珠属叶下珠（*Phyllanthus urinaria* Linn.）全草	清热利尿,明目,消积等
四氢呋喃型	恩施脂素	来源于五味子科五味子属翼梗五味子（*Schisandra henryi* Clarke.）的果枝条	通经活血、强筋壮骨
双四氢呋喃型	1-细辛醚	来源于天南星科植物菖蒲（*Acorus calamus* L.）和石菖蒲（*A. gramineus* Soland.）的根茎	降脂
芳基萘类	奥托肉豆蔻烯脂素	来源于肉豆蔻科肉豆蔻属植物肉豆蔻（*Myristica fragrans* Houtt.）的干燥种仁	抗真菌
环木脂内酯类	1-鬼白毒脂素	来源于小檗科植物鬼臼（*Podophyllum emodi* Wall. Var. *chinense* Sprague）的根、八角莲（*Dysosma versipellis*（Hance）M. Cheng）的根茎	抗癌、抗单纯性疱疹病毒等

续表

结构类型	活性成分	主要来源	作用与用途
联苯环辛烯类	五味子醇	来源于木兰科植物五味子［*Schisandra chiaensis (Turcz.) Baill.*］的种子	护肝
二芳基丁内酯类	台湾脂素 B	来源于爵床科爵床属爵床（*Rostellularia procumbens*）全草	抗风湿
新木脂素	厚朴酚	来源于木兰科落叶乔木植物厚朴（*Magnolia officinalis* Rehd. et Wils.）.或凹叶厚朴（*Magnolia officinalis* Rehd. et Wils. *var. biloba* Rehd. et Wils.）的干燥干皮、根皮及枝皮	中枢神经抑制作用、抗炎、抗菌、抗肿瘤等

▌知识链接▐

　　五味子和华中五味子果实中的各种联苯环辛烯类木脂素均有保肝和降低血清谷丙转氨酶的作用。中国医学科学院药物研究所在合成五味子丙素时发现中间体联苯双酯具有显著降低血清谷丙转氨酶和改善肝炎症状的作用，目前作为药品用于治疗肝炎。其还原型产物双环醇（商品名百赛诺）也于 2001 年上市销售。

二、理化性质

（一）性状

木脂素多为无色结晶或白色粉末，多数呈游离型。一般无挥发性，少数具升华性，如二氢愈创木脂酸。

（二）溶解性

游离木脂素属脂溶性物质，难溶于水，易溶于苯、氯仿、乙醚、乙醇等溶剂。少数与糖结合成苷后,水溶性增大。苷易被酶或酸水解。

（三）光学活性

木脂素分子中常有多个手性碳原子或手性中心,大部分具有光学活性,遇酸易异构化。

（四）显色反应

木脂素结构并无特殊显色反应,但木脂素分子中常具有酚羟基、醇羟基、亚甲二氧基、羧基和内酯等结构,可供检识利用。常用的显色剂有如下几种:

（1）三氯化铁、重氮化试剂、Gibb's 试剂等酚类检测试剂可用于具有酚结构时的显色;

（2）Labat 反应(没食子酸-硫酸试剂)或 Ecgrine 反应(变色酸-浓硫酸试剂)可检识亚甲二氧基;

（3）异羟肟酸铁试剂可以鉴别内酯环存在与否。

三、提取与分离

（一）提取

木脂素多数呈游离型(少数与糖结合成苷)存在于植物体内,虽然亲脂性强,但由于低极性溶剂不易渗透入植物细胞,因此在应用溶剂法从植物中提取木脂素类成分时并不选用氯仿等溶剂。一般方法是选用乙醇、丙酮等亲水性溶剂进行植物原材料的提取,得浸膏后再用氯仿、乙醚等溶剂处理提取物,抽出木脂素类成分。也可采用液-液萃取方式将木脂素类转移到低极性有机溶剂中。利用超临界流体 CO_2 的脂溶性和高穿透性会更有利于木脂素成分的提取。

（二）分离

吸附色谱是分离木脂素的主要手段,常用吸附剂为硅胶及中性氧化铝。用石油醚-乙酸乙酯、氯仿-甲醇等溶剂展开或洗脱,可以获得较好的分离效果。

随着科学的发展,有学者用超临界 CO_2 萃取法提取分离五味子中的木脂素成分,超临界 CO_2 萃取法与传统的提取分离法比较,没有有机溶剂残留,且大大简化了工艺。

四、鉴定

木脂素类成分常具有较强的亲脂性,常用硅胶薄层色谱,展开剂一般用亲脂性的溶剂系统,如氯仿、氯仿-甲醇(9∶1)、氯仿-乙酸乙酯(9∶1)、氯仿-二氯甲烷(1∶1)等。

常用的显色剂有:1%茴香醛浓硫酸试剂,110 ℃加热 5 min;5%或 10%磷钼酸乙醇溶液,120 ℃加热至斑点明显出现;10%硫酸乙醇溶液,110 ℃加热 5 min;在紫外光下观察;碘蒸气,熏后观察应呈黄棕色或置于紫外灯下观察荧光。

五、应用实例

南 五 味 子

常用中药南五味子是木兰科植物华中五味子(*Schisandra sphenanthera* Rchd. et Wils.)的干燥成熟果实。南五味子的性味、功效及临床应用等均与五味子相同。近来有报道凤庆南五味子(K. *longipedunculate*)中 7 种木脂素成分可抑制 H9 淋巴细胞 HIV 的复制活性。

20 世纪 70 年代我国药学工作者从南五味子果实中分离出一系列木脂素成分,其中五味子醇甲,五味子醇乙及五味子酯甲、五味子酯乙、五味子酯丙、五味子酯丁、五味子酯戊等木脂素成分,多具有中枢神经抑制作用和降低 SGPT 的作用。南五味子还含有右旋表加巴辛、外消旋安五脂素、当归酰五味子脂素 P 等一系列木脂素化合物。

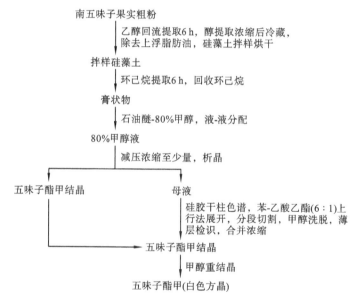

南五味子中五味子酯甲的提取工艺如图 5-2 所示。

南五味子果实粗粉
    │ 乙醇回流提取6 h,醇提取浓缩后冷藏,
    │ 除去上浮脂肪油,硅藻土拌样烘干
拌样硅藻土
    │ 环己烷提取6 h,回收环己烷
膏状物
    │ 石油醚-80%甲醇,液-液分配
80%甲醇液
    │ 减压浓缩至少量,析晶
    ├──────────────┐
五味子酯甲结晶   母液
    │   │ 硅胶干柱色谱,苯-乙酸乙酯(6:1)上
    │   │ 行法展开,分段切割,甲醇洗脱,薄
    │   │ 层检识,合并浓缩
    │   五味子酯甲结晶
    └──────────────→│
                     │ 甲醇重结晶
              五味子酯甲(白色方晶)

图 5-2　南五味子中五味子酯甲的提取工艺流程

目标检测

一、选择题

(一)单项选择题

1. 可与异羟肟酸铁反应生成紫红色的是(　　　)。

A. 羟基蒽醌类　　B. 查耳酮类　　　C. 香豆素类　　　D. 生物碱

2. 判断香豆素 6 位是否有取代基团可用的反应是(　　　)。

A. 异羟肟酸铁反应　　　　　　B. Gibb's 反应

C. 三氯化铁反应　　　　　　　D. Labat 反应

3. 组成木脂素单体的基本结构是（　　）。

A. C_5—C_3　　　B. C_5—C_4　　　C. C_6—C_3　　　D. C_6—C_4

4. 在简单木脂素中，连接两分子苯丙素的碳原子位置是（　　）。

A. α 位　　　B. β 位　　　C. γ 位　　　D. δ 位

5. Labat 反应的试剂组成是（　　）。

A. 香草醛-浓硫酸　　　B. 茴香醛-浓硫酸

C. 浓硫酸-没食子酸　　　D. 浓硫酸-变色酸

6. 香豆素母核为（　　）。

A. 苯并-α-吡喃酮　　　B. 对羟基桂皮酸

C. 反式邻羟基桂皮酸　　　D. 顺式邻羟基桂皮酸

7. 下列化合物中具有强烈天蓝色荧光的是（　　）。

A. 七叶内酯　　　B. 大黄素　　　C. 麻黄碱　　　D. 甘草酸

8. 所有游离香豆素均可溶于热的氢氧化钠水溶液，是由于其结构中存在（　　）。

A. 甲氧基　　　B. 亚甲二氧基　　　C. 内酯环　　　D. 酚羟基对位活泼氢

9. 下列化合物可用水蒸气蒸馏法提取的是（　　）。

A. 七叶内酯　　　B. 七叶苷　　　C. 牛蒡子苷　　　D. 五味子素

10. 厚朴酚的母核结构类型为（　　）。

A. 环木脂内酯　　　B. 木脂内酯　　　C. 单环氧木脂素　　　D. 新木脂素

（二）多项选择题（每题的备选答案中有 2 个或 2 个以上正确答案，少选或多选均不得分）

1. 检识香豆素苷类化合物可用（　　）。

A. 碘化铋钾试剂　　　B. Molish 反应

C. 盐酸-镁粉反应　　　D. Liebermann-Burchard 反应

E. 异羟肟酸铁反应

2. 游离木脂素能溶于（　　）。

A. 水　　　B. 乙醇　　　C. 氯仿　　　D. 乙醚　　　E. 苯

3. 与三氯化铁反应呈阳性的化合物有（　　）。

A. 大黄素　　　B. 槲皮素　　　C. 7-羟基香豆素

D. 甘草酸　　　E. 5-羟基香豆素

4. 区别 6,7-呋喃香豆素和 7,8-呋喃香豆素，可将它们碱水解后用（　　）分辨。

A. 异羟肟酸铁反应　　　B. Gibb's 反应

C. Emerson 反应　　　D. 三氯化铁反应

E. 醋酐-浓硫酸反应

5. 中药秦皮治疗痢疾的有效成分是（　　）。

A. 七叶苷　　　B. 七叶内酯　　　C. 白蜡素

D. 白蜡树苷　　　E. 7-羟基香豆素

二、简答题

1. 试述香豆素类化合物的结构类型。

2. 试述香豆素类化合物在紫外光照射下，所产生的荧光和结构有何关系。

（魏　娜　宋敬丽）

第六章 蒽醌类化合物

学习目标

学习目的

本章围绕蒽醌类化合物的结构、性质、提取、分离和鉴定的基本知识和基本操作技能进行教学。培养学生对含有蒽醌类成分的天然药物进行提取、分离及鉴定的实践操作能力和对实验结果做出正确分析与评价的能力,为今后学习相关专业知识和技能奠定基础。

知识要求

掌握蒽醌类化合物的结构特点、理化性质、提取、分离及鉴定的基本知识;

理解蒽醌类化合物的实际应用;

了解蒽醌类化合物的含义、分布和生理活性。

能力要求

熟练掌握蒽醌类化合物提取、分离的基本操作技能,能提出合理的提取、分离步骤和方案;

学会用化学检识法和色谱法初步鉴别蒽醌类化合物的基本技术。

醌类化合物(quinonoids)是具有共轭体系的环己二烯二酮类化合物,主要有苯醌(benzoquinones)、萘醌(naphthoquinones)、菲醌(phenanthraquinones)、蒽醌(anthraquinones)四种类型,其中以蒽醌类化合物在自然界分布最广。

蒽醌类化合物是一类重要的活性成分,目前已发现的有170余种,广泛存在于植物界,其中主要分布于高等植物的蓼科、茜草科、鼠李科、玄参科、豆科、百合科等,在低等植物中也可见到。常见含蒽醌类的天然药物有大黄、虎杖、何首乌、番泻叶、决明子、芦荟、茜草等。

蒽醌类化合物具有多方面的生物活性,如泻下、抑菌、利尿、止血、抗癌等,其中泻下作用和抗菌作用尤为显著。如大黄、番泻叶的泻下有效成分为番泻苷 A、B、C、D。大黄中的大黄酸在很低浓度时体外实验,对金黄色葡萄球菌、链球菌、枯草杆菌、大肠杆菌等都有明显的抑制作用。

第一节 结构类型

天然蒽醌类以 9,10-蒽醌最为常见,其基本母核如下:

其中,1,4,5,8 位为 α 位,2,3,6,7 位为 β 位,9,10 位为 meso(中位)。

自然界中蒽醌类化合物依据其氧化、还原及聚合程度的不同,常分为三大类,见表 6-1,即蒽醌衍生物、蒽酚(或蒽酮)衍生物和二蒽酮与二蒽醌类衍生物。

表 6-1 蒽醌类化合物的结构类型及实例

结构类型及特点		活性成分	主要来源	作 用
蒽醌衍生物	根据羟基在母核上分布的位置不同,蒽醌衍生物可分为两类:①大黄素型,羟基分布在两侧苯环上;②茜草素型,羟基分布在单侧苯环上	大黄素 茜草素	蓼科多年生草本植物掌叶大黄(*Rheum palmatum* L.)、唐古特大黄、药用大黄的干燥根及根茎 茜草科植物茜草的干燥根及根茎	泻下、抑菌、抗肿瘤等 凉血、止血、祛瘀、通经
蒽酚(或蒽酮)衍生物	蒽醌在酸性条件下,可被还原成蒽酚(anthranol)及其互变异构体蒽酮(anthranone)	大黄素蒽酚 $\frac{[O]}{[H]}$ 大黄素蒽酮	蓼科多年生草本植物掌叶大黄、唐古特大黄、药用大黄的干燥根及根茎	泻下、活血化瘀等

续表

结构类型及特点	活性成分	主要来源	作　　用
二蒽酮与二蒽醌类衍生物	为聚合蒽醌类，是两分子蒽酮或蒽醌以 C—C 结合而形成，C—C 键易断裂 番泻苷 A 山扁豆双醌	豆科植物狭叶番泻叶或尖叶番泻叶的干燥小叶	泻下、抑菌

第二节　理化性质

一、性状

蒽醌类化合物在植物体中多数以与糖结合成苷的形式存在，少数以游离蒽醌苷元的形式存在。游离蒽醌类化合物通常为黄、橙、红等有色晶体，多具有荧光。荧光颜色的深浅与结构中酚羟基等助色团的数量和取代位置有关。一般来讲，酚羟基的数目愈多颜色愈深，羟基分布在单侧苯环上的颜色要深于分布在两侧苯环上的颜色。如大黄素型蒽醌多呈黄色，茜草素型蒽醌多呈橙色或橙红色等。蒽醌苷类因极性较大往往难以得到结晶，通常为无定形粉末。

二、升华性

游离的蒽醌类化合物多具有升华性，可利用该性质进行检识。蒽醌苷类一般无升华性。

三、溶解性

游离蒽醌类化合物极性较小，可溶于乙醇、丙酮、乙醚、苯、氯仿等有机溶剂，在碱性有机溶剂中溶解度较大，不溶或难溶于水。蒽醌苷类可溶于醇和水，不溶或难溶于亲脂性有机溶剂。羟基蒽醌及苷元,由于含有酚羟基,所以可溶于碱液中,加酸酸化后又可析出沉淀,利用这一性质可进行提取分离。

四、酸碱性

(一) 酸性

蒽醌类化合物的结构中大多具有酚羟基等酸性基团,因而表现出一定的酸性。其酸性强弱与结构中取代基的种类、数量及位置有关。一般酸性基团数量越多,酸性越强。

(1) 含有羧基的蒽醌类酸性较强,可溶于5%的碳酸氢钠溶液中。

(2) β-羟基蒽醌类的酸性大于α-羟基蒽醌类化合物。这是因为α-羟基与相邻的羰基易形成分子内氢键,降低了质子的解离度,使酸性较弱。而β-羟基受羰基(吸电子)的影响,使羟基上氧原子电子云密度降低,对质子的吸引力减弱,增大了质子的解离度,因此酸性较强。

(3) 酚羟基数目增多则酸性增强。但处于相邻二羟基蒽醌的酸性比只有一个羟基的蒽醌酸性还弱,这是由于相邻羟基产生氢键缔合作用。如:

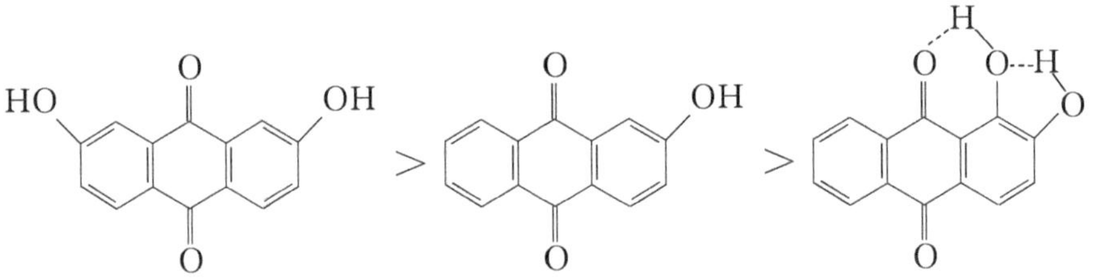

2,7-二羟基蒽醌   2-羟基蒽醌   1,2-二羟基蒽醌

由于蒽醌类成分多具有酸性,在碱水溶液中可成盐而溶解,加酸酸化后又可游离自水中沉淀析出,故常可利用碱溶酸沉法从天然药物中提取该类化合物。

羟基蒽醌类化合物的酸性强弱顺序及其依次可溶于的碱水溶液如下:

—COOH>两个以上 β—OH>一个 β—OH>两个以上 α—OH>一个 α—OH
5% NaHCO$_3$ 5% Na$_2$CO$_3$ 1% NaOH   5% NaOH

(二) 碱性

蒽醌类结构中羰基上的氧原子有微弱的碱性,可与强酸形成𨦸盐。如与浓硫酸形成盐再转成碳正离子,同时伴有颜色的显著改变,一般呈红色至红紫色。

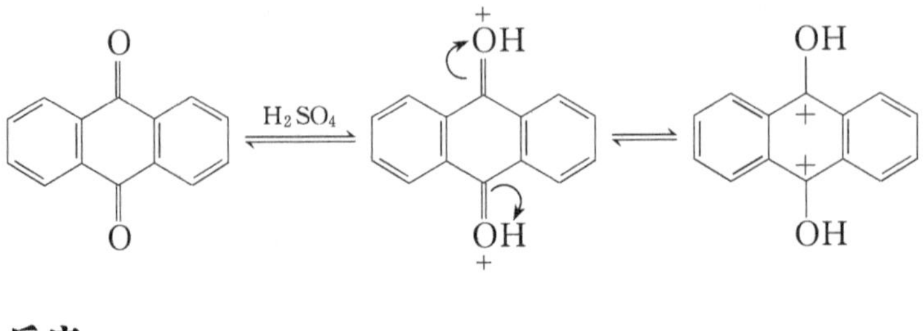

五、显色反应

(一) 碱液呈色反应(Bornträger's 反应)

羟基蒽醌及其苷类在碱性溶液(氢氧化钠、碳酸钠、氢氧化铵等)中发生颜色改变,会使

颜色加深,多显红色或紫红色。

显色反应与形成共轭体系的酚羟基和羰基有关,在碱性溶液中酚羟基中氧原子上的电子受羰基氧的吸电子影响,通过共轭效应,转移至羰基氧原子上,形成新的共轭体系,发生颜色变化。机理如下:

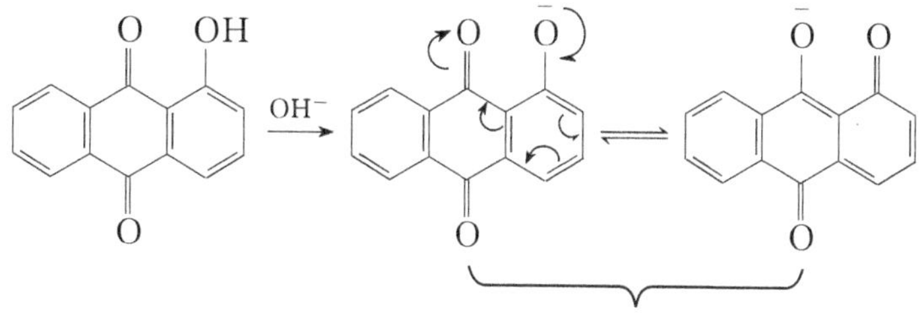

α-羟基蒽醌 　　　　　　　　　　　　　　红色

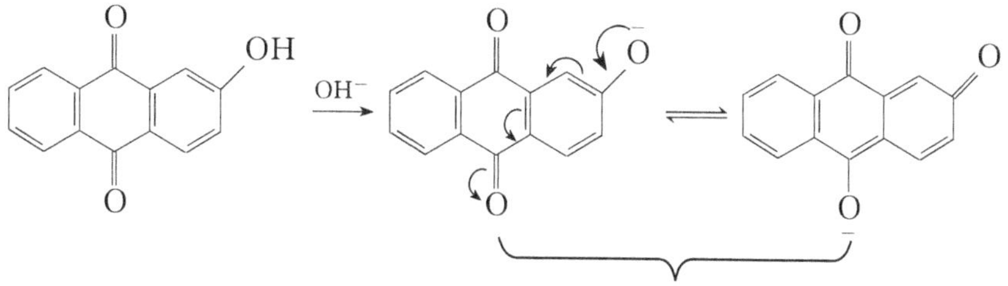

β-羟基蒽醌 　　　　　　　　　　　　　　红色

（二）醋酸镁反应

在蒽醌类化合物中,如果有α-酚羟基或邻二酚羟基的结构,则可与0.5%醋酸镁的甲醇或乙醇溶液反应生成橙红、紫红或蓝紫色配合物。配合物的颜色随羟基的位置和数量而不同,据此可用于检识和初步判断羟基的位置。如果母核上只有一个α-酚羟基,则呈橙黄色至橙色;有邻二酚羟基时,呈蓝色至蓝紫色;有对二酚羟基时,呈紫红色至紫色;每个苯环上各有一个α-酚羟基或有间位酚羟基时,呈橙红色至红色。实验时可将羟基蒽醌衍生物的醇溶液滴于滤纸上,干燥后喷0.5%醋酸镁甲醇溶液,于90 ℃加热5 min即可显色。机理如下:

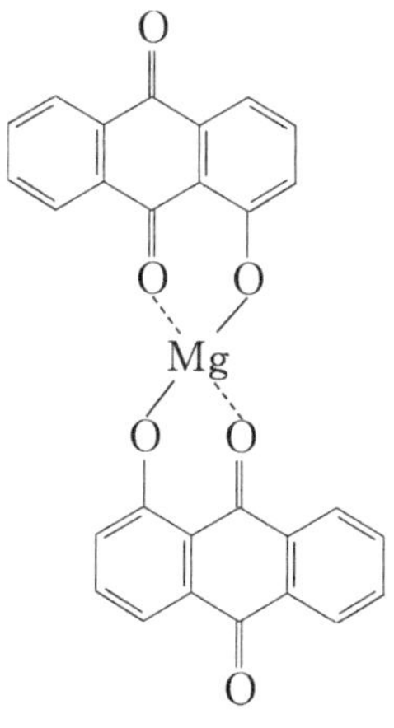

橙黄色至橙色 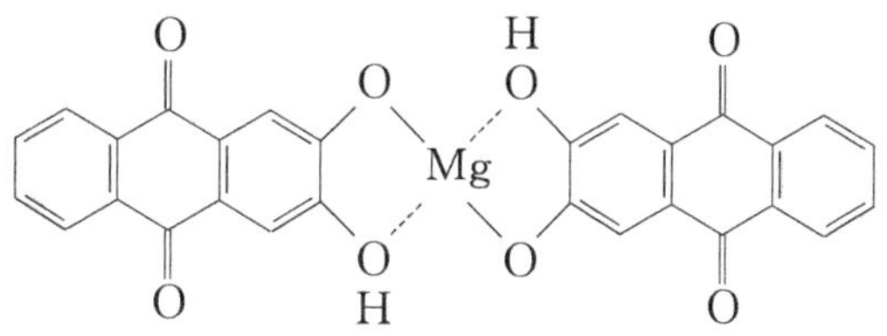 　　　　　　　　　　　　　蓝色至蓝紫色

（三）对亚硝基二甲苯胺反应

此反应应用于鉴定蒽酮类化合物。由于羰基对位亚甲基上的氢很活泼，可与对亚硝基二甲苯胺吡啶溶液反应缩合成共轭体系较长的化合物，呈现不同颜色。其显示的颜色随分子结构的不同而不同，一般为紫、绿、蓝等色，1,8-二羟基蒽酮衍生物均显绿色。

第三节 提取与分离

一、提取

蒽醌类化合物结构不同，其理化性质有较大差异，而且在植物体内常以游离苷元以及与糖结合成苷的形式存在，故提取方法多种多样。

（一）醇提取法

醇提取法用于提取总蒽醌。根据蒽醌苷和苷元均可溶于醇的性质，一般选用甲醇或乙醇作为提取溶剂，选用合适的方法可以将不同类型的蒽醌类化合物全部提取出来，提取液浓缩以后，再根据化合物的极性或酸碱度的不同进行初步分离。

（二）亲脂性有机溶剂提取法

亲脂性有机溶剂提取法用于提取游离蒽醌。一般游离蒽醌的极性较小，可选用三氯甲烷、乙醚、苯等亲脂性有机溶剂提取。蒽醌类化合物在植物体内多以苷和苷元的形式通过酚羟基或羧基结合成镁、钾、钠、钙盐而存在，为了提高游离蒽醌的提取效率，必须预先加酸（如稀硫酸）酸化使盐全部游离，使苷水解成苷元，再选用亲脂性有机溶剂提取。

（三）碱溶酸沉法

碱溶酸沉法用于提取含有羧基或游离酚羟基的蒽醌类化合物。利用蒽醌类化合物具有羧基、酚羟基而显酸性的性质，将羧基或酚羟基蒽醌与碱成盐而溶解于水溶液中，再加酸酸化则沉淀析出。

（四）升华法

用于游离蒽醌类化合物的提取，但很少用。可采用微量升华法鉴别含有游离蒽醌类化合物的天然药物。

（五）其他方法

近年来，超声波法和超临界流体萃取法在蒽醌类化合物的提取中也有应用，既提高了提出率，又避免了蒽醌类化合物的分解。

二、分离

（一）蒽醌苷与游离蒽醌类化合物的分离

蒽醌苷与游离蒽醌的极性差别较大，在亲脂性有机溶剂中的溶解度不同，如苷类在三氯甲烷中不溶，而苷元则溶解于三氯甲烷。将含有蒽醌类化合物的乙醇提取液浓缩后，用水分散，再用三氯甲烷反复萃取，则游离蒽醌转溶于三氯甲烷中，蒽醌苷因不溶于三氯甲烷而留在母液中，这样蒽醌苷与游离蒽醌就实现了分离。

（二）游离蒽醌类化合物的分离

分离游离蒽醌一般采用 pH 梯度萃取法和色谱法等。

1. pH 梯度萃取法

pH 梯度萃取法是分离游离蒽醌类化合物最常用的方法。一般将游离蒽醌溶解于三氯甲烷、乙醚、苯等亲脂性有机溶剂，再用不同浓度的碳酸氢钠、碳酸钠、氢氧化钠水溶液按 pH 值由小到大的顺序依次萃取，则游离蒽醌依其酸性由强到弱先后成盐溶于碱液依次被萃取出来，然后将碱水萃取液酸化，则游离蒽醌沉淀析出。但对于结构相似、酸性相差不大的羟基蒽醌类化合物的分离则存在着局限性。分离流程如图 6-1 所示。

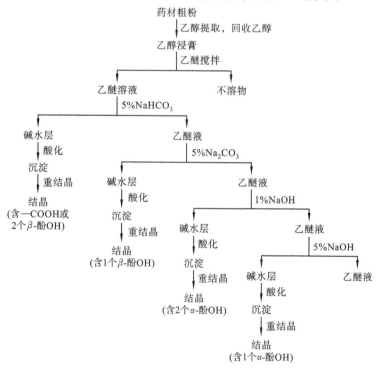

图 6-1 pH 梯度萃取法分离游离蒽醌类化合物流程示意图

2. 色谱法

色谱法是系统分离羟基蒽醌类化合物有效的手段,特别是结构相似的蒽醌类化合物,必须经过色谱法才能得到彻底分离。分离游离蒽醌类化合物多采用吸附柱色谱,常用的吸附剂主要是硅胶,有时也用聚酰胺,一般不用氧化铝,尤其不用碱性氧化铝,以避免羟基蒽醌与氧化铝发生化学吸附,形成牢固的吸附而难以洗脱。

第四节　色谱鉴定

一、薄层色谱

羟基蒽醌及其苷类常采用薄层吸附色谱法进行检识。

吸附剂:常用硅胶,也可用聚酰胺,一般不用氧化铝,因羟基蒽醌能与氧化铝形成螯合物,吸附性太强,不易展开。

展开剂:常采用混合溶剂。对游离蒽醌可选用亲脂性溶剂系统,如苯-乙酸乙酯(3:1)、石油醚-乙酸乙酯(4:1)等;对蒽醌苷可以选用极性较大的溶剂系统,如三氯甲烷-甲醇(3:1)等。试验时,对于不同性质的蒽醌类化合物,可以通过调整溶剂的比例改变展开剂的极性,以获得较好的分离效果。

显色剂:蒽醌类化合物多本身具有颜色,在日光下多显黄色,在紫外光下显黄棕色、红色、橙色等荧光,展开后一般在日光或紫外光下直接观察即可。若无色或斑点颜色较浅,不容易辨别,可以用氨熏或喷显色剂显色。常用的显色剂有10%氢氧化钠或氢氧化钾溶液和0.5%乙酸镁甲醇溶液(喷后90 ℃加热5 min)。

二、纸色谱

游离蒽醌的纸色谱一般在中性溶剂中进行,常用水、乙醇、丙醇等饱和的石油醚、苯、环己烷等,如以97%甲醇饱和的石油醚、石油醚-丙酮-水(1:1:3上层)、以水饱和的环己烷或甲苯或苯、以甲醇或乙醇饱和的环己烷。

蒽醌苷类极性较强,需要选用极性较大的溶剂系统,如正丁醇-乙酸乙酯-水(4:3:3上层)、三氯甲烷-甲醇-水(2:1:1下层)。

第五节　紫外光谱测定

羟基蒽醌的紫外光谱主要由苯甲酰基结构和苯醌样结构引起,如图 6-2 所示。

图 6-2(a)中具有苯甲酰基结构,可给出两组吸收峰;图 6-2(b)中具有苯醌样结构,也可给出两组吸收峰。另外,多数羟基蒽醌在 230 nm 附近有一强吸收峰,所以羟基蒽醌类化合物的紫外光谱有以下五个主要吸收峰。

第 I 峰:230 nm 左右。

第 II 峰:240～260 nm(由苯甲酰基结构引起)。

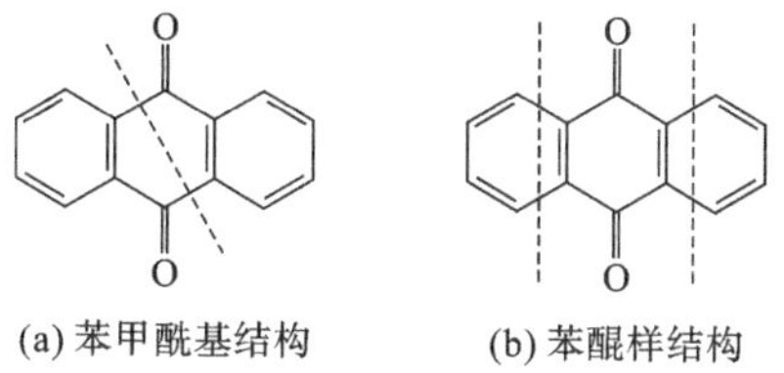

(a) 苯甲酰基结构　　(b) 苯醌样结构

图 6-2　羟基蒽醌中的苯甲酰基结构和苯醌样结构

第Ⅲ峰:262~295 nm(由苯醌样结构引起)。

第Ⅳ峰:305~389 nm(由苯甲酰基结构引起)。

第Ⅴ峰:>400 nm(由苯醌样结构中的羰基引起)。

以上各吸收峰的具体位置和吸收强度与蒽醌母核上取代基团的性质、数目及取代位置有关,大致有如下规律。

第Ⅰ峰的 λ_{max} 随羟基蒽醌母核上羟基数目增多而红移,与羟基位置无关。

第Ⅲ峰主要受 β 酚羟基的影响,β 酚羟基可以通过蒽醌母核向羰基提供电子,使吸收峰 λ_{max} 红移,吸收强度也增强。

第Ⅴ峰主要受 α-酚羟基的影响,α-酚羟基越多,λ_{max} 红移越多。

第六节　应用实例

一、大黄

大黄为蓼科植物掌叶大黄(*Rheum palmatum* L.)、唐古特大黄(*Rheum tanguticum* Maxim. ex Balf.)或药用大黄(*Rheum officinale* Baill.)的干燥根和根茎。味苦性寒,具有泻下攻积、清热泻火、凉血解毒、逐瘀通经、利湿退黄的功效。内服用于实热积滞便秘、目赤咽痛、肠痈腹痛、跌打损伤、湿热痢疾等,外用治疗烧烫伤。

大黄中游离蒽醌的提取与分离流程如图 6-3 所示。

先加入 H_2SO_4 促进蒽醌苷水解成苷元,再用亲脂性有机溶剂苯提取。然后根据大黄中游离蒽醌的酸性不同,采用 pH 梯度萃取法分离。大黄中游离蒽醌类化合物酸性强弱顺序为:大黄酸>大黄素>芦荟大黄素>大黄酚和大黄素甲醚,分别用 5% $NaHCO_3$ 溶液、5% Na_2CO_3 溶液、0.5% NaOH 溶液和 5% NaOH 溶液萃取,则大黄酸、大黄素、芦荟大黄素及大黄酚和大黄素甲醚依次被萃取出来。

苯液以 5% $NaHCO_3$ 溶液萃取数次,碱水层呈深红色,分出碱水层,加酸酸化,得黄色沉淀,过滤,水洗,以少量冷丙酮洗去杂质,干燥,用冰醋酸或吡啶重结晶,得黄色针状结晶大黄酸。

$NaHCO_3$ 溶液萃取后的苯液以 5% Na_2CO_3 溶液萃取数次,碱水层呈深红色,分出碱水层,加酸酸化,得黄色沉淀,过滤,水洗,以少量冷丙酮洗去杂质,干燥,用苯或吡啶重结晶,得橙色大针状结晶大黄素。

Na_2CO_3 溶液萃取后的苯液以 0.5% NaOH 溶液萃取数次,碱水层呈深红色,分出碱

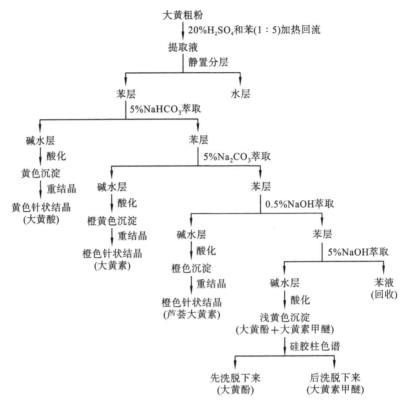

图 6-3　大黄中游离蒽醌的提取与分离流程示意图

水层,加酸酸化,得橙色沉淀,过滤,水洗,干燥,用冰醋酸或乙酸乙酯重结晶,得橙色长针状结晶芦荟大黄素。

　　分取芦荟大黄素的苯液以 5% NaOH 溶液萃取数次,碱水层呈红色,分出碱水层,加酸酸化,得黄色沉淀,过滤,水洗,干燥,得大黄酚和大黄素甲醚的混合物。大黄酚和大黄素甲醚酸性差别较小,用 pH 梯度萃取法无法分离,利用大黄酚的极性小于大黄素甲醚,采用硅胶吸附柱色谱进行分离,以石油醚(60~90 ℃)-乙酸乙酯(15∶1)洗脱,先洗脱下来的化合物为大黄酚,后洗脱下来的化合物为大黄素甲醚。

▌ 知识链接 ▌

大黄羟基蒽醌的结构与理化性质

　　大黄的化学成分很复杂,新鲜大黄中含有蒽酚和蒽酮,储存 2 年以上基本被氧化成蒽醌。大黄药材以蒽醌类衍生物为主,主要有游离蒽醌、蒽醌苷和二蒽酮苷。大黄中的游离蒽醌均属于大黄素型,有大黄酸、大黄素、芦荟大黄素、大黄酚和大黄素甲醚等,蒽醌苷主要是大黄酸、大黄素、芦荟大黄素、大黄酚和大黄素甲醚的葡萄糖苷,成苷的位置一般在 C_8 位。大黄中的二蒽酮苷主要有番泻苷 A、B、C、D、E、F,其中番泻苷 A 含量最高。《中国药典》(2010 年版)规定,大黄药材中含大黄酸、大黄素、芦荟大黄素、大黄酚和大黄素甲醚的总量不得少于 1.5%。

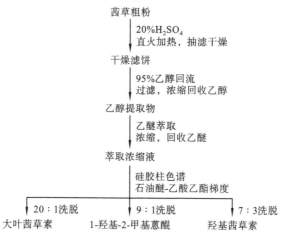

大黄酸	$R_1=H$	$R_2=COOH$
大黄素	$R_1=CH_3$	$R_2=OH$
芦荟大黄素	$R_1=H$	$R_2=CH_2OH$
大黄素甲醚	$R_1=CH_3$	$R_2=OCH_3$
大黄酚	$R_1=CH_3$	$R_2=H$

大黄酸为黄色针状结晶,熔点 321～322 ℃,具有升华性,不溶于水,微溶于乙醇、苯、三氯甲烷、乙醚和石油醚,能溶于吡啶和碳酸氢钠水溶液。

大黄素为橙黄色针状结晶,熔点 256～257 ℃,能升华,几乎不溶于水,可溶于氨水、碳酸钠水溶液,易溶于乙醇。

芦荟大黄素为橙黄色针状结晶,熔点 223～224 ℃,能升华,可溶于乙醚、苯、热乙醇、稀氨水、碳酸钠和氢氧化钠水溶液。

大黄素甲醚为砖红色针状结晶,熔点 203 ℃～207 ℃,能升华,几乎不溶于水,微溶于冷乙醇,易溶于沸乙醇,溶于苯、三氯甲烷、乙醚、氢氧化钠及热碳酸钠溶液,极微溶于石油醚。

大黄酚为金黄色片状(丙酮中结晶)或针状(乙醇中结晶)结晶,熔点 196～197 ℃,能升华,不溶于水、碳酸氢钠和碳酸钠水溶液,微溶于石油醚,可溶于乙酸、三氯甲烷、热苯和氢氧化钠水溶液。

二、茜草

茜草为茜草科植物茜草(*Rubia cordifolia* L.)的干燥根和根茎。味苦性寒,具有凉血、祛瘀、止痛、通经的功效,临床上主要应用于吐血、衄血、崩漏、外伤出血、淤阻经闭、关节痹痛、跌打肿痛等。现代药理研究发现其具有止血、抗血小板聚集、升高白细胞、抗菌、抗癌、抑制尿路结石和镇咳祛痰的作用。

茜草醌类化合物的提取与分离如图 6-4 所示。

```
            茜草粗粉
              │ 20%H₂SO₄
              │ 直火加热,抽滤干燥
            干燥滤饼
              │ 95%乙醇回流
              │ 过滤,浓缩回收乙醇
            乙醇提取物
              │ 乙醚萃取
              │ 浓缩,回收乙醚
            萃取浓缩液
              │ 硅胶柱色谱
              │ 石油醚-乙酸乙酯梯度
     ┌────────────┼────────────┐
  20:1洗脱      9:1洗脱       7:3洗脱
  大叶茜草素  1-羟基-2-甲基蒽醌  羟基茜草素
```

图 6-4 茜草醌类化合物的提取与分离流程示意图

本流程为从茜草中提取分离醌类总苷元，因此，首先用 20% H_2SO_4 溶液水解，1 h 后，抽滤，于 70 ℃干燥。

醌类总苷元的提取：利用醌类总苷元溶于乙醇的性质，干燥滤饼用 95% 乙醇回流提取。提取液浓缩后，用乙醚萃取以除去亲水性杂质，乙醚液浓缩，即得总苷元浸膏。

利用硅胶吸附柱色谱对茜草醌类总苷元进行分离。用石油醚-乙酸乙酯梯度洗脱，分段收集洗脱液，用硅胶薄层色谱跟踪检查，合并相同部分，适当浓缩，放置析晶。20∶1 部分得大叶茜草素，9∶1 部分得 1-羟基-2 甲基蒽醌，7∶3 部分得羟基茜草素。

▌知识链接▐

茜草的主要化学成分与结构

茜草的化学成分比较复杂，主要有蒽醌及其苷类、萘醌及其苷类、环己肽、多糖等。茜草中的游离蒽醌类化合物属于茜草素型，主要有羟基茜草素、茜草素、1-羟基-2-甲基蒽醌、茜黄素等。萘醌类化合物主要有大叶茜草素、呋喃大叶茜草素、茜草内酯、茜草萘酸等。环己肽类有 RAA、RAB 等。

大叶茜草素

羟基茜草素	R_1＝OH	R_2＝OH	R_3＝H	R_4＝OH
茜草素	R_1＝OH	R_2＝OH	R_3＝H	R_4＝H
1-羟基-2-甲基蒽醌	R_1＝OH	R_2＝CH_3	R_3＝H	R_4＝H
茜黄素	R_1＝OH	R_2＝CH_3	R_3＝OH	R_4＝H

目标检测

一、选择题

（一）单项选择题

1. 某中草药水煎剂经内服后有显著致泻作用，可能含有的成分是（ 　　 ）。

 A. 游离蒽酚 　　　　　　　　　　B. 游离蒽酮

 C. 游离蒽醌 　　　　　　　　　　D. 蒽醌苷

2. 能与碱液反应显红色的化合物是（ 　　 ）。

 A. 香豆素 　　　　　　　　　　　B. 羟基蒽醌

 C. 羟基蒽酮 　　　　　　　　　　D. 蒽酚

3. 以下化合物中，酸性最强的是（ 　　 ）。

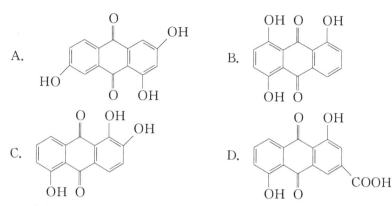

4. 分离不同酸性的蒽醌类化合物最常用的方法是（　　）。

A. 沉淀法 　　　　　　　　　　B. 结晶法

C. pH 梯度萃取法 　　　　　　 D. 碱溶酸沉法

5. 具有升华性的化合物是（　　）。

A. 蒽酚苷 　　　B. 蒽醌苷 　　　C. 香豆素苷 　　　D. 游离蒽醌

6. 若从大黄中提取游离羟基蒽醌类化合物，最好采用（　　）。

A. 乙醇加热回流提取 　　　　　B. 碱溶酸沉法

C. 苯加热回流提取 　　　　　　D. 20％硫酸，苯回流提取

7. 在总游离蒽醌的乙醚液中，用 5％ Na_2CO_3 水溶液可萃取到（　　）。

A. 不带酚羟基的 　　　　　　　B. 带一个 α-酚羟基的

C. 带两个 α-酚羟基的 　　　 D. 带一个 β-酚羟基的

8. 蒽酚类衍生物一般只存在于新鲜的药材中，储存两年以上的药材几乎不再存在，是因为（　　）。

A. 结合成苷 　　　　　　　　　B. 聚合成二蒽酮类衍生物

C. 被氧化成蒽醌 　　　　　　　D. 被氧化成蒽酮

9. 下列物质在吸附硅胶薄层上完全被分离开后的 R_f 值大小顺序为（　　）。

A. 大黄酚＞芦荟大黄素＞大黄素＞大黄酸

B. 大黄酚＞大黄素＞芦荟大黄素＞大黄酸

C. 大黄酸＞芦荟大黄素＞大黄素＞大黄酚

D. 大黄素＞大黄酚＞芦荟大黄素＞大黄酸

10. 检查中草药中是否有羟基蒽醌类成分，常用（　　）。

A. 三氯化铁试剂 　　　　　　　B. 5％盐酸

C. 5％NaOH 水溶液 　　　　　　D. 盐酸-镁粉

（二）多项选择题

1. 大黄中含有的主要有效成分是（　　）。

A. 茜草素 　　　B. 大黄素 　　　C. 大黄酸

D. 白藜芦醇 　　E. 芦荟大黄素

2. 下列不能发生碱显色反应的是（　　）。

A. 蒽酮 　　　B. 二蒽酮 　　　C. 蒽酚

D. 二蒽酚 　　E. 羟基蒽醌

3. 下列不能用 pH 梯度萃取法分离的成分是（　　）。

A. 生物碱　　　　B. 糖类　　　　　C. 黄酮　　　　　　D. 挥发油　　　　E. 蒽醌

4. 关于蒽醌类化合物的酸性，下列描述正确的是（　　）。

A. 含羧基蒽醌酸性大于不含羧基蒽醌

B. β-羟基蒽醌的酸性大于 α-羟基蒽醌

C. 2-羟基蒽醌酸性大于 1,4-二羟基蒽醌

D. 1,5-二羟基蒽醌酸性小于 1,8-二羟基蒽醌

E. 1,2-二羟基蒽醌酸性小于 β-羟基蒽醌的酸性

5. 蒽醌类化合物的酸性和（　　）有关。

A. 酚羟基　　　　B. 醇羟基　　　　　C. 羰基　　　　　D. 羧基　　　　E. 甲基

二、简答题

1. 简述从药材中提取蒽醌类化合物应注意的事项。

2. 简述蒽醌类化合物酸性强弱的顺序。

3. 新鲜大黄一般需储藏两年以上才能药用，为什么？

三、实例分析

1.《中国药典》(2010 年版)大黄的鉴别：取大黄粉末少量，进行微量升华，可见菱状针晶或羽状结晶。请解释该方法鉴别的依据，菱状针晶或羽状结晶是什么物质？

2.《中国药典》(2010 年版)番泻叶的鉴别：取番泻叶粉末 25 mg，加水 50 mL 及盐酸 2 mL，置于水浴中加热 15 min，放冷，加乙醚 40 mL，振摇提取，分取醚层，通过无水硫酸钠脱水，过滤，取滤液 5 mL，蒸干，放冷，加氨试液 5 mL，溶液显黄色或橙色，置于水浴中加热 2 min，变为紫红色。试分析在提取过程中加入盐酸的作用，乙醚提取液中物质的类型，并回答：为什么加入氨试液？为何初显黄色或橙色？置于水浴中加热 2 min 后，为何变为紫红色？

（高保英　李跃军）

第七章　黄酮类化合物

学习目标

学习目的

　　本章主要围绕黄酮类化合物的结构类型、理化性质、提取分离和鉴定的基本知识和基本操作技能进行教学。目的在于培养学生对含有黄酮成分的天然药物进行提取分离及鉴定的实践操作能力和对实验结果做出正确判断分析与评价的能力，为学生今后适应岗位变化，学习相关专业知识和技能奠定基础。

知识要求

　　掌握黄酮类化合物的理化性质、提取、分离及鉴定的基本知识；

　　理解黄酮类化合物的结构特征和实际应用；

　　了解黄酮的含义、分布和生理活性。

能力要求

　　熟练掌握用碱溶酸沉法提取、分离黄酮的基本操作技能，能提出合理的提取、分离步骤和方案；

　　学会用化学检识法和色谱法初步鉴别黄酮的基本技术。

　　黄酮类化合物(flavonoids)广泛存在于自然界中，因分子结构中有酮羰基且多呈黄色，故称黄酮。黄酮类化合物广泛分布于被子植物、双子叶植物及裸子植物等高等植物中。

第一节　结构类型

　　黄酮类化合物泛指两个苯环(A环与B环)通过三碳链相连而成的一系列化合物。故其多具有 C_6—C_3—C_6 的基本骨架，且大部分黄酮类化合物中具有2-苯基色原酮的结构。

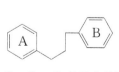

C_6—C_3—C_6 的基本骨架

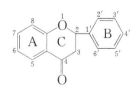

2-苯基色原酮

黄酮类化合物结构中常连接有酚羟基、甲基、甲氧基、异戊烯基等取代基,在植物体内多与糖结合成苷而存在。根据三碳链的氧化程度、是否成环及 B 环的连接位置(2-位或 3-位)等特点,将黄酮类化合物分成不同类型。见表 7-1。

表 7-1　黄酮类化合物的结构类型

类　型	基本母核	活性成分	主要来源	作用
黄酮 (flavones)		木樨草素(luteolin)	豆科植物落花生（Arachis hypogaea L.）果实的外壳等	抗菌、抗炎、降压、解痉
黄酮醇 (flavonols)		槲皮素(quercetin)	金丝桃科红旱莲（Hyperium ascyron L.）的全草等	祛痰止咳、降压、增加冠脉血流量
二氢黄酮 (flavanones)		甘草素(liquiritigenin)	豆科植物甘草（Glycyrrhiza uralensis Fisch）的干燥根及茎	抗溃疡、解痉
二氢黄酮醇 (flavanonols)		水飞蓟素(silymarin)	菊科草本植物水飞蓟［Silybum marinaum (L.) Gaenrt］的全草	保肝作用
异黄酮 (isoflavones)		大豆素(daidzein)	豆科植物野葛［Pueraria lobata (Willd.)Ohwi］的干燥根等	抗氧化作用、雌性激素样作用
二氢异黄酮 (isoflavano-nes)		紫檀素(pterocarpin)	豆科植物柔枝槐（Sophra subprostrata Chun et T. Chen）的根	抗肿瘤活性

续表

类　型	基本母核	活性成分	主要来源	作用
查耳酮 （chalcones）		 红花苷（carthamin）	菊科植物红花（*Carthamus tinctorius* L.）的干花	活血痛经、散瘀止痛
二氢查耳酮 （dihydrocha-lcones）		 梨根苷（phloridzin）	蔷薇科梨属植物根皮	
橙酮类（噢呻） （aurones）		 硫磺菊素（sulphuretin）	菊科黄花波斯菊花	细胞碘化甲腺氨酸脱碘酶抑制剂
花色素 （anthocyani-dins）		 天竺葵素（pelargonidin）R₁＝R₂＝H 飞燕草素（delphinidin）R₁＝R₂＝OH 矢车菊素（cyanidin）R₁＝OH,R₂＝H	植物的花、果、叶、茎中的色素成分	
黄烷-3-醇类 （flavan-3-ols）		 （+）儿茶素（catechin）	豆科植物儿茶［*Acacia calechu*（L.f）Willd］的去皮枝	抗肿瘤
双黄酮类 （bisflavones）	由二分子黄酮衍生物聚合而成的二聚物。通过碳-碳键或醚键缩合	 银杏素（银杏双黄酮,ginkgetin） 扁柏黄酮（hinokiflavone）	银杏科植物银杏（*Ginkgo biloba* L.）的干燥叶 柏科植物侧柏叶	增加脑血管流量，扩张冠状动脉，抗血栓、抗病毒

知识链接

　　红花花冠的颜色随着不同的开花时期而改变：开花初期，由于花冠中主要含有无色的新红花苷（neocarthamin）及微量的红花苷（carthamin），花冠呈淡黄色；到开花中期，新红花苷发生异构化转变为红花苷，使得花冠变为深黄色；开花后期或采收干燥过程中，红花苷受植物体内酶的作用氧化成红色的醌式红花苷（carthamone）而转变为红色或深红色。

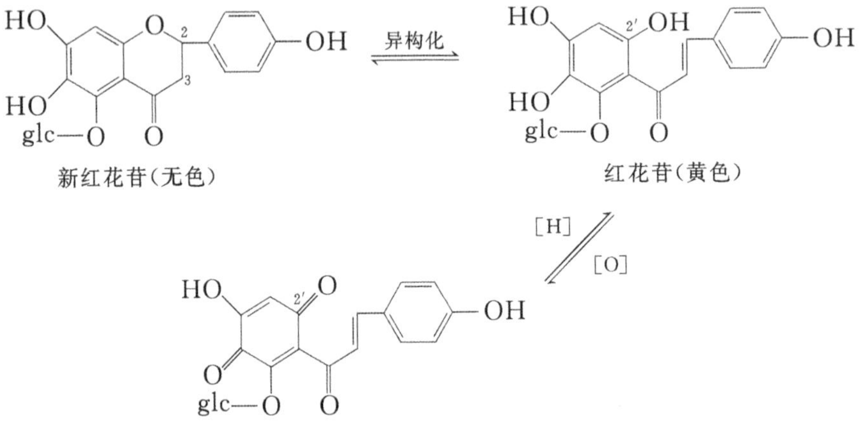

新红花苷（无色）　异构化　红花苷（黄色）

醌式红花苷（红色）

第二节　理化性质

一、性状

（一）形态
大多数黄酮苷元为结晶性固体，黄酮苷为无定形粉末。

（二）颜色
黄酮类化合物多呈黄色，其颜色的深浅变化与分子中交叉共轭体系（指两个双键互不共轭，但分别与第三个双键共轭所形成的结构体系）的有无和长短，以及助色团（—OH、—OCH₃等供电基）的种类、数目、取代位置有关。

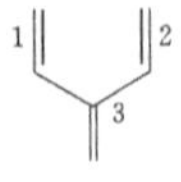

交叉共轭体系

黄酮结构中色原酮部分本身无色，在C₂位引入苯环后，即形成交叉共轭体系，并通过电子转移和重排，使共轭链延长，故可显示较深的颜色。一般情况下，黄酮苷元及其苷，结构中交叉共轭体系长的（如黄酮、黄酮醇、查耳酮及其苷）颜色深，交叉共轭体系短（如异黄酮)或不存在的(如二氢黄酮、二氢黄酮醇),显示的颜色浅甚至是无色。花色素类颜色可随 pH 值不同而改变,一般 pH<7 时显红色,pH=8.5 时显紫色,pH>8.5 时显蓝色。

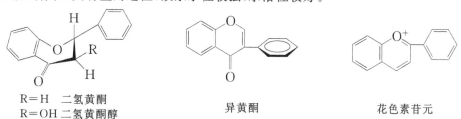

若在 7 或 4′ 位引入—OH、—OCH₃等供电子基,可形成 p-π 共轭,使 π 电子云向羰基方向移动,分子极化增加,颜色加深,其他位置引入助色团对颜色影响较小。不同类型黄酮类化合物颜色比较见表 7-2。

表 7-2　不同类型黄酮类化合物颜色区别

结构类型	颜　色
黄酮(醇)及其苷	灰黄色～黄色
查耳酮	黄色～橙黄色
异黄酮	微黄色
二氢黄酮(醇)	几乎无色
花色苷及其苷元	pH<7 红色,pH8.5 紫色,pH>8.5 蓝色

(三) 旋光性

黄酮苷元中,无交叉共轭体系的化合物有旋光性,如二氢黄酮、二氢黄酮醇、黄烷醇、二氢异黄酮等;而其他黄酮苷元由于具有交叉共轭体系,分子中无手性碳原子,故无旋光性。黄酮苷分子中连有糖基,因而具有旋光性,且多为左旋。

二、溶解性

(一) 黄酮苷元

游离的黄酮苷元不溶或难溶于水,易溶于甲醇、乙醇、乙酸乙酯、氯仿、乙醚等有机溶剂及稀碱水、吡啶、二甲基甲酰胺等碱性溶剂。

黄酮、黄酮醇、查耳酮等结构中存在交叉共轭体系,为平面型分子,分子间排列紧密,吸引力较大,故难溶于水;二氢黄酮、二氢黄酮醇结构中吡喃酮环 C₂、C₃ 位被氢化,形成类似于半椅式的结构,分子的平面性被破坏,排列不紧密,分子间引力减弱,有利于水分子的进入,故水溶性有所增强;异黄酮类分子中 B 环受吡喃酮环羰基的立体障碍,与色原酮不共平面,分子的平面性降低,故亲水性比平面型分子增强;花色素类苷元虽为平面型结构,但因以离子形式存在,具有盐的通性,故亲水性较强,水溶性较好。

R=H　二氢黄酮
R=OH 二氢黄酮醇

异黄酮

花色素苷元

黄酮苷元中引入亲水性官能团（如—OH 等），将增加化合物在水中的溶解度；而将羟基甲基化后，则亲水性减弱，其在有机溶剂中的溶解度增加。

（二）黄酮苷

黄酮苷一般易溶于水、甲醇、乙醇等强极性溶剂，难溶或不溶于氯仿、乙醚、苯、石油醚等亲脂性有机溶剂。黄酮苷中糖基的数目与结合位置亦影响其水溶性。一般多糖苷的水溶性大于单糖苷，3-羟基苷的水溶性大于 7-羟基苷，这是由于 C_3—O—糖基与 C_4 位羰基的立体障碍使分子的平面性降低，易于使水分子进入。

三、酸碱性

（一）酸性

黄酮类化合物分子中多含有酚羟基，显酸性，可溶于碱水、吡啶、甲酰胺及二甲基甲酰胺等碱性溶剂中。其酸性的强弱与酚羟基的数目及取代位置有关，如黄酮的酚羟基酸性强弱顺序为

$$7,4'\text{-二羟基} > 7\text{-或}4'\text{-羟基} > \text{一般酚羟基} > 5\text{-羟基}$$

黄酮类化合物酸性的差异，使其在不同种类、不同浓度的碱水溶液中溶解性不一样，此性质可用于黄酮的提取、分离。

（二）碱性

黄酮类化合物分子中的 γ-吡喃酮环上 1-位氧原子有孤对电子，显示微弱碱性，能与强无机酸（如浓硫酸、浓盐酸等）生成𬭤盐，显示出特殊颜色，但该𬭤盐极不稳定，加水稀释后即分解。

四、显色反应

（一）还原反应

1. 盐酸镁粉（或锌粉）反应

此反应是鉴定黄酮类化合物最常用的反应。方法是将试样溶于 1 mL 甲醇或乙醇中，加入少许镁粉（或锌粉）振摇，再滴加几滴浓盐酸，1～2 min（必要时微热）即可显色。

多数黄酮、黄酮醇、二氢黄酮及二氢黄酮醇类化合物显橙红色至紫红色，少数显紫色至蓝紫色；查耳酮、橙酮类则不显色；异黄酮除个别外也不显色。因花色素及部分查耳酮、橙酮等在浓盐酸中能反应生成𬭤盐而显红色（不需要加镁粉），故必要时应做空白对照试验。

2. 四氢硼钠（钾）反应

方法是在试管中加入 0.1 mL 含有样品的甲醇液，再加等量 2% $NaBH_4$ 的甲醇液，1 min 后，加浓盐酸或浓硫酸数滴，观察颜色变化。或进行纸斑反应：先在吸附有样品甲醇液的滤纸上喷 2% $NaBH_4$ 的甲醇溶液，1 min 后熏浓盐酸蒸气，观察颜色变化。若为二氢

黄酮或二氢黄酮醇类化合物,则显红色至紫红色,其他黄酮类化合物均不显色。$NaBH_4$ 是对二氢黄酮(醇)类化合物的专属性较高的一种还原剂。

(二)金属盐类试剂的络合反应

黄酮类化合物分子中若具有 C_3-羟基、C_4-羰基或 C_5-羟基、C_4-羰基或邻二酚羟基等结构,则可与铝盐、锆盐、镁盐、锶盐等金属盐类试剂反应,生成有色络合物。如槲皮素

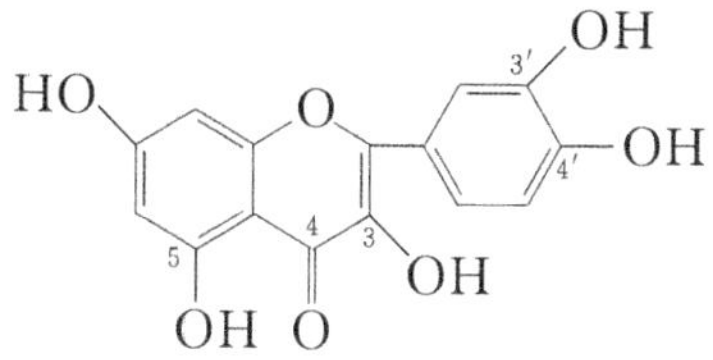

槲皮素

1. 三氯化铝反应

方法是样品乙醇溶液与 1‰ 三氯化铝乙醇溶液反应,生成黄色的铝络合物,于紫外光下显鲜黄色荧光,可用于定性定量分析。

2. 锆盐($ZrOCl_2$)-枸橼酸反应

方法是取样品 $0.5 \sim 1$ mg,用 10 mL 甲醇溶解,加 2% 二氯氧锆($ZrOCl_2$)的甲醇溶液 1 mL,若出现黄色,说明样品黄酮类化合物结构中存在 C_3-羟基黄酮或 C_5-羟基黄酮;再加入 2% 枸橼酸甲醇溶液,C_5-羟基黄酮溶液的黄色显著褪色,而 C_3-羟基黄酮溶液的鲜黄色仍然保持。这是由于 C_3-羟基、C_4-羰基络合物的稳定性优于 C_5-羟基、C_4-羰基络合物,故此反应可区别 C_3-羟基黄酮与 C_5-羟基黄酮。

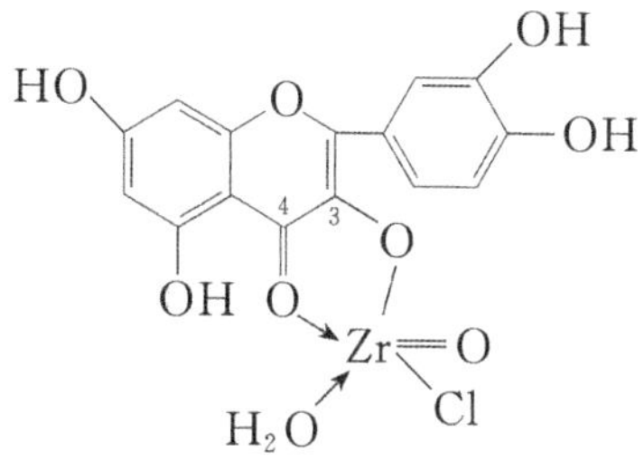

锆络合物结构

3. 氨性氯化锶($SrCl_2$)反应

方法是取约 1 mg 样品,加入 1 mL 甲醇使溶解(必要时水浴加热),加入 3 滴 0.01 mol/L 氯化锶的甲醇溶液,再加 3 滴已用氨蒸气饱和的甲醇溶液,若黄酮类化合物结构中存在邻二酚羟基,则产生绿色～棕色乃至黑色沉淀。

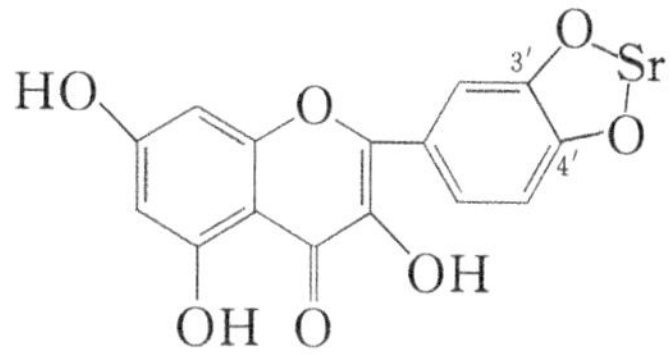

锶络合物结构

（三）硼酸显色反应

黄酮类化合物分子中有下列结构时，在无机酸或有机酸存在的条件下，可与硼酸反应，产生亮黄色。从结构看，只有 C_5-羟基黄酮（醇）和 6'-羟基查耳酮类化合物符合要求，因此呈阳性反应，利用此反应可与其他黄酮类化合物区别。

（四）碱性试剂反应

黄酮类化合物溶于碱性溶液显示不同颜色。如黄酮类在冷或热的氢氧化钠水溶液中产生黄色至橙色；二氢黄酮在碱液中开环生成查耳酮而呈橙色或黄色；具有邻二酚羟基黄酮类在碱液中易氧化，颜色也随之变化，生成黄色、深红色、绿棕色沉淀；邻三酚羟基黄酮产生暗绿色或蓝绿色沉淀。

用纸斑反应，氨蒸气处理后呈现的颜色随着氨气的挥发而退去，但经碳酸钠水溶液处理而呈现的颜色能很好地保持。

第三节　提取与分离

一、提取

黄酮类化合物一般采用溶剂法提取。在植物的花、叶、果等组织中，黄酮类化合物多以苷的形式存在；在木质部中，则多以游离苷元形式存在。

（一）碱溶酸沉法

1. 原理

黄酮类化合物多具酚羟基，显酸性，易溶于碱水而难溶于酸水，故可用碱水提取，提取液酸化后，黄酮类化合物即可沉淀析出。黄酮苷虽有一定极性，在水中有一定的溶解度，但也难溶于酸水，故在酸水中亦会沉淀析出。

2. 常用碱液

常用碱液有 5%碳酸钠溶液、稀氢氧化钠溶液及饱和石灰水。氢氧化钠水溶液提取能力较强，但也会引入过多杂质，其提取液酸化后半小时内析出的沉淀物多为杂质，其后才是较纯的黄酮类化合物。当药材中含有大量果胶、黏液质、鞣质等水溶性杂质时，如花、果类药材，宜用石灰水进行提取，使上述含羧基的杂质生成钙盐沉淀留在药材内部而不被溶出，这将有利于黄酮类化合物的纯化处理。

用碱溶酸沉法提取时，所用碱的浓度不宜过高，否则在强碱条件下加热会破坏黄酮母核；酸化时酸性不宜过强，否则生成锌盐，使析出的黄酮类化合物又重新溶解而降低收得率。当分子中有邻二酚羟基时，可加硼酸保护。

（二）溶剂提取法

1. 醇提取法

常用乙醇或甲醇作提取溶剂,其对黄酮苷及苷元均有较好的溶解性。提取方法包括冷浸法、渗漉法、回流法等。通常用 60% 左右的稀醇提取黄酮苷类,$90\%\sim95\%$ 的浓醇提取黄酮苷元。由于醇的溶解范围较广,故醇提取液中伴存杂质较多,从而影响后续步骤中黄酮类的结晶析出。如植物叶子的醇提取液,可用石油醚萃取,以除去叶绿素、胡萝卜素、树脂等脂溶性杂质。

2. 热水提取法

热水提取法适用于提取黄酮苷类,如槐米中的芸香苷等。此法安全性高,成本低,但易引入多糖、蛋白质等水溶性杂质,可用水提醇沉法将其除去。

二、分离

黄酮类化合物的分离包括黄酮类化合物与非黄酮类化合物的分离,以及黄酮类化合物中各单体的分离。黄酮类化合物主要根据其极性差异、酸性强弱、相对分子质量大小及有无特殊结构等,采用适宜的分离方法。单体的分离仍依靠色谱法。常用方法如下。

（一）pH 梯度萃取法

本法适用于酸性强弱不同的黄酮苷元的分离。不同酸性的黄酮苷元能溶于不同的碱液中:

$7,4'$-二羟基	$>$　　7 或 $4'$-羟基	$>$　　一般酚羟基	$>$　　5-羟基
溶于 $5\%\mathrm{NaHCO_3}$ 中	溶于 $5\%\mathrm{Na_2CO_3}$ 中	溶于 $0.2\%\mathrm{NaOH}$ 中	溶于 $4\%\mathrm{NaOH}$ 中

分离流程如图 7-1 所示。

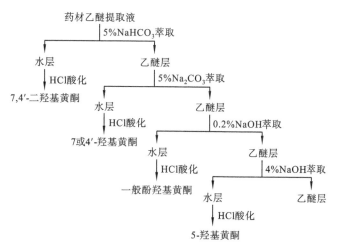

图 7-1　药材中黄酮类化合物的分离流程示意图

（二）柱色谱法

1. 硅胶柱色谱

硅胶柱色谱主要适宜于分离极性较小的黄酮苷元,如二氢黄酮、二氢黄酮醇、异黄酮及高度甲基化或乙酰化的黄酮(醇)苷元;若将硅胶加水去活化后可分离极性较大的多羟基黄酮醇及黄酮苷类。分离苷元时,多用混合溶剂如不同比例的氯仿-甲醇混合溶剂梯度洗脱;分离黄酮苷时,常用含水溶剂如氯仿-甲醇-水等,以增加洗脱剂极性。

2. 聚酰胺柱色谱

聚酰胺对黄酮苷和苷元均有较好的分离效果,且适合于制备性分离。聚酰胺的吸附作用是通过酰胺羰基与黄酮类化合物分子上的酚羟基形成氢键缔合而产生的。当用低浓度至高浓度的甲醇-水混合溶剂进行梯度洗脱时,黄酮类化合物从聚酰胺柱上洗脱的大体规律如下。

(1)苷元相同,洗脱先后顺序是:三糖苷、双糖苷、单糖苷、苷元。

(2)母核上增加酚羟基,洗脱速度相应减慢。

(3)酚羟基数目相同时,洗脱顺序与酚羟基的位置有关,3-羟基或5-羟基黄酮将先于其他位羟基黄酮被洗脱。

(4)分子中芳香核、共轭多者吸附力强,难以洗脱。

(5)不同类型黄酮类化合物洗脱先后顺序是:异黄酮、二氢黄酮、黄酮、黄酮醇。

如金钱草中黄酮类化合物用聚酰胺柱色谱法分离洗脱顺序如图 7-2 所示。

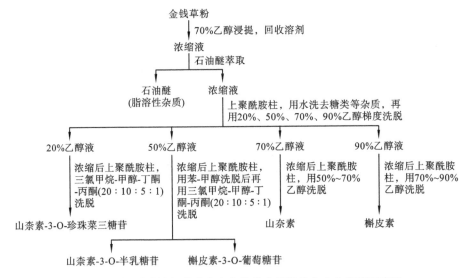

图 7-2　用聚酰胺柱色谱法分离金钱草中黄酮类化合物流程示意图

 第四节　鉴　定

一、薄层色谱

黄酮类化合物的色谱检识多采用吸附薄层,常用吸附剂有硅胶和聚酰胺。

(一)硅胶薄层色谱

硅胶薄层色谱主要用于分离和鉴定极性较小的黄酮类化合物,包括大多数黄酮苷元和部分黄酮苷。分离黄酮苷元常用亲脂性溶剂系统展开,如甲苯-甲酸甲酯-甲酸(5:4:1)、甲苯-三氯甲烷-丙酮(40∶25∶35)等,同时可根据被分离成分极性大小调整溶剂比例。分离黄酮苷则选用亲水性溶剂系统展开,如正丁酸-乙酸-水(3∶1∶1)、苯-甲醇-乙酸(35∶5∶5)等。

(二)聚酰胺薄层色谱

聚酰胺薄层色谱适于分离鉴别具有游离酚羟基的黄酮苷及苷元,其色谱行为与柱色谱一致。由于聚酰胺对黄酮类化合物吸附性较强,因此需用含酸或水的极性展开剂。分离鉴定黄酮苷元常用的展开剂有三氯甲烷-甲醇(94∶6)、三氯甲烷-甲醇-丁酮(12∶2∶1)、苯-甲醇-丁酮(4∶3∶3)等;分离鉴定黄酮苷常用的展开剂有甲醇-水(1∶1)、甲醇-乙酸-水(90∶5∶5)等。

以极性较小的溶剂系统苯-丁酮-水(3∶1∶1)为展开剂,黄酮苷元类化合物可以较好地分离,分子中酚羟基数目越多,R_f 值越小。见表 7-3。

表 7-3 黄酮苷元在不同薄层上的 R_f 值

黄酮苷元	取代基位置	$R_f \times 100$	
		硅胶 I	聚酰胺 II
山柰素	3,5,7,4'-四羟基	39	12
槲皮素	3,5,7,3',4'-四羟基	27	8
杨梅素	3,5,7,3',4',5'-六羟基	13	4
异鼠李素	3,5,7,4'-四羟基,3'-甲氧基	26	31
芹菜素	5,7,4'-三羟基	43	30
木樨草素	5,7,3',4'-四羟基	28	19
桑色素	3,5,7,2',4'-五羟基	6	10

展开剂:I 甲苯-三氯甲烷-丙酮(40∶25∶35);II 苯-丁酮-甲醇(60∶20∶20)

二、纸色谱

纸色谱适用于分离鉴定黄酮苷和黄酮苷元。当试样中同时含黄酮苷和黄酮苷元时,多采用双向纸色谱,即用两种不同类型的展开剂,当第一向展开剂展开至终端时,取出,挥干溶剂,再将纸色谱调转 90°,于第二向展开剂中展开至终端。见图 7-3。

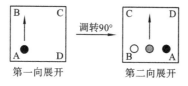

图 7-3 黄酮纸色谱分离示意图

注:箭头表示展开剂展开方向

(一)第一向展开

(1) 展开剂:常用醇性展开剂,如正丁醇-乙酸-水(4∶1∶5 上层)、叔丁醇-乙酸-水(3∶1∶1)等。

（2）展开规律：一般第一向采用醇性展开剂，此为正相分配色谱，化合物极性大则 R_f 值小，苷元相同时 R_f 值大小依次为：苷元＞单糖苷＞双糖苷。如 BAW 系统中，多数黄酮苷元（花色苷元除外） R_f 值在 0.70 以上，而黄酮苷则小于 0.70。同一类型黄酮苷元，分子中羟基数目越多则极性越大， R_f 值越小；羟基甲基化后极性降低， R_f 值增大。

（二）第二向展开

（1）展开剂：常用水性展开剂，如 2%～5% 乙酸溶液、3% 氯化钠溶液等。

（2）展开规律：第二向展开常用水性展开剂，类似于反相分配色谱，化合物极性大则 R_f 值大。苷元相同时 R_f 值大小顺序依次为：双糖苷＞单糖苷＞苷元。不同类型黄酮苷元中 R_f 值大小顺序依次为：非平面型分子＞平面型分子。如用 2%～5% 乙酸展开时，黄酮、黄酮醇、查耳酮、橙酮等平面型分子几乎停留在原点不动（ R_f < 0.02），而二氢黄酮、二氢黄酮醇、二氢查耳酮、异黄酮等，因亲水性较强， R_f 值较大（0.10～0.30）。

黄酮类化合物常用显色剂有 1% 三氯化铝甲醇溶液、10% 碳酸钠溶液水溶液，或用氨熏处理，直接观察色斑或者紫外光下观察荧光。

第五节 紫外光谱测定

紫外光谱在黄酮类化合物结构研究中具有重要的应用价值，这是因为黄酮类化合物化学结构的规律性，使之在紫外光谱中能够特征地体现；且紫外光谱的测定所需试样量少，通常在纸色谱上黄酮类化合物的一个斑点，就可以提供做几个紫外光谱的试样量；此外，测定过程中加入的诊断试剂能与黄酮母核上的一个或几个官能团反应，由此测得的紫外光谱进行对比分析还可以大大地增加结构的信息量。

一、黄酮类化合物在甲醇溶液中的紫外光谱特征

大多数黄酮类化合物在甲醇溶液中的紫外吸收光谱由两个主要吸收带组成：出现在 300～400 nm 的吸收带称为带 I，是由 B 环桂皮酰基系统的电子跃迁引起的吸收；出现在 220～280 nm 的吸收带称为带 II，是由 A 环苯甲酰基系统的电子跃迁引起的吸收。

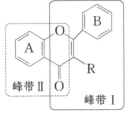

黄　酮　R＝H
黄酮醇　R＝OH

······ 苯甲酰基（峰带 II，220～280 nm）
——— 桂皮醛基（峰带 I，300～400 nm）

不同类型黄酮类化合物的带 I 或带 II 的峰位、峰形和吸收强度不同，如图 7-4、表 7-4 所示。因此，根据其紫外光谱特征可以大致推测黄酮类化合物的结构类型。

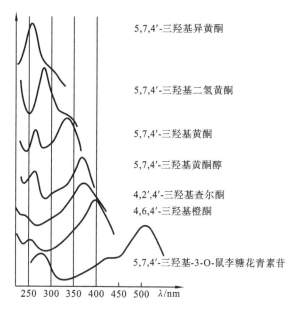

图 7-4 不同类型黄酮类化合物的紫外光谱

表 7-4 黄酮类化合物紫外光谱吸收范围

黄 酮 类 型	带Ⅱ位置/nm	带Ⅰ位置/nm	峰型
黄酮	250～280	304～350	Ⅰ强Ⅱ强
黄酮醇(3-羟基游离)	250～280	358～385	Ⅰ强Ⅱ强
黄酮醇(3-羟基取代)	250～280	328～357	Ⅰ强Ⅱ强
异黄酮	245～270	310～330(肩峰)	Ⅰ弱Ⅱ强
二氢黄酮(醇)	270～295	300～330(肩峰)	Ⅰ弱Ⅱ强
查耳酮	220～270(低强度)	340～390	Ⅰ强Ⅱ弱
橙酮	230～270(低强度)	370～430	Ⅰ强Ⅱ弱
花色素及其苷	270～280	465～560	Ⅰ强Ⅱ强

从图 7-4 可见,黄酮和黄酮醇的紫外光谱图形相似,均有两个主峰,且两峰图形相似,强度相近。但两者的带Ⅰ位置不同,黄酮带Ⅰ位于 304～350 nm,黄酮醇带Ⅰ位于 358～385 nm,其最大吸收波长为黄酮<黄酮醇,据此可以对这两类化合物进行区别。黄酮、黄酮醇母核上取代基的性质和位置不同也将影响带Ⅰ或带Ⅱ的峰位和峰形。例如 7 或 4′位引入—OH、—OCH₃等含氧基团,可引起相应吸收带红移。B 环上—OH、—OCH₃等含氧取代基逐渐增加时,带Ⅰ红移值(nm)也逐渐增加(见表 7-5),但对带Ⅱ峰位影响甚微,但可能改变带Ⅱ峰形。

表 7-5　B 环上引入羟基对黄酮类化合物紫外光谱中带 I 的影响

化　合　物	羟 基 位 置		带 I 位置/nm
	A 或 C 环	B 环	
3,5,7-三羟基黄酮(高良姜素)	3,5,7	—	359
3,5,7,4′-四羟基黄酮(山奈酚)	3,5,7	4′	367
3,5,7,3′,4′-五羟基黄酮(槲皮素)	3,5,7	3′,4′	370
3,5,7,3′,4′,5′-六羟基黄酮(杨梅素)	3,5,7	3′,4′,5′	374

↓红移

带 II 的峰位主要受 A 环含氧取代程度的影响,当 A 环上的含氧取代基增加时,带 II 红移(见表 7-6),但对带 I 影响甚微(5-OH 除外)。

表 7-6　A 环上引入羟基对黄酮类化合物紫外光谱中带 II 的影响

化　合　物	A 环上羟基位置	带 II 位置/nm
黄酮	—	250
5-羟基黄酮	5	268
7-羟基黄酮	7	252
5,7-二羟基黄酮	5,7	268
5,6,7-三羟基黄酮(黄芩素)	5,6,7	274
5,7,8-三羟基黄酮(去甲汉黄芩素)	5,7,8	281

异黄酮和二氢黄酮(醇)类因都具有苯甲酰基系统,带 II 为强吸收峰;而 B 环未与 C 环羰基形成共轭体系,无桂皮酰系统,故带 I 均为弱(肩)峰(见图 7-4):此特征很容易与黄酮、黄酮醇及查耳酮、橙酮相区别。带 II 峰位:异黄酮<二氢黄酮(醇)。

查耳酮及橙酮类,带 I 均为主峰且强度很高,而带 II 的吸收弱,为次强峰(见图 7-4)。带 I 峰位:橙酮>查耳酮。

二、加入诊断试剂的紫外光谱在黄酮类化合物结构研究中的应用

在测定了黄酮类化合物在甲醇溶液中的紫外光谱后,再向甲醇溶液中加入各种诊断试剂,如甲醇钠(NaOMe)、乙酸钠(NaOAc)、乙酸钠/硼酸(NaOAc/H_3BO_3)、三氯化铝(AlCl$_3$)及三氯化铝/盐酸(AlCl$_3$/HCl)等试剂,可使黄酮类化合物中的酚羟基发生解离或形成络合物,引起光谱改变。将上述各种紫外光谱图进行对比分析,可以获得更多的结构信息。见表 7-7。

表 7-7　几种主要的诊断试剂对黄酮(醇)紫外图谱的影响及结构特征归属

诊断试剂	带 II	带 I	归　　属
MeOH	220～280 nm	300～400 nm	两峰强度相近、峰形相似,母核上含氧基团取代越多红移越多
NaOMe	—	红移 40～60 nm,强度不降	示有 4′-OH,但无 3-OH
	—	红移 50～60 nm,强度下降	示有 3-OH,但无 4′-OH
	吸收谱随加入 NaOMe 时间延长而衰退		示有对碱敏感的取代基团,如 3,4′-、5,6,7,8-、3′,4′,5′-羟基取代图示等

续表

诊断试剂	带Ⅱ	带Ⅰ	归　　属
NaOAc(未熔融)	红移 5～20 nm	—	示有 7-OH
	—	在长波一侧有明显肩峰	示有 4'-OH,但无 3-OH 或 7-OH
NaOAc(熔融)	—	红移 40～65 nm,强度下降	示有 4'-OH
	吸收谱图随时间延长而衰退		示有对碱敏感的取代基团 如 3,4'-、5,7,8-、3',4',5'-羟基取代图示等
NaOAc/H₃BO₃	—	红移 12～30 nm	示 B 环有邻二酚羟基结构
	红移 5～10 nm	—	示 A 环有邻二酚羟基结构(但不包括 5,6 位)
AlCl₃ 及 AlCl₃/HCl	AlCl₃/HCl 谱图＝AlCl₃谱图		示结构中无邻二酚羟基
	AlCl₃/HCl 谱图≠AlCl₃谱图		示结构中可能有邻二酚羟基
	峰带Ⅰ紫移 30～40 nm		示 B 环上有邻二酚羟基
	峰带Ⅰ紫移 50～65 nm		示 A、B 环上均可能有邻二酚羟基
	AlCl₃/HCl 谱图＝MeOH 谱图		示无 3-OH 或 5-OH
	AlCl₃/HCl 谱图≠MeOH 谱图		示可能有 3-OH 或 5-OH
	峰带Ⅰ红移 35～55 nm		示只有 5-OH
	峰带Ⅰ红移 60 nm		示只有 3-OH
	峰带Ⅰ红移 50～60 nm		示可能同时有 3-OH 和 5-OH
	峰带Ⅰ红移 17～20 nm		除 5-OH 外尚有 6-含氧取代

▌知识链接 ▌

以芦丁为例,各种诊断试剂对紫外光谱的影响如下,见图 7-5。

紫外光谱数据(λ_{max}/nm)

MeOH	259,266sh,299sh,359
NaOMe	272,327,410
AlCl₃	275,303sh,433
AlCl₃/HCl	271,300,364sh,402
NaOAc	271,325,393
NaOAc/H₃BO₃	262,298,387

芦丁　·3H₂O

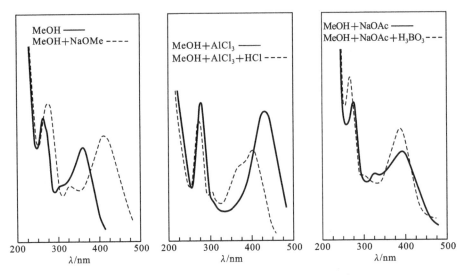

图 7-5　不同诊断试剂对芦丁的紫外光谱的影响

 第六节　应 用 实 例

一、槐米

槐米为豆科植物槐（*Sophora japonica*）的干燥花蕾，主要含有芦丁、槲皮素，还含少量皂苷类及多糖、黏液质等。近代研究表明，槐米含芦丁可高达 23.5%，槐花开放后降至 13.0%。芦丁可用于治疗毛细血管脆性引起的出血症，临床上常用作高血压辅助治疗药。芦丁还可以作为制备槲皮素的原料。

芦丁，又称芸香苷，为浅黄色粉末或极细微淡黄色针状结晶，含 3 分子结晶水（$C_{27}H_{30}O_{16} \cdot 3H_2O$），加热至 185 ℃以上熔融并开始分解。比旋光度为 $+13.82°$（EtOH）或 $-39.43°$（吡啶）。

芦丁的溶解度，在冷水中为 1∶10000，沸水中为 1∶200，沸乙醇中为 1∶60，沸甲醇中为 1∶7，可溶于乙醇、吡啶、甲酰胺、甘油、丙酮、冰乙酸、乙酸乙酯，不溶于苯、乙醚、氯仿、石油醚。

芦丁分子中具有较多酚羟基，显弱酸性，在碱液中能成盐而溶解，酸化后又可游离析出，因此可以用碱溶酸沉的方法提取芦丁。

芦丁

芦丁分子中含有邻二酚羟基,性质不太稳定,在空气中能缓缓氧化变为暗褐色,在碱性条件下更容易被氧化分解。硼酸盐能与邻二酚羟基结合,达到保护的目的,所以在碱性溶液中加热提取芦丁时,往往加入少量硼砂。常见提取方法如下。

1. 水提取法(见图 7-6)

槐米粗粉

↓ 加200 mL沸水煮沸20 min,四层纱布趁热抽滤,反复3次

水提取液

↓ 静置过夜至沉淀完全 减压抽滤

芦丁粗品

图 7-6 水提取法提取芦丁流程示意图

2. 碱提酸沉法(见图 7-7)

槐米粗粉

↓ 加约6倍量已煮沸的0.4%硼砂水溶液,搅拌下加入石灰乳,调节pH8~9,并保持该pH条件下微沸20~30 min,随时补充失去的水分;趁热用四层纱布抽滤;药渣加4倍量水,同法再提取2次;合并滤液

水提取物

↓ 在60~70 ℃下,用浓HCl调节pH3~4;静置过夜至沉淀完全;减压抽滤,滤饼用蒸馏水洗涤2~3次,抽干

芦丁粗品

图 7-7 碱提酸沉法提取芦丁流程示意图

二、葛根

葛根为豆科植物野葛(*Pueraria lobata*)或甘葛藤(*Pueraria thomsonii*)的干燥根。葛根中主要含有异黄酮衍生物,如葛根素、大豆素、大豆苷等。大豆素具有类似罂粟碱的解痉作用,葛根总黄酮具有扩张冠状动脉、增加冠状动脉血流量以及降低心肌耗氧量等作用。

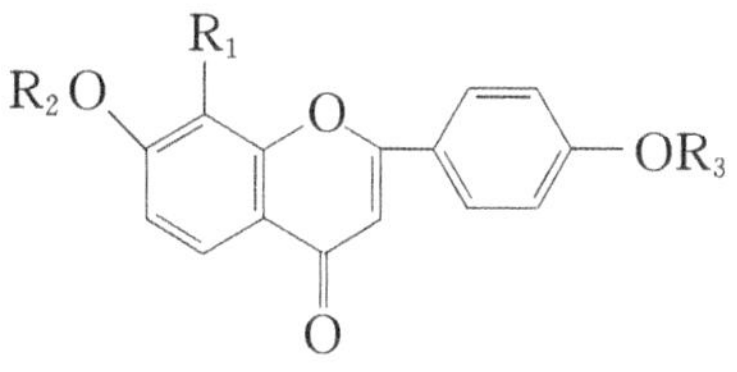

大豆素 $R_1=R_2=R_3=H$
大豆苷 $R_1=R_3=H,R_2=glc$
葛根素 $R_2=R_3=H,R_1=glc$

上述异黄酮衍生物分子中无 3-OH、5-OH 和邻二酚羟基,不与中性醋酸铅络合,故可先用中性醋酸铅沉淀除杂,再将其与碱式醋酸铅生成铅络合物沉淀。同时葛根中异黄酮衍生物也不会因与氧化铝络合而难以洗脱,故可用氧化铝柱色谱分离。葛根中分离大豆素、大豆苷及葛根素流程如图 7-8 所示。

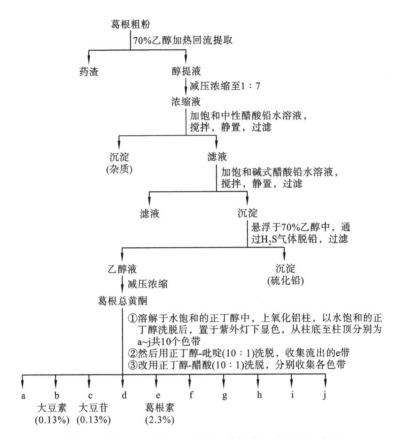

图 7-8　葛根中大豆素、大豆苷及葛根素分离流程示意图

目标检测

一、选择题

（一）单项选择题

1. 构成黄酮类化合物的基本骨架是（　　）。

A. C_6—C_6—C_6　　　B. C_3—C_6—C_3　　　C. C_6—C_3　　　D. C_6—C_3—C_6

2. 与查耳酮互为异构体的是（　　）。

A. 黄酮　　　　B. 二氢黄酮　　　　C. 异黄酮　　　　D. 橙酮

3. 下列黄酮类化合物酸性最强的为（　　）。

A. 5,7-二羟基黄酮　　　　　　　　B. 7,4′-二羟基黄酮

C. 3′,4′-二羟基黄酮　　　　　　　　D. 3-羟基黄酮

4. 黄酮母核上酚羟基的酸性以 5-OH 为最弱的原因是（　　）。

A. p-π 共轭效应　　　　　　　　　B. 吸电子诱导效应

C. 交叉共轭体系　　　　　　　　　D. 分子内氢键形成

5. 颜色随 pH 值不同明显改变的是（　　）。

A. 黄酮　　　　　B. 黄酮醇　　　　　C. 花色素　　　　　D. 二氢黄酮

6. 可用于区别 3-羟基黄酮和 5-羟基黄酮的显色反应是（　　）。

A. 盐酸-镁粉反应　　　　　　　　B. 四氢硼钠反应

C. 锆盐-枸橼酸反应　　　　　　　D. 氨性氯化锶反应

7. 锆盐-枸橼酸反应阳性、氨性氯化锶反应阴性的化合物是（　　）。

A. 5,7,4′-三羟基黄酮　　　　　　B. 5,7,3′,4′-四羟基黄酮

C. 7,4′-二羟基黄酮　　　　　　　D. 3,5,7,4′-四羟基黄酮

8. 提取黄酮苷类化合物不能采用的方法是（　　）。

A. 酸提碱沉　　　B. 碱提酸沉　　　C. 沸水提取　　　D. 乙醇提取

9. 为保护黄酮母核中的邻二酚羟基,提取时可加入（　　）。

A. 硼砂　　　　B. 氨性氯化锶　　　C. 氨水　　　D. 氢氧化钙

10. 当药材为花或果实时,采用碱溶酸沉法提取黄酮类化合物,常选用的碱液为（　　）。

A. 5%碳酸氢钠液　　　　　　　　B. 5%碳酸钠液

C. 饱和石灰水　　　　　　　　　　D. 1%氢氧化钠液

11. 用碱溶酸沉法提取芸香苷,用石灰乳调 pH 值至（　　）。

A. 6～7　　　B. 7～8　　　C. 8～9　　　D. 9～10

12. 硅胶吸附 TLC,以苯-甲酸甲酯-甲酸(5∶4∶1)为展开剂,下列化合物 R_f 值最大的是（　　）。

A. 山奈素　　　　　　　　　　　B. 槲皮素

C. 山奈素-3-O-葡萄糖苷　　　　　D. 山奈素-3-O-芸香糖苷

13. 下列黄酮苷元进行纸层析,若用 2%～6%的乙酸水溶液展开,停留在原点的是（　　）。

A. 二氢黄酮　　　B. 黄酮醇　　　C. 黄烷醇　　　D. 二氢黄酮醇

14. 聚酰胺在（　　）中对黄酮类化合物的吸附最弱。

A. 尿素水溶液　　　B. 丙酮　　　C. 乙醇　　　D. 水

15. 下列有关黄酮类化合物在聚酰胺柱上的洗脱规律,错误的是（　　）。

A. 苷元相同,洗脱先后顺序为:三糖苷、双糖苷、单糖苷、苷元

B. 黄酮母核上增加羟基,洗脱速度加快

C. 不同类型黄酮化合物,洗脱先后顺序为:异黄酮、二氢黄酮醇、黄酮、黄酮醇

D. 查耳酮比相应的二氢黄酮后洗脱

16. 聚酰胺色谱分离下列黄酮类化合物,以醇(由低到高浓度)洗脱,最先流出色谱柱的是（　　）。

A. 芦丁　　　B. 槲皮素　　　C. 山奈素　　　D. 杨梅素

17. 黄酮类化合物紫外光谱的带Ⅰ是由下列（　　）系统所引起。

A. 桂皮酰基系统　B. 苯甲酰基系统　C. 色原酮结构　D. 邻二酚羟基结构

18. 黄酮类化合物呈色的主要原因是（　　）。

A. 具有交叉共轭体系　　　　　　B. 具有酚羟基

C. 具有苯环　　　　　　　　　　D. 具有羰基

19. 下列为平面型分子的化合物是（　　）。

A. 二氢黄酮　　　　B. 黄酮醇　　　　C. 异黄酮　　　　D. 二氢黄酮醇

20. 下列对黄酮苷和黄酮苷元均能溶解的溶剂是（　　）。

A. 乙醚　　　　B. 酸水　　　　C. 水　　　　D. 乙醇

（二）多项选择题

1. 在黄酮母核上引入 7 或 $4'$-羟基，可使黄酮类化合物（　　）。

A. 颜色加深　　　　　　B. 酸性增强　　　　　　C. 水溶性增加

D. 荧光增强　　　　　　E. 稳定性增强

2. 盐酸-镁粉反应显橙红色至紫红色的是（　　）。

A. 花色素　　B. 黄酮醇　　C. 黄酮　　D. 二氢黄酮　　E. 查耳酮

3. 黄酮类化合物结构中可与金属盐类试剂发生络合反应的结构单元是（　　）。

A. 3-羟基,4-酮基　　　　B. 5-羟基,4-酮基　　　　C. 7,$4'$-二羟基

D. 3,$4'$-二羟基　　　　E. 邻二酚羟基

4. 在无机酸存在条件下，可与硼酸反应呈亮黄色的是（　　）。

A. 5-羟基黄酮　　　　　B. 7-羟基黄酮　　　　　C. $4'$-羟基查耳酮

D. $2'$-羟基查耳酮　　　E. 3-羟基黄酮

5. 聚酰胺吸附色谱法适用于分离（　　）。

A. 蒽醌　　B. 黄酮　　C. 多糖　　D. 鞣质　　E. 皂苷

二、简答题

1. 黄酮类化合物的酸性强弱与结构有何关系？

2. 聚酰胺层析法分离黄酮类化合物的原理是什么？常用洗脱剂、洗脱规律是什么？

三、实例分析

1. 有下列四种黄酮类化合物：

A. $R_1 = R_2 = H$

B. $R_1 = H, R_2 = Rham$（鼠李糖）

C. $R_1 = glc, R_2 = H$

D. $R_1 = glc, R_2 = Rham$

比较其酸性及极性的大小。

比较这四种化合物在如下三种色谱中 R_f 值大小顺序：

(1) 硅胶 TLC（$CHCl_3$-MeOH 4∶1 展开）。

(2) 聚酰胺 TLC（60% 甲醇-水展开）。

(3) 纸色谱（8% 醋酸水溶液展开）。

2. 请根据从槐米中提取芦丁的工艺流程回答相关问题。

槐米粗粉

> 加约6倍量已煮沸的0.4%硼砂水溶液,
> 搅拌下加入石灰乳调节pH8~9,
> 并保持该pH值条件下微沸20~30 min,
> 随时补充失去的水分;趁热用四层纱
> 布抽滤;药渣加4倍量水,同法再提
> 取2次;合并滤液

水提取物

> 在60~70 ℃下,用浓HCl调节pH3~4;
> 静置过夜至沉淀完全;减压抽滤,滤
> 饼用蒸馏水洗涤2~3次,抽干

芦丁粗品

> 热水或乙醇重结晶

芦丁精制品

(1) 此工艺流程所采用的提取方法和依据是什么?

(2) 提取液中加入 0.4% 硼砂水的目的是什么?

(3) 加石灰乳调节 pH8~9 的目的是什么? 如果碱性太强有何影响?

(4) 酸化时加盐酸为什么要控制 pH 在 3~4,如果 pH<2 会怎样?

(5) 为何用热水或乙醇重结晶?

(刘福昌　戢丹菊)

第八章 萜类和挥发油

学习目标

学习目的

　　本章围绕萜类和挥发油的结构、性质、提取、分离和鉴定的基本知识和基本操作技能进行教学。培养学生对含有萜类和挥发油成分的天然药物进行提取、分离及鉴定的实践操作能力和对实验结果做出正确分析与评价的能力。

知识要求

　　掌握挥发油的理化性质、提取、分离及鉴定的基本知识；

　　熟悉萜类和常见挥发油的结构特征和实际应用；

　　了解萜类和挥发油的含义、分布和生物活性。

能力要求

　　熟练掌握萜和挥发油类成分的提取、分离的基本操作技能，能提出合理的提取、分离步骤和方案；

　　学会鉴别挥发油的常用方法和操作技术。

第一节 萜 类

一、含义、分类及分布

　　萜类化合物（terpenoids）是一类由甲戊二羟酸（mevalonic acid，MVA）衍生而成，概括所有异戊二烯聚合物及其含氧衍生物的总称。

　　自然界中萜类化合物分布广、种类繁多，是具有广泛生物活性的一类重要成分。一般具有抗癌、驱虫、抗疟、抗菌消炎、抑制血小板聚集、促进肝细胞再生等作用，如青蒿素具有抗疟活性；紫杉醇具有抗癌活性；银杏内酯为治疗心血管疾病的有效药物等。萜类化合物除了萜烃以外，大多以各种含氧衍生物（如醇、醛、酮、羧酸、酯类及其苷）的形式存在，还有少数则以含氮、硫的衍生物存在。

萜类化合物基本碳架中多具 2 个或 2 个以上异戊二烯单位$(C_5H_8)_n$,因此,现一般仍沿用经典的异戊二烯法则,异戊二烯法则认为:"萜类的碳架是由异戊二烯单位以头-尾或非头-尾顺序相连而成的。"所以,现在仍根据分子中所含异戊二烯单位的数目进行分类。分类情况见表 8-1。

表 8-1　萜类化合物的分类与存在形式

类　　别	通式$(C_5H_8)_n$	碳原子数	存在形式
半萜	$n=1$	5	挥发油、植物叶
单萜	$n=2$	10	挥发油
倍半萜	$n=3$	15	挥发油、苦味素、树脂
二萜	$n=4$	20	树脂、苦味素、叶绿素
二倍半萜	$n=5$	25	海绵、植物病菌、昆虫代谢物
三萜	$n=6$	30	皂苷、树脂、植物乳汁
四萜	$n=8$	40	植物胡萝卜素类
多萜	$n>8$	>40	橡胶等

二、结构类型

根据萜类化合物结构中碳环的有无和多少,进一步分为链萜(无环萜)、单环萜、双环萜、三环萜等,且大多以含氧衍生物的形式存在,常见结构类型与来源见表 8-2。

表 8-2　萜类化合物常见结构类型与代表化合物

分类	结构类型	代表化合物	来源	作　用
单萜	链状单萜	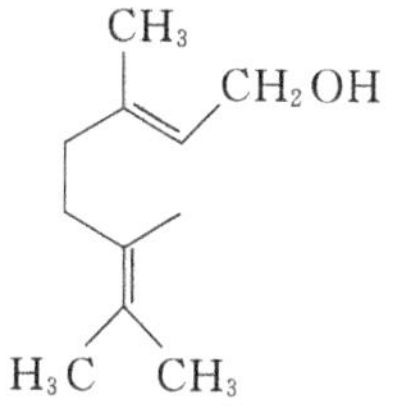 香叶醇(geraniol)	香茅属植物柠檬茅(*Cymbopogon citratus* Stapf.)	香料原料
		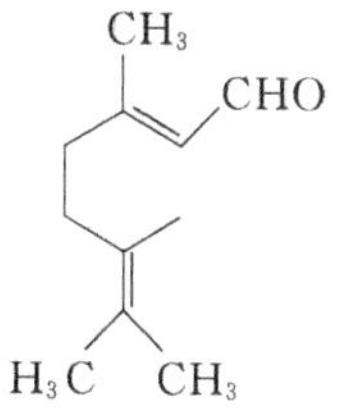 香叶醛(geranial)		扩冠、止腹痛、驱蚊

续表

分类	结构类型	代表化合物	来源	作　用
单萜	单环单萜	薄荷醇(menthol)	唇形科植物薄荷(*Mentha arvensis* var. *pipasceus*)	微弱的止痛、止痒、局部麻醉作用
		西红花醛(safranal)	鸢尾科植物番红花（*Crocus sativus* L.）	调经、活血、祛淤、止痛
	双环单萜	D-龙脑(D-borneol)	白龙脑香树(*Dryobalan opsaromatica* Gaertn.）	发汗、兴奋、解痉、防虫蛀蚀、骨质吸收抑制剂
		樟脑(camphor)	樟（*Cinnamomum camphora* Presl.）	局部刺激、防腐、强心
	环烯醚萜	京尼平苷(栀子苷,geniposide)	茜草科栀子属植物栀子(*Gardenia jasminoides* Ellis)	泻下、利胆
倍半萜	链状倍半萜	金合欢醇(farnesene)	豆科植物合欢(*Albizia julibrissin* Burazz.）	香料原料

分类	结构类型	代表化合物	来源	作　用
倍半萜	环状倍半萜	青蒿素	菊科植物黄花蒿（*Artemisia annua* L.）	抗恶性疟疾
	薁类化合物	莪术醇（ourcumol）	姜科植物温郁金（*Curuma wenyujin* Y. H. Chen et C. Ling）	抗肿瘤
二萜	链状二萜	植物醇（phytol）	叶绿素组成部分	合成维生素 E、K₁原料
	单环二萜	维生素 A（vitamin A）	动物肝脏	抗干眼症、夜盲症
	双环二萜	穿心莲内酯（andrographolide）	爵床科植物穿心莲（*Andrographis paniculata*）	抗菌消炎

三、理化性质

(一)性状

单萜和倍半萜在常温下多为具挥发性及特殊香气的油状液体,是挥发油的组成成分,少数为低熔点固体。二萜和二倍半萜多为结晶性固体。萜苷多为固体结晶或粉末,环烯醚萜苷为白色结晶或粉末。

萜类化合物多具苦味,故又称苦味素,但少数萜类具有较强甜味,如甜菊苷。

单萜及倍半萜苷元多具挥发性,可随水蒸气蒸馏,其沸点随结构中的异戊二烯单位数、双键数、含氧基团数的增多而升高。

大多数萜类化合物中有手性碳原子,具有光学活性,有多个异构体存在。

低分子萜类化合物具有较高的折光率。

(二)溶解性

萜类化合物一般为亲脂性成分,难溶于水,易溶于醇及乙酸乙酯、三氯甲烷、乙醚、苯等亲脂性有机溶剂。随含氧官能团的增加,萜类水溶性增加。萜苷一般能溶于热水,易溶于乙醇,不溶或难溶于亲脂性有机溶剂。环烯醚萜类化合物大多以苷的形式存在,易溶于水和醇。

(三)化学反应

1. 加成反应

含有不饱和双键的萜类化合物,可与卤素、卤化氢及亚硝酰氯发生加成反应;含有醛、酮羰基的萜类可与亚硫酸氢钠、吉拉德(Girard)试剂等发生加成反应,且加成产物常因其溶解性的改变而析出结晶,故可用于分析萜类化合物的不饱和程度及结构,亦可用于萜类的分离纯化。如柠檬烯与氯化氢加成得到的柠檬烯二氢氯化物,加冰水即可析出结晶。

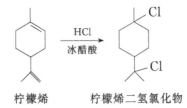

柠檬烯　　　　柠檬烯二氢氯化物

2. 氧化反应

在不同条件下,萜类化合物中各种基团(如不饱和双键、醇羟基、羰基等)可被不同的氧化剂(如臭氧、铬酐、高锰酸钾、二氧化硒等)所氧化,生成不同的氧化产物,此性质可用于测定萜类分子中双键的位置,亦可用于萜类含氧衍生物的合成。

3. 脱氢反应

脱氢反应是将环萜的碳架脱氢转变为芳香烃衍生物,多用于萜类化合物母核骨架研究和结构测定。

第二节　挥　发　油

挥发油(volatile oils),又称精油(essential oils),是存在于植物中的一类具有芳香气味,可随水蒸气蒸馏,与水不相混溶的挥发性油状液体成分的总称。

挥发油在植物界分布很广,在我国已知有56科,136属,约300种植物含有挥发油。特别是菊科植物如艾、苍术、白术、木香等;芸香科植物如降香、橙、橘、枳、吴茱萸等;伞形科植物如小茴香、当归、川芎、白芷、防风、前胡、柴胡、独活等;姜科植物如姜、郁金、莪术、砂仁、豆蔻等;樟科植物如乌药、肉桂、樟等;唇形科植物如薄荷、藿香、荆芥、紫苏等含挥发油最多。其次是木兰科植物如五味子、八角茴香、厚朴、辛黄等;马鞭草科植物如马鞭草、牡荆、蔓荆等;马兜铃科植物如细辛、杜衡、马兜铃等;桃金娘科植物如丁香、桉、白千层等;禾本科植物如香茅、芸香草等;败酱科植物如败酱、缬草、甘松等也富含挥发油。此外,如胡椒科、杜鹃花科、松科、柏科、木犀科、瑞香科、檀香科、天南星科、毛茛科等的某些植物中,也含丰富的挥发油。

挥发油存在于植物的腺毛、油室、油管、分泌细胞或树脂道等各种组织器官中,大多数呈油滴状存在,也有些与树脂、黏液质共同存在。挥发油在植物体中存在的部位常各不相同,很多种挥发油存在于花蕾中,如丁香、辛夷、野菊花、月季、蔷薇等。有些存在于果实中,如砂仁、吴茱萸、蛇床子、八角茴香等。有的存在于果皮中,如橙、橘等。还有的存在于根中,如当归、独活、防风等。而莪术、姜黄、川芎等的挥发油则存在于根茎中。细辛、薄荷、佩兰、藿香、鱼腥草、艾、菊等全株植物中都含有挥发油。少数的如肉桂、厚朴等的挥发油主要存在于树皮中。此外,有些同一植物的用药部位不同,其所含挥发油的组成成分也有差异,如樟科桂属植物的树皮挥发油多含桂皮醛,叶中则主要含丁香酚,而根和木部含樟脑多。有的植物由于采集时间不同,同一药用部位所含的挥发油成分也不完全一样,如胡荽子当果实未熟时,其挥发油主要含桂皮醛和异桂皮醛,成熟时则主要含芳樟醇、杨梅叶烯。挥发油在植物中的含量都比较低,如丁香中含的丁香挥发油含量一般在1%以下,也有少数达10%以上,如丁香中的丁香油高达14%～21%。

挥发油一般具有祛风和局部刺激作用,另外还有着广泛的生物活性,临床上主要用于止咳、平喘、祛痰、健胃、解热、镇痛、抗菌消炎和抗肿瘤等。例如,香柠檬油对淋球菌、葡萄球菌、大肠杆菌和白喉杆菌有抑制作用;土荆芥油有驱虫作用,柴胡挥发油制备的注射液,有较好的退热效果;丁香油有局部麻醉、止痛作用;薄荷油有清凉、祛风、消炎、局部麻醉作用;大蒜油可治疗肺结核、支气管炎、肺炎和霉菌感染;生姜油对中枢神经系统有镇静催眠、解热镇痛、抗惊厥、抗氧化能力和保肝等作用;茉莉花油则具有兴奋作用等。挥发油不仅在医药上具有重要的作用,在香料工业、食品工业及化学工业上也是重要原料。

一、挥发油的组成与分类

挥发油是一种混合物,化学组成比较复杂,一种挥发油中常常含有数十种乃至数百种化学成分,如保加利亚玫瑰油中已检出近300种化合物。不同的挥发油所含的成分也不一样,但其中往往以某种或某几种成分含量较大。如薄荷油中薄荷醇含量占80%以上。挥发油按化学结构可分为以下四类：萜类化合物、芳香族化合物、脂肪族化合物及其他类化合物。其中含氧衍生物是挥发油具有生物活性和芳香气味的代表成分。挥发油的分类及代表化合物见表 8-3。

表 8-3　挥发油的分类及代表化合物

分　　类	代表化合物	来　　源	作　　用
萜类化合物	组成挥发油的主要成分，主要是单萜、倍半萜及其含氧衍生物 柠檬烯（limonene） 莪术醇（curcumol）	主要存在于柑属柠檬［*Citrus limonia*（Linn.）Burm.］等果皮的挥发油中 存在于姜科植物温郁金（*Curuma wenyujin* Y. H. Chen et C. Ling）的干燥根茎	镇咳、祛痰 抗癌
芳香族化合物	芳香族化合物在挥发油中的含量仅次于萜类，挥发油中的芳香族化合物大多是苯丙素衍生物 CH=CH—CHO 桂皮醛 OH　OCH₃ CH₂—CH=CH₂ 丁香酚	存在于樟科植物肉桂（*Cinnamomum cassia* Pres.）的干燥树皮中 存在于桃金娘科植物丁香（*Eugenia caryophyllata* Thunb.）的花蕾中	镇痛、镇静、抗惊厥 局部麻醉、止痛、抗菌、消炎、防腐
脂肪族化合物	主要是一些小分子的脂肪族化合物，占的比例较小 O H₃C—C—(CH₂)₈CH₃ 甲基正壬酮 (methyl nonyketone)	存在于三白草科植物蕺菜（*Houttuynia cordata* Thunb.）中	地上部分具有抗菌消炎、镇痛止咳等作用
其他类化合物	为含硫、含氮化合物，少数挥发油中含有硫和氮 O H₂C=CH—CH₂—S—S—CH₂—CH=CH₂ 大蒜辣素	由大蒜中大蒜氨酸经酶水解后生成的物质	抗菌、抗病毒

二、理化性质

(一) 性状

1. 颜色

挥发油大多为无色或淡黄色液体,有些挥发油含有薁类成分或溶有色素,因而显特殊颜色。

2. 形态

挥发油在常温下为透明液体。低温放置时某些挥发油所含主要成分可能结晶析出,这种析出物习称为"脑",如薄荷脑、樟脑等。滤除脑的挥发油称为"脱脑油"。

3. 气味

挥发油具有特殊的气味,大多数有香味,也有少数挥发油具有异味,如鱼腥草挥发油具有不愉快的臭味或腥气味。气味是鉴别挥发油质量的重要依据。

4. 挥发性

挥发油在常温下可自行挥发而不留任何痕迹,这是挥发油和脂肪油的本质区别。

(二) 溶解性

挥发油几乎不溶于水而易溶于有机溶剂,如石油醚、乙醚、二硫化碳等,可溶于高浓度的乙醇。挥发油在水中虽溶解性很小,但溶解的部分主要是含氧衍生物,能使水溶液具有该挥发油特有的香气。医药上利用这一性质制备芳香水剂,如薄荷水等。

(三) 物理常数

1. 相对密度

多数挥发油比水轻,习称"轻油";也有少数挥发油比水重,习称"重油"。挥发油的相对密度一般在 $0.850 \sim 1.065$。

2. 折光性

挥发油具有较强的折光性,折光率一般在 $1.43 \sim 1.61$。

3. 旋光性

挥发油几乎均有旋光性,其比旋光度一般在 $97° \sim 177°$。

4. 沸点

挥发油无确定的沸点,一般在 $70 \sim 300 \, ℃$。

(四) 稳定性

挥发油对光、空气、热比较敏感,若长时间与空气、光线接触,会逐渐氧化变质,使其相对密度增加、颜色变深、失去原有的香味,并逐渐聚合成树脂样物质,不能再随水蒸气蒸馏。因此,选择挥发油制备的方法是很重要的,其产品也应贮于棕色瓶内,装满、密塞并在阴凉处低温保存。

三、提取与分离

（一）提取

1. 水蒸气蒸馏法

利用挥发油的挥发性和与水不相混溶的性质进行提取。在加热过程中，当挥发油和水两者的蒸气压之和与大气压相等时，挥发油即可随水蒸气蒸馏出来。这是从植物中提取挥发油最常用的方法。一般将药材适当切碎后，加水浸泡可用共水蒸馏法、隔水蒸馏法、水蒸气蒸馏法提取。前两种方法简单，但挥发油受热温度较高，某些成分易分解；后一方法温度较低，但设备较复杂。馏出液若油水不分层，可用盐析法促使挥发油从水中析出。蒸馏法虽设备简单、易操作、成本低、提油率高，但对热不稳定的挥发油不能用此法提取。

2. 油脂吸收法

油脂类一般具有吸收挥发油的性质，往往利用此性质提取贵重的挥发油，如玫瑰油、茉莉花油等。

3. 溶剂提取法

用石油醚、乙醚等有机溶剂，采用连续回流提取法或冷浸法进行提取。本法提取的挥发油含有较多的亲脂性杂质，需进一步处理。

4. 超临界流体萃取法

二氧化碳超临界流体萃取法用于提取挥发油，具有防止氧化、热解及提高品质的突出优点。所得芳香挥发油气味与原料相同，明显优于其他方法。目前此项技术在月见草、桂花、柠檬等药材挥发油的提取应用上均获得了良好的效果。

5. 冷压法（又称压榨法）

此方法用于含油量较高的新鲜植物药材的提取。如橘、柑、柠檬果皮等原料，可经撕裂、捣碎冷压后静置分层，或用离心机分出油，即得粗品。此法在常温下进行，产品可保持原有挥发油的新鲜香味，但所得的挥发油含有水分、黏液质及细胞组织等杂质，需进一步处理。同时此法也很难将挥发油全部压榨出来，需再将压榨后的药渣进行水蒸气蒸馏，才能使挥发油提取完全。

（二）分离

用上述方法提取的挥发油往往为混合物，需要分离精制后才能得到单体化合物，常用的分离方法如下。

1. 冷冻处理法

将挥发油置于 0 ℃以下使析出结晶，如无结晶析出可将温度降至 −20 ℃，继续放置。取出结晶再经重结晶可得纯品，如薄荷脑。

2. 分馏法

挥发油由于组成类别不同，在相对分子质量大小、双键的多少、含氧取代基等方面有一定的差异，因此它们的沸点各异。以此可作为分离的依据。由于挥发油的组分多对热及空气中的氧较敏感，因此常采用减压分馏法分离。经分馏法得到的每一馏分有可能仍是混合物，所以需要进一步精馏或结合其他方法分离。

3. 化学分离法

根据挥发油中各组分所含官能团不同,选择适当的化学方法处理,使各组分达到分离。

(1) 碱性成分的分离　将挥发油溶于乙醚,用 1% 硫酸或盐酸萃取,得酸水液,经碱化后再用乙醚萃取,蒸去乙醚即得碱性成分。

(2) 酸、酚性成分的分离　将分出碱性成分的挥发油乙醚母液,再分别用 5% 碳酸氢钠和 2% 氢氧化钠萃取,所得碱性水溶液分别酸化后用乙醚萃取,前者可得酸性成分,后者可得酚性成分。

(3) 醛、酮(羰基)成分的分离　含这两种官能团成分的分离方法如下。

a. 将分出碱性、酸性、酚性的挥发油乙醚母液经水洗至中性,以无水硫酸钠干燥后,加亚硫酸氢钠饱和溶液,分出水层或加成物结晶,加酸或碱液处理,以乙醚萃取,可得醛类成分和甲基酮类成分;注意,提取时间不宜过长或温度过高,否则有使双键与亚硫酸氢钠加成的可能,形成不可逆的双键加成物,如从柠檬挥发油中分离柠檬醛,反应条件不同,加成产物也各不相同。

b. 将分出碱性、酸性、酚性、含醛和酮等成分的挥发油乙醚母液回收乙醚,在挥发油中加入适量的吉拉德试剂(Girard T 或 Girard P)的乙醇溶液和 10% 的乙酸,加热回流 1~2 h,待反应完成后加适量水稀释,用乙醚萃取,分取水层,酸化后再用乙醚萃取,可获得含羰基类成分。

羰基化合物　　　　　Girard P　　　　　　　　　　　　　　Girard 腙

(4) 醇类成分的分离　将挥发油与丙二酸单酰氯或邻苯二甲酸酐反应生成酸性单酯,再将生成物溶于碳酸氢钠溶液,用乙醚洗去未作用的挥发油,碱溶液经 20% 硫酸酸化后用乙醚萃取出所生成的酸性酯,蒸去乙醚,残留物经 NaOH 皂化反应,再用乙醚萃取出挥发油中的醇类成分。

萜醇　　　邻苯二甲酸酐　　　酸性邻苯二甲酸酯　　　　　　　　　　　　　　萜醇

挥发油中的成分可用以下方法系统分离,其流程如图 8-1 所示。

4. 色谱分离法

(1) 吸附色谱法　色谱分离法中以硅胶和氧化铝吸附柱色谱应用最广泛。由于挥发

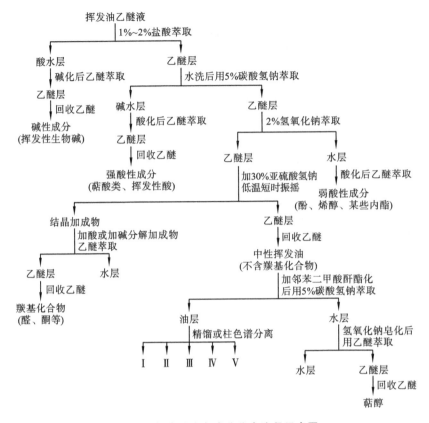

图 8-1 挥发油中各成分分离流程示意图

油的组成成分多而复杂,分离多采用分馏法与吸附色谱法相结合,往往能得到较好效果。一般将分馏的馏分溶于石油醚或己烷等极性小的溶剂,使其通过硅胶或氧化铝吸附柱,依次用石油醚、己烷、乙酸乙酯等,按一定比例组成的混合溶剂进行洗脱。将洗脱液分别进行检查,这样使每一馏分中的各成分又得到了分离。如香叶醇和柠檬烯常常共存于许多植物的挥发油中,如将其混合物溶于石油醚,使其通过氧化铝吸附柱,用石油醚洗脱,由于柠檬烯的极性小于香叶醇,吸附较弱,可被石油醚先洗脱下来,然后再改用石油醚中加入少量甲醇的混合溶剂冲洗,则香叶醇就被洗脱下来,使二者得到分离。

(2)硝酸银络合薄层 依据其双键的数目和位置的不同,与硝酸银形成配合物的难易及稳定性的差异进行分离。一般来说,双键多的化合物易形成配合物;末端双键较其他双键形成的配合物稳定;顺式双键大于反式双键的配合能力。例如将 α-细辛醚、β-细辛醚和欧细辛醚的混合物,通过用 20％硝酸银处理的硅胶柱,用苯-乙醚(5∶1)洗脱,分别收集,并用薄层检查,α-细辛醚苯环外双键为反式,与硝酸银配合不牢固,先被洗下来,β-细辛醚为顺式,与硝酸银配合的能力虽然大于 α-细辛醚,但小于欧细辛醚,因欧细辛醚的双键为末端双键,与硝酸银结合能力最强,故 β-细辛醚第二个被洗脱下来,欧细辛醚则最后被洗脱下来。

③ 其他色谱 包括制备性气-液色谱法、制备性薄层色谱。

知识链接

　　天然药物中存在的挥发油是一类具有生物活性的成分,亦称为精油,它是从天然药物中用水蒸气蒸馏所得到的与水不相混溶的挥发性油状成分的总称。其所含的化学成分比较复杂,可由十几种到一百多种成分组成,来源不同的挥发油所含的化学成分也不一致。但其中往往以某种或某几成分所占分量较大。挥发油大多在常温下为流动性液体,比水轻,也有的在低温下可析出固体成分,在常温下较易挥发。在临床上挥发油具有止咳、平喘、祛痰、发汗、解表、祛风、镇痛、解热、利尿、健胃、抗菌、消毒和杀虫等功效。个别的挥发油尚有特殊的生理功效,如麝香酮具有兴奋中枢神经的作用,樟脑具有强心的作用。挥发油制剂在临床中得到越来越广泛的应用,然而由于挥发油具有挥发性和不稳定性,因此在制剂中有不同的处理方法。现介绍中药挥发油常见的几种处理方法。

四、现代制剂新方法

1. 制备 β-环糊精包合物

　　环糊精(cyclodextrin,CD)是由淀粉经酶环合而成,具有环状中空筒形的特殊结构,是一类良好的包合材料,最常见的由 6、7 或 8 个葡萄糖分子构成,分别称为 α-CD、β-CD、γ-CD,其中以 β-CD 孔隙适中,较为常用。用 β-环糊精包合后可增加其稳定性,矫臭矫味,增加其水溶性,提高其生物利用度。将挥发油嵌入筒状结构内形成超微粒分散物,分散效果好,易于吸收,同时释药缓慢,药物生物利用度较高,不良反应低。β-环糊精与挥发油包合是一种物理过程,不发生化学变化,挥发油仍保持原有的性质和作用。挥发油用 β-环糊精包合可以增加挥发油的溶解度及溶出速度,可以提高挥发油的稳定性;使挥发油粉末化,降低其挥发性,提高挥发油的利用率;改善挥发油的不良臭味,减少挥发油的刺激性,降低其毒副反应;改变挥发油剂型,扩大应用途径,如包合后可制成片剂、胶囊剂、颗粒剂等,使液体药物变成固体制剂。

2. 制备软胶囊剂

　　以明胶甘油为囊材,将挥发油包裹在其中,可以掩盖挥发油的异臭且外形美观,服用方便,分散均匀,稳定性及生物利用度也有较大提高。挥发油制成软胶囊的方法具有工艺较为简单、成本较低等优点,将会越来越多地应用于中药挥发油制剂上。

3. 制备微囊与微球微囊及微球技术

　　将固、液、气体物质包裹在微小封闭的胶囊及胶球内的技术过程称为微囊与微球制备技术,其直径为 10~1 000 nm,近似球形或为球形,具有靶向性和缓释作用。微囊不仅能够使挥发油避免氧化和挥发,而且可以使同一制剂中含有不同的药材提取物。目前多用复凝聚法制备微囊,而由于工艺较为复杂,操作时间较长,故易造成挥发油的挥发以及部分溶解于水-胶相中造成损失。微囊及微球具有诸多优点,但是成本较高,目前还未能在中药制剂方面得到广泛应用。

4. 制备乳剂

　　利用挥发油与水不相混溶的性质,制成普通乳剂与复乳,可以掩盖挥发油的不良气味,水与挥发油能以广泛比例混合,分剂量准确,可改善其对黏膜、皮肤的刺激性;可增加挥发油的吸收,提高其生物利用度,减少剂量,降低毒副反应;可以达到缓释、控释的效果,延长疗效;此外可使药物具有靶向性,提高靶部位浓度并具有淋巴亲和性。此外,挥发油还可以根据其药理作用制备成外用制剂,如外用擦剂、洗剂、软膏、眼液等。

五、鉴定

(一)一般检查

将试样制成石油醚溶液滴在滤纸上,如滤纸上的油斑在空气中能挥散,可能含有挥发油;如油斑不消失,可能含油脂。

(二)理化常数测定

相对密度、比旋光度、折光率和凝固点等是鉴定挥发油常用的物理常数。一般先测定折光率,若折光率不合格,就说明挥发油已变质,其他常数就不用再测定了。化学常数也是衡量挥发油质量的重要化学指标,主要有酸值、脂值、皂化值。

(三)色谱检识

挥发油的色谱检识方法常用的是薄层色谱法和气相色谱法。

1. 气相色谱法

气相色谱法具有分离效率好、灵敏度高、样品用量少、分析速度快的优点。气相色谱法常用相对保留时间对挥发油各组分进行定性鉴别。流动相:(载气)氢气、氦气、氮气等。固定相:①非极性的饱和烃润滑油类(如硅酮、甲基硅油等),适用于沸点差异大的萜类成分的分离;②极性固定相类(如聚酯、聚乙二醇类等),适用于沸点差异小,而极性差异大的萜类成分的分离。柱温:多采用程序升温法,可使挥发油中的单萜、倍半萜及其含氧衍生物一次分离成功。

2. 薄层色谱

多采用200目以上硅胶 G 或180目2～3级中性氧化铝为吸附剂。吸附剂:硅胶 G。展开剂:石油醚-乙酸乙酯(85:15)。可将挥发油中不含氧的化合物展至前沿,而含氧化合物较好地展开;若用石油醚或正己烷为展开剂展开,可使挥发油中的不含氧化合物较好地展开,而极性较大的含氧化合物仍留在原点。在实际工作中常分别用这两种展开剂,对同一薄层作单向二次展开:先用石油醚-乙酸乙酯(85:15)将样品斑点展开至中线处,取出,挥干溶剂,使得含氧化合物分离;再以石油醚或正己烷沿同一方向作二次展开至前沿,此时含氧化合物斑点不随溶剂移动,从而将不含氧的烃类彼此分离。见图8-2。

常用的显色剂有两大类。一类是香草醛-浓硫酸试剂或5%香草醛-浓盐酸试剂,喷后105℃加热,挥发油中各种成分显不同的颜色。另一类是挥发油各类功能基显色剂,常用的有以下几种。

(1)2%高锰酸钾水溶液:如在粉红色背景上产生黄色斑点表明含有不饱和化合物。

(2)2,4-二硝基苯肼试剂:如产生黄色斑点,表明含有醛或酮类化合物。

(3)异羟肟酸铁试剂:如斑点显淡红色,可能是酯或内酯类化合物。

(4)三氯化铁试剂:如斑点显绿色或蓝色,表明含有酚性物质。

(5)3%邻联二茴香胺-冰乙酸溶液:醛或酮类化合物显各种颜色。

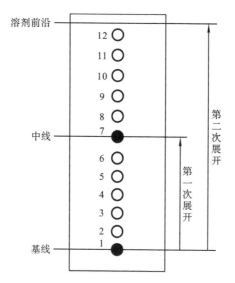

图 8-2 挥发油单向二次展开

1. 原点;2. 酸;3. 羟基化合物(醇、酚);4. 羰基化合物(醛、酮);5. 酯;6. 醚;7. 烃(集中线处成一点)
8. 奥类;9. 含三个双键或共轭双键的烯烃;10. 含两个双键的烯烃;11. 含一个双键的烯烃;12. 饱和烃

(6)硝酸铈铵试剂:在黄色背景上显棕色斑点表明含有醇类化合物。

(7)对二甲氨基苯甲醛试剂:奥类化合物在室温显深蓝色,奥类前体在 80 ℃烘烤 105 min 才显色。

(8)0.05%溴酚蓝乙醇溶液:如产生黄色斑点表明含有机酸类化合物。

3. 气相色谱-质谱联用法

现多采用气相色谱-质谱-数据系统联用(GC/MS/DS)技术,大大提高了挥发油分析鉴定的速度和研究水平。分析时,首先将样品注入气相色谱仪内,经分离后得到的各个组分依次进入分离器,浓缩后的各组分又依次进入质谱仪。用质谱仪对每个组分进行检测和结构分析,得到每个组分的质谱,通过计算机与数据库的标准质谱对照,则可根据质谱碎片规律进行解析,并参考有关文献数据加以确认。

六、应用实例

(一)薄荷

薄荷为唇形科植物野薄荷(*Mentha haplocalyx* Briq.)干燥的地上部分,性凉味辛,具有宣散风热、清头目、透疹等功效。

1. 化学成分

新鲜叶含挥发油 0.8%～1%,干茎叶含 1.3%～2%。油中主要成分为薄荷醇,又称为薄荷脑,含量占油的 77%～78%;其次为薄荷酮,含量为 8%～12%,还含乙酸薄荷酯、莰烯、柠檬烯、异薄荷酮、蒎烯、薄荷烯酮、树脂及少量鞣质。其中薄荷醇含量的高低是薄荷油质量优劣的重要评价指标,它可以作为调味及祛风药。薄荷中主要成分的结构式如下:

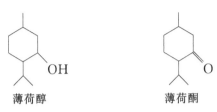

薄荷醇　　　　　　　　　薄荷酮

2. 薄荷油的提取方法

（1）水蒸气蒸馏法提取　称取粉碎好的薄荷 200 g，置于挥发油提取器中，加水 1 000 mL，按《中国药典》(2010 年版)附录ⅩD 挥发油测定法提取挥发油。提取 6 h，收集薄荷油。用无水硫酸钠脱水，滤纸过滤。

（2）冷浸法提取　称取薄荷粉末 20 g，用 600 mL 石油醚室温浸泡 3 次，每次用 200 mL 溶剂，浸泡时间为每次 3 h，合并提取液，将滤液在旋转蒸发仪上蒸去石油醚，以下同（1）法处理。

（3）超声波法提取　称取薄荷粉末 20 g，以 200 mL 石油醚为溶剂，超声提取 3 次。超声频率为 40 kHz，提取时间为每次 30 min。合并提取液，将滤液在旋转蒸发仪上蒸去石油醚，以下同（1）法处理。

（4）超临界 CO_2 法提取　取薄荷粉末 1.3 kg，装入萃取釜。在萃取压力为 9 MPa，萃取温度为 50 ℃，CO_2 流量为 25 L/h 的条件下，萃取 1.5 h，收集薄荷油，以下同 1.项处理。

按上述方法分别提取薄荷油，并计算出油率。水蒸气蒸馏法提取薄荷油的出油率为 1.15%，冷浸法提取薄荷油的出油率为 1.27%，超声波法提取薄荷油的出油率为 1.34%，超临界 CO_2 法提取薄荷油的出油率为 2.43%。

冷浸法和超声波法提取薄荷油的出油率和薄荷醇含量都比水蒸气蒸馏法高。在薄荷油的现实生产中，通常采用水蒸气蒸馏法进行生产，因为冷浸法和超声波法都使用了有机溶剂，容易造成溶剂残留。另外，水蒸气蒸馏法提取操作相对简单，成本较低，因此在生产中应用较广。4 种提取方法中，超临界 CO_2 法提取薄荷油的出油率最高。这是因为超临界 CO_2 提取过程在密闭系统中进行，且操作温度低，因此萜烯类成分不易损失，热不稳定性成分及易氧化的组分也不会受到破坏，同时部分高沸点的成分也能被提取出来。

薄荷油的提取，不但要考虑主要有效成分含量，而且要考虑它的收得率。在超临界 CO_2 法提取中，薄荷油中薄荷醇含量较低，但由于出油率高，因此薄荷样品中薄荷醇收得率比其他提取方法高。超临界 CO_2 法提取的薄荷油出油率和薄荷醇收得率高，而且具有操作温度低、无毒害、效率高、操作简单等优点，能够保证有效成分及产品质量的稳定性及安全性，同时又不会对环境造成污染。因此，薄荷油的 4 种提取方法中，超临界 CO_2 法提取是最理想的方法。

3. 药理作用

（1）对中枢神经系统的作用　内服少量薄荷有兴奋中枢神经的作用，通过末梢神经使皮肤毛细血管扩张，促进汗腺分泌，增加散热，有发汗解热作用。薄荷油少量内服，同样有发汗、解热和中枢兴奋作用。但也有报道，薄荷有中枢抑制作用。薄荷提取物 1 g/kg 皮下注射，对小鼠醋酸扭体反应的抑制率为 30%～60%，其有效成分为薄荷醇。左旋薄荷酮也有较强镇痛作用。

（2）局部作用　薄荷制剂局部应用可使皮肤黏膜的冷觉感受器产生冷觉反射，引起皮肤黏膜血管收缩;薄荷油对皮肤有刺激作用,并可慢慢渗透入皮肤内,引起长时间的充血。薄荷油外用能麻醉神经末梢,具有清凉、消炎、止痛和止痒作用。薄荷油的主成分薄荷脑对皮肤有相似的作用。

(3) 解痉作用　薄荷及其有效成分均有解痉作用。薄荷的乙醇提取物对乙酰胆碱或组胺所致豚鼠离体回肠收缩有显著抑制作用。另外,薄荷还有保肝、利胆、抗炎、抗菌、抗病毒等作用。

(二) 八角茴香

本品为木兰科植物八角茴香(*Illicium verum* Hook. f.)的干燥成熟果实,分布于福建、广东、广西、贵州、云南等省区。含挥发油4%～9%,一般约5%(果皮中较多)、脂肪油约22%(主要存在于种子中),此外还含有蛋白质、树胶、树脂等。挥发油中主要成分是茴香醚,为总挥发油的80%～90%,冷时常自油中析出,故称茴香脑。此外,尚含莽草酸及少量甲基胡椒酚、茴香醛、茴香酸等。

1. 化学成分

(1) 茴香脑(anethole),又称大茴香醚、茴香烯、茴香醚。分子式$C_{10}H_{12}O$,相对分子质量148.21。为白色结晶,熔点21.4 ℃,沸点235 ℃。与乙醚、氯仿混溶,溶于苯、醋酸乙酯、丙酮、二硫化碳及石油醚,几乎不溶于水。

(2) 茴香醛(anisaldehyde),分子式$C_8H_8O_2$,有两种状态:棱晶,熔点36.3 ℃,沸点236 ℃;液体,熔点0 ℃,沸点248 ℃。

(3) 茴香酸(anisic acid),分子式$C_8H_8O_3$,为针状结晶,熔点184 ℃,沸点275～280 ℃。

(4) 莽草酸(shikimic acid),又称毒八角酸。分子式$C_7H_{10}O_5$,相对分子质量174.15。无色针状结晶(甲醇-醋酸乙酯),熔点190～191 ℃。在100 mL水中可溶解18 g,100 mL无水乙醇中可溶解2.5 g,几乎不溶于氯仿、苯、石油醚。

(5) 甲基胡椒酚(methylchavicol),分子式$C_{10}H_{12}O$,为无色液体,沸点215～216 ℃。

八角茴香中主要成分结构式如下:

茴香脑　　　　　茴香醛　　　　　茴香酸

2. 茴香脑的提取分离

取八角茴香50 g,捣碎,置于圆底烧瓶中,加适量水浸泡湿润,按一般水蒸气蒸馏法进行蒸馏提取。也可将捣碎的八角茴香置于挥发油测定器的烧瓶中,加蒸馏水500 mL与数粒玻璃珠,连接挥发油测定器与回流冷凝管,自冷凝管上端加水使充满挥发油测定器的刻度部分,并使溢流入烧瓶时为止。缓缓加热至沸,至测定器中油量不再增加,停止加热,放冷,分取油层。将所得的八角茴香油置于冰箱中冷却1 h,即有白色结晶析出,趁冷过滤,用滤纸压干。结晶为茴香脑,滤液为析出茴香脑后的八角茴香油。

3. 药理作用

（1）抑菌作用　该品水煎剂对人型结核杆菌及枯草杆菌有抑菌作用。乙醇提取物对金黄色葡萄球菌、肺炎球菌、白喉杆菌、枯草杆菌、霍乱弧菌、伤寒杆菌、副伤寒杆菌、痢疾杆菌、大肠杆菌及常见致病菌均有较强的抑制作用。醇提取物在体外对革兰氏阳性细菌（金黄色葡萄球菌、肺炎球菌、白喉杆菌等）的抑菌作用与青霉素钾盐 20 单位/mL 相似；对革兰氏阴性细菌（枯草杆菌、大肠杆菌、霍乱弧菌，以及伤寒、副伤寒、痢疾杆菌等）的抑菌作用与硫酸链霉素 50 单位/mL 相似；对真菌的抑菌作用大于 1％的苯甲酸及水杨酸。

（2）刺激作用　挥发油中的茴香醚具有刺激作用，能促进肠胃蠕动，可缓解腹部疼痛；对呼吸道分泌细胞有刺激作用从而促进分泌。可用于祛痰。

（3）升白细胞作用　该品提取物甲基胡椒酚，给正常家兔和猴肌内注射（100 mg/只），给药后 24 h 白细胞为给药前的 150％（$P < 0.05$），正常犬肌肉注射（300 mg/只），给药后 24 h 出现升白现象，连续用药，白细胞连续增加，停药后 2 h 白细胞仍为用药前的 157％，骨髓细胞数为用药前的 188％，骨髓有核细胞呈活跃状态。犬用环磷酰胺所致的白细胞减少症，若同时服用甲基胡椒酚则可使犬全部存活，白细胞下降慢，恢复快。对化疗和放疗病人的白细胞减少症有较好疗效。

（4）具有雌激素活性　该品所含茴香脑具有雌激素活性，其活性为 50 小鼠 M.U./mL 或 100 大鼠单位（R.U./mL）。

目标检测

一、选择题

（一）单项选择题

1. 萜类化合物由（　　）衍生而成。

A. 甲戊二羟酸　　　B. 异戊二烯　　　　　C. 桂皮酸　　　　　　D. 苯丙氨酸

2. 倍半萜含有的碳原子数目为（　　）。

A. 10　　　　　　　B. 15　　　　　　　　C. 20　　　　　　　　D. 25

3. 青蒿素属于（　　）。

A. 单萜　　　　　　B. 倍半萜　　　　　　C. 二萜　　　　　　　D. 三萜

4. 具有抗疟活性的是（　　）。

A. 乌头碱　　　　　B. 雷公藤内酯　　　　C. 青蒿素　　　　　　D. 紫杉醇

5. 三萜的异戊二烯单位有（　　）。

A. 2 个　　　　　　B. 4 个　　　　　　　C. 5 个　　　　　　　D. 6 个

6. 挥发油的主要成分是（　　）。

A. 单萜、倍半萜　　B. 四萜　　　　　　　C. 二萜　　　　　　　D. 二倍半萜

7. 硝酸银络合色谱分离挥发油中成分的原理是（　　）官能团。

A. 羰基　　　　　　B. 羟基　　　　　　　C. 醛基　　　　　　　D. 双键

8. 常利用（　　）区别油脂和挥发油。

A. 气味　　　　　　B. 折光率　　　　　　C. 相对密度　　　　　D. 油斑试验

9. 提取某些贵重的挥发油，常选用的方法是（　　）。

A. 水蒸气蒸馏法 　　　　　　　B. 油脂吸收法

C. 冷压法 　　　　　　　　　　D. 溶剂提取法

10. 分离挥发油中的羰基成分,常采用的试剂为(　　　)。

A. 亚硫酸氢钠试剂 　　　　　　B. 三氯化铁试剂

C. 2%高锰酸钾溶液 　　　　　　D. 异羟肟酸铁试剂

11. 吉拉德试剂的反应条件为(　　　)。

A. 弱碱性条件加热回流 　　　　B. 中性条件加热回流

C. 弱酸性条件加热回流 　　　　D. 低温短时间振摇萃取

12. 又称精油,可随水蒸气蒸馏,与水不能混溶的挥发性成分是(　　　)。

A. 龙胆苦苷 　　　　　　　　　B. 环烯醚萜类化合物

C. 挥发油 　　　　　　　　　　D. 紫杉醇

13. 从新鲜药材中提取某些含油量高的挥发油时,常选用的方法是(　　　)。

A. 水蒸气蒸馏法 　　　　　　　B. 压榨法

C. 升华法 　　　　　　　　　　D. 浸渍法

14. 薄荷醇的结构是(　　　)。

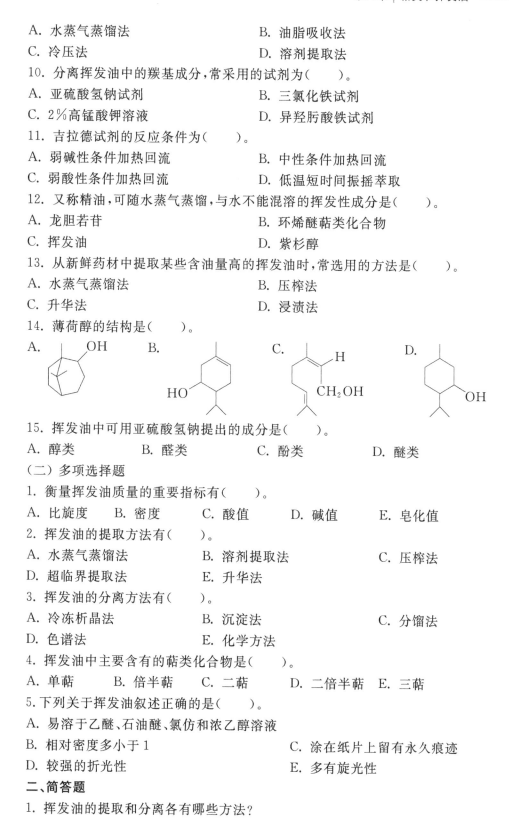

15. 挥发油中可用亚硫酸氢钠提出的成分是(　　　)。

A. 醇类 　　　B. 醛类 　　　C. 酚类 　　　D. 醚类

(二)多项选择题

1. 衡量挥发油质量的重要指标有(　　　)。

A. 比旋度 　　B. 密度 　　C. 酸值 　　D. 碱值 　　E. 皂化值

2. 挥发油的提取方法有(　　　)。

A. 水蒸气蒸馏法 　　　B. 溶剂提取法 　　　C. 压榨法

D. 超临界提取法 　　　E. 升华法

3. 挥发油的分离方法有(　　　)。

A. 冷冻析晶法 　　　B. 沉淀法 　　　C. 分馏法

D. 色谱法 　　　E. 化学方法

4. 挥发油中主要含有的萜类化合物是(　　　)。

A. 单萜 　　B. 倍半萜 　　C. 二萜 　　D. 二倍半萜 　　E. 三萜

5. 下列关于挥发油叙述正确的是(　　　)。

A. 易溶于乙醚、石油醚、氯仿和浓乙醇溶液

B. 相对密度多小于1 　　　　　C. 涂在纸片上留有永久痕迹

D. 较强的折光性 　　　　　　　E. 多有旋光性

二、简答题

1. 挥发油的提取和分离各有哪些方法?

2. 挥发油应如何保存?为什么?

三、实例分析

药典中关于川芎的鉴别方法如下。取川芎粉末 1 g,加乙醚 20 mL,加热回流 1 h,过滤,滤液蒸干,残渣加乙酸乙酯 2 mL 使溶解,作为供试品溶液。另取川芎对照药材 1 g,同法制成对照药材溶液。照薄层色谱法试验,吸取上述两种溶液各 1~2 μL,分别点于同一硅胶 G 薄层板上,以正己烷-乙酸乙酯(9:1)为展开剂,展开,取出,晾干,置于紫外灯(365 nm)下检视。供试品色谱中,在与对照药材色谱相应的位置上,显相同颜色的斑点。请解释,为什么用乙醚提取? 应用什么方法进行薄层色谱鉴别?

（戴丹菊　刘美辉）

第九章 皂 苷

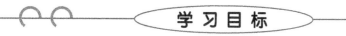

学习目标

学习目的

以皂苷的结构、理化性质、提取分离的基本知识、基本操作技能进行教学。培养学生从天然药物中进行提取、分离及鉴定皂苷实践操作能力和对结果做出正确分析与评价的能力,为学习相关专业知识和技能奠定基础。

知识要求

掌握皂苷的结构分类、理化性质、提取及分离的基本知识;

熟悉皂苷的形状、显色反应、色谱分离法及实例人参的相关性质;

了解皂苷的含义、分布、生物活性和实例穿山龙的相关性质。

能力要求

熟练掌握皂苷提取、分离的基本操作技能,能应用皂苷的性质熟练地区别甾体皂苷与三萜皂苷;

学会用化学检识法初步鉴别皂苷的基本技术。

皂苷为来源于植物界的一类结构较复杂的低聚糖苷类化合物,因其水溶液剧烈振摇时能产生大量持久的肥皂样泡沫,故名皂苷,其广泛分布于高等植物的双子叶植物和单子叶植物中,如五加科、豆科、远志科、桔梗科、石竹科、薯蓣科、百合科、玄参科植物等,另外也见于一些低等植物和海洋生物中,如茯苓、海参等。常见的中药有人参、甘草、穿山龙、柴胡、桔梗、薯蓣、甜叶菊、麦冬、知母等。皂苷的活性多种多样,如甘草中的甘草酸有祛痰、止咳和抑制病毒复制作用,其苷元为甘草次酸,具有促肾上腺皮质激素样作用;远志里所含远志皂苷具有镇咳、祛痰和镇静作用;柴胡中柴胡皂苷有镇静、止痛、解热和抗炎作用;娑罗子的主要活性成分为七叶皂苷,有 α 和 β 两种异构体,其中 β-七叶皂苷是主要的活性异构体,七叶皂苷可以抑制磷脂酶 A,减少炎症介质前体的释放,减轻组织的炎症反应,同时还有抑制胃酸分泌的作用;常春藤有皂苷 A 和 B,没有抗菌活性,酶解后,分别转变为单糖链的 α-常春藤皂苷和 β-常春藤皂苷,二者特别是 α-常春藤皂苷具有强烈的抗菌活性;牛膝的总皂苷对雌性小鼠有中期引产和抗生育作用;从植物蜘蛛抱蛋的根茎分离得到的皂苷有强烈的杀螺作用;大豆中的大豆皂苷可抑制血清中脂类氧化及过氧化脂质生成并有减肥作用;绞股蓝皂苷对大鼠血小板聚集及实验性血栓有明显抑制作用;由云南白药组分重楼分离得到的甾体皂苷 I 和 IV,实验证明其对肿瘤细胞有显著的抑制作用。一些甾体皂苷元,如薯蓣皂苷元等是制药工业合成甾体激素的原料。

第一节　结构与类型

皂苷由糖或糖醛酸和皂苷元(非糖部分)组成。组成皂苷的糖常见的有 D-葡萄糖、D-半乳糖、L-阿拉伯糖、L-鼠李糖、D-木糖、D-葡萄糖醛酸以及 D-半乳糖醛酸等。糖或糖醛酸以低聚糖的形式与苷元缩合而成皂苷。

皂苷有不同的分类方法,如按照皂苷分子中是否含有酸性基团(如羧基),可将皂苷分成中性皂苷和酸性皂苷;按照皂苷分子中糖链数目的不同,可分为单糖链皂苷、双糖链皂苷和三糖链皂苷;按照皂苷在生物体的形成状态分为原生皂苷和次生皂苷。目前,最常用的是按照皂苷元的化学结构分类,将皂苷分为甾体皂苷和三萜皂苷两大类。

一、甾体皂苷

甾体皂苷元为含 27 个碳原子的甾体衍生物,具有螺甾烷的基本骨架,其结构通式为

（一）甾体皂苷元的结构特点

(1) 螺甾烷的基本骨架由 A、B、C、D、E、F 六个环组成,A、B、C、D 四个环为环戊烷并合多氢菲组成的甾体母核,C_{17} 位上的侧链与 C_{16} 位上环合成含氧五元杂环 E,C_{22} 位再环合成含氧六元杂环 F,E、F 环以螺缩酮形式连接(C_{22} 为螺原子)。

(2) 一般 A、B 环的稠合有顺、反两种形式,C_5 位的 H 和 C_{10} 位的甲基异侧的为反式,属 α 构型,在同侧的为顺式,属 β 构型。B/C 环和 C/D 环一般为反式稠合,即 8β、9α、13β、14α。

(3) 分子结构中含有多个羟基,C_3 羟基多为 β 构型,常与糖结合成苷。另外,分子结构中也多含有羰基和双键,羰基常在 C_{12} 位上,少数在 C_6 和 C_{11} 位上,其中羰基在 C_{12} 位上皂苷元常作为合成激素药物的原料。双键常在 $\Delta^{5(6)}$、$\Delta^{9(11)}$ 位,也有 $\Delta^{25(27)}$ 位上的。

(4) 甾体皂苷分子中一般不含羧基,呈中性,故甾体皂苷又称中性皂苷。

(5) 甾体皂苷元在 C_{10}、C_{13}、C_{20}、C_{25} 位上都有一个甲基,C_{10}、C_{13} 位甲基为角甲基,均为 β 构型。E、F 环中含有 C_{20}、C_{22}、C_{25} 三个手性碳原子。C_{20} 位甲基在 E 环背面,为 α 构型($20\alpha E$);C_{22} 对 F 环也是 α 构型($22\alpha F$)。而 C_{25} 位甲基有差向异构体,当 C_{25} 位上甲基位于 F 环平面上(即直立键),为 β 构型,其绝对构型为 S 型,称为螺旋甾烷;当 C_{25} 位甲基位于 F 环平面(即平伏键),为 α 构型,其绝对构型为 R 型,称为异螺旋甾烷;二者互为异构体,往往共存于植物体。因 R 型较稳定,故 S 型极易转化为 R 型。

（二）甾体皂苷的结构类型

依据螺甾烷结构中 C_{25} 的构型和 F 环的环合状态,可将甾体皂苷元分为四种类型,具体见表 9-1。

表 9-1　甾体皂苷元的结构类型

结构类型	结构特点	活 性 成 分	主要来源	作用
螺旋甾烷类	C_{25} 位甲基为直立键	<p align="center">菝葜皂苷元</p>	百合科植物菝葜 (*Smilax china* L.) 的干燥根茎	其苷有抗真菌作用
异螺旋甾烷类	C_{25} 位甲基为平伏键	<p align="center">薯蓣皂苷元</p>	薯蓣科植物穿龙薯蓣 (*Dioscorea nipponica*)的根茎	合成甾体激素的原料
呋甾烷类	F 环开裂,C_{26} 引入 β-OH,多成双糖链苷	<p align="center">原菝葜皂苷</p>	百合科植物菝葜 (*Smilax china*) 的根茎	具有祛风利湿的作用
变形螺旋甾烷类	F 环为含氧的五元环,此类苷极少	<p align="center">燕麦皂苷 B</p>	禾本科植物燕麦 (*Avena sativa*)的种子	具有调节血脂的作用

二、三萜皂苷

三萜皂苷由三萜皂苷元和糖组成。三萜皂苷在自然界分布比甾体皂苷广泛,种类也多。其皂苷元是三萜类衍生物,一般含 30 个碳原子,由 6 个异戊二烯单位组成基本骨架。根据皂苷元的结构,三萜皂苷可分为四环三萜和五环三萜两大类。由于分子中常含有羧基,所以这类皂苷又称为酸性皂苷。

(一)四环三萜皂苷

四环三萜皂苷的苷元除了含 30 个碳的化合物外,也有 31 个碳和 32 个碳的衍生物。其基本骨架与甾体相似,亦具有环戊烷并多氢菲的基本母核,但在 C_{17} 位上有由 8 个碳原子组成的侧链,多为 β 构型;在甾核的 C_4 位上存在偕二甲基,并在 C_{14} 位上比甾醇类多一个甲基。四环三萜皂苷元主要有以下类型,见表 9-2。

表 9-2　四环三萜皂苷元的结构类型

结构类型	结构特点	活性成分	主要来源	作用
羊毛脂烷型	$C_{18}\ \beta$-甲基连接在 C_{13} 位上	猪苓酸 A	多孔菌科真菌猪苓（*Poria cocos*)	抗肿瘤、免疫调节作用
达玛烷型	$C_{18}\ \beta$-甲基由 C_{13} 位转到 C_8 位上（C 环内)	(20S)-原人参三醇	五加科植物人参（*Panax ginseng*）的根及茎叶	具有调血脂作用
葫芦烷型	与羊毛脂烷型骨架区别 A/B 环取代基不同：$C_5\ \beta$-H、$C_9\ \beta$-CH_3、$C_{10}\ \alpha$-H	雪胆乙素	来源于百合科植物小蛇莲（*Hemsleya amabilis*）的根	临床上适用于急性痢疾、肺结核等

(二)五环三萜皂苷

五环三萜皂苷元类型数目较多,目前已发现的有 15 种以上,在天然药物中常见的主要类型有以下三种,见表 9-3。

表 9-3 五环三萜皂苷元的结构类型

结构类型	结构特点	活性成分	主要来源	作用
齐墩果烷型（β-香树脂烷型）	A/B、B/C、C/D 环均为反式，D/E 为顺式；母核 8 个甲基，C_4、C_{20} 为偕二甲基，C_8、C_{10}、C_{17} 为 β 构型，C_{14} 为 α 构型	甘草次酸	豆科植物乌拉尔甘草（Glycyrrhiza uralensis）的根茎	有促肾上腺皮质激素样作用；抗炎、抗溃疡等作用
乌苏烷型（α-香树脂烷型）	与 β 香树脂烷型不同，E 环 C_{29}、C_{30} 甲基分别接在 C_{19}、C_{20} 上，构型分别是 β 和 α 构型	熊果酸	来源于熊果叶、女贞叶、栀子的果实等	在体外有抑菌活性，有安定作用
羽扇豆烷型	与 β 香树脂烷型不同，E 环为五元环，C_{19} 有 α 构型异丙烷或异丙烯基取代，D/E 环反式。多以苷元形式存在	白桦脂酸	鼠李科植物酸枣（Wild jujube）的种子	抗肿瘤和 HIV 作用

第二节 理 化 性 质

一、性状

皂苷是相对分子质量较大的化合物，多为白色无定形粉末，不易结晶，仅少数为晶体（如常春藤皂苷为针状晶体），而其皂苷元大多有完好的结晶。皂苷多具吸湿性，保存时应注意保持干燥。皂苷一般多具有苦、辛辣味（但甘草皂苷有显著甜味，对黏膜刺激性也小），其粉末对人体各部位的黏膜有较强的刺激性，尤以鼻黏膜最为敏感，可反射性刺激呼吸道黏液腺分泌，稀释浓痰，便于排出。

二、溶解性

皂苷多数极性较大，一般可溶于水，易溶于热水、稀醇，难溶于丙酮，几乎不溶于苯、乙醚等亲脂性溶剂。皂苷在含水正丁醇或戊醇中有较大的溶解度，可利用此性质从含皂苷水溶液中用正丁醇或戊醇萃取，借以与亲水性大的糖类、蛋白质等分离。

若皂苷水解成次级皂苷后，其在水中溶解度随之降低，易溶于中等极性的醇、丙酮、乙酸乙酯等。而皂苷元则不溶于水，而易溶于石油醚、苯、乙醚、氯仿等亲脂性溶剂。皂苷有一定的助溶性能，可促进其他成分在水中的溶解。

三、发泡性

皂苷既有亲水性基团也有亲脂性基团，具有表面活性剂的作用，能降低水溶液表面张力，其水溶液经强烈振摇能产生持久性的泡沫，并不因加热而消失。因此可以用做清洁剂、乳化剂。

蛋白质的水溶液虽也能产生泡沫，但不能持久，且在加热后很快消失，而皂苷水溶液并不因加热而消失，可以此来区别二者。

皂苷产生泡沫的情况还与溶液的 pH 值有关，可以据此区别三萜皂苷与甾体皂苷。具体方法为：取两支试管，分别加入 0.1 mol/L HCl 和 0.1 mol/L NaOH 各 5 mL，再各滴加中药水提液 3 滴，强烈振摇 1 min，如两管形成泡沫持久、高度相同，说明该中药含有三萜皂苷，如碱液管的泡沫较酸液管泡沫高数倍且保持时间长，则提示该中药含甾体皂苷。这是由于中性皂苷在碱水溶液中能形成较稳定的泡沫。

四、溶血作用

皂苷因能与红细胞膜中胆甾醇形成不溶于水的复合物，破坏红细胞的正常渗透性，使细胞内的渗透压增高，导致细胞破裂，产生溶血作用。如将其制成水溶液注射入静脉中，低浓度皂苷水溶液就能产生溶血作用，毒性极大，故通常称皂苷为皂毒类。肌内注射易引起肌肉坏死，而口服则无溶血作用，可能与它在胃肠道中不被吸收有关。皂苷溶血作用强弱不同可用溶血指数表示。溶血指数是指在一定条件下（同一来源红细胞、等渗、恒温等）能使血中红细胞完全溶血的最低皂苷溶液浓度。如薯蓣皂苷的溶血指数为 1：400000，甘草皂苷的溶血指数为 1：4000。

皂苷的溶血作用与其分子结构有密切的关系，如使难溶于水的皂苷元与糖以外的物质结合，并使之溶于水后，则显示与皂苷有同样的溶血作用，所以溶血作用的有无与皂苷元有关，溶血作用的强弱则与结合糖有关。

单糖链皂苷溶血作用一般较显著；双糖链皂苷尤其是中性三萜类双糖链皂苷溶血作用较弱或没有溶血作用；酸性皂苷的溶血作用介于二者之间。由此可见，并不是所有的皂苷都能破坏红细胞而产生溶血作用，例如人参皂苷无溶血现象，但经分离后，B 型和 C 型人参皂苷有显著的溶血作用，A 型人参皂苷则有抗溶血作用。

五、皂苷的水解

皂苷可被植物中共存的酶水解，若含有酯键也可被碱液水解。由于皂苷所含的糖为 2-

羟基糖,在温和的水解条件不能使苷键断裂,需用剧烈的条件进行水解,一般用 2~4 mol/L的矿酸,有时还需要加热或加压。由于水解条件剧烈,常使生成的皂苷元发生脱水、环合、双键移位、取代基移位、构型转化等变化,这样得到的不是真正的皂苷元,从而造成研究工作复杂化,甚至得出错误结论。如人参皂苷的苷元应是四环三萜类(20S)-原人参二醇或(20S)-原人参三醇,但酸水解得到的却是 C_{20} 为 R 构型的人参二醇或人参三醇,因为在水解中 C_{20} 发生了构型转变。为得到原生皂苷元,可采用酶水解、Smith 降解或光解法。

六、显色反应

皂苷在无水条件下,与硫酸或某些 Lewis 酸作用,产生颜色变化或荧光现象。常用的显色反应如下:

(1) Liebermann-Bruchard 反应(醋酐-浓硫酸反应) 取少量皂苷样品溶于醋酐中,加入醋酐-浓硫酸试剂(20∶1)数滴,依次呈现黄色、红色、紫色、蓝色、绿色的颜色变化。甾体皂苷颜色变化较快,最后出现绿色,而三萜皂苷只能转变为红色或紫色,最后不出现绿色。此法可初步鉴别甾体皂苷和三萜皂苷。

(2) Salkowski 反应(氯仿-浓硫酸反应) 将皂苷溶于氯仿,加入浓硫酸,氯仿层呈现红色或蓝色,浓硫酸层有绿色荧光。

(3) Rosen-Heimer 反应(三氯乙酸反应) 将皂苷的氯仿溶液滴在滤纸上,再喷洒25%三氯乙酸乙醇试剂,加热,即显红色,渐变成紫色。甾体皂苷反应快,只需加热到 60 ℃即显色,而三萜皂苷反应较慢,需加热至 100 ℃才能显色。

(4) Kahlenberg 反应(五氯化锑反应) 皂苷与五氯化锑的氯仿溶液反应呈红色或紫色。用三氯化锑结果相同。

(5) Tschugaeff 反应(冰醋酸-乙酰氯反应) 皂苷溶于冰乙酸中,加入乙酰氯数滴及氯化锌结晶数粒,稍加热,则呈现淡红色或紫红色。

第三节　提取与分离

一、提取

(一) 皂苷的提取

常用不同浓度的乙醇或甲醇为溶剂提取,回收溶剂,将残渣溶于水,滤除不溶物,水溶液再用石油醚、苯等亲脂性有机溶剂萃取,除去油脂、色素等脂溶性杂质,然后再用正丁醇进行萃取,则皂苷转溶于正丁醇,而糖类等水溶性杂质则留在水中,分取正丁醇溶液,回收正丁醇,得粗制总皂苷(实例见人参总皂苷的提取)。目前此法被认为是提取皂苷的通法。也可以先用石油醚或苯将药材进行脱脂处理,除去油脂、色素。脱脂后的药材再用乙醇或甲醇为溶剂加热提取,冷却提取液,由于多数皂苷难溶于冷乙醇或冷甲醇,故可析出沉淀;或将醇提取液适当浓缩,再加入适量的丙酮或乙醚,皂苷就以沉淀形式析出;根据酸性皂苷难溶于冷水,易溶于碱水溶液的性质,可先加碱水溶解皂苷,再加酸酸化使之析出沉淀。

（二）皂苷元的提取

皂苷元易溶于苯、氯仿、石油醚等极性小的有机溶剂而不溶或难溶于水。一般可将粗皂苷加酸水解后，再用极性小的有机溶液萃取，也可直接将药材加酸水解，使皂苷生成皂苷元，再用有机溶剂萃取。

用酸水解皂苷时，应注意在剧烈的水解条件下，皂苷元可能发生变化。因此应降低反应条件或改用温和的水解方法以保证皂苷元结构不被破坏。也可先用酶解再用酸水解，既可以缩短水解时间，还能提高皂苷元收得率（实例见薯蓣皂苷元提取）。

二、精制与分离

（一）分段沉淀法（混合溶剂沉淀法）

利用皂苷在醇中溶解度大，在乙醚、丙酮等溶剂中溶解度小的性质，先将粗总皂苷溶于少量的甲醇或乙醇中，然后逐滴加入乙醚或丙酮至混浊，放置即产生沉淀，过滤，即得极性较大的皂苷。母液继续滴加乙醚或丙酮至析出沉淀，得极性较小的皂苷。通过这样反复处理，可初步将不同极性的皂苷分离。

（二）胆甾醇沉淀法

利用甾体皂苷可与胆甾醇生成难溶性分子复合物的性质，与其他水溶性成分分离，以达到精制的目的。先将粗皂苷溶于少量乙醇中，再加入胆甾醇的饱和醇溶液，直至不再析出沉淀为止（混合后需稍加热），滤取沉淀，用水、乙醇、乙醚依次洗涤，以除去糖类、色素、油脂及游离的胆甾醇。最后将沉淀干燥，用乙醚连续回流提取，此时甾体皂苷与胆甾醇形成的分子复合物分解，胆甾醇溶于醚中，残留物为较纯的皂苷。

（三）色谱法

用上述的方法精制后，除少数皂苷可获得单体成分外，大多数只是除去大部分杂质，得到相对较纯的总皂苷，若要分离出单体，一般采用色谱法。

（1）分配色谱法　因为皂苷极性较大，所以用分配柱色谱法分离效果较好。支持剂可用水饱和的硅胶，用氯仿-甲醇-水等极性较大的溶剂系统进行梯度洗脱。

（2）吸附色谱法　常用硅胶作吸附剂，适用于分离亲脂性皂苷元，用混合溶剂洗脱。

（3）高效液相色谱法　大多用反相色谱柱，用甲醇-水或乙腈-水等溶剂为流动相分离和纯化皂苷效果良好。

（4）大孔树脂吸附法　对于皂苷的分离，一般先用甲醇提取，回收甲醇，残渣用水溶解，上树脂柱，先用水洗去糖类杂质，再用乙醇梯度洗脱，得到不同组分的皂苷混合物，若要得到皂苷单体，还需进一步用硅胶柱色谱或高效液相色谱进行分离。

第四节　实　　例

一、穿山龙

穿山龙为薯蓣科薯蓣属植物穿龙薯蓣（*Dioscorea nipponica* Makino）的根茎。穿山龙具有祛风除湿、止痛的功效,临床上常用于风湿腰腿痛的治疗。穿山龙及薯蓣属植物根茎含有大量的薯蓣皂苷,其苷元俗称薯蓣皂素,是制药工业中合成甾体激素和甾体避孕药的重要原料。

（一）结构与性质

薯蓣皂苷属于甾体皂苷,同时也是单糖链苷,为中性皂苷(分子中无羧基),呈白色针晶或无定形粉末,熔点 275～277 ℃(分解),微溶于水,可溶于甲醇、乙醇、醋酸,微溶于丙酮、戊醇,难溶于乙醚、苯、石油醚。

薯蓣皂苷元的熔点为 204～207 ℃,可溶于石油醚、汽油、乙醚及醋酸,不溶于水。

薯蓣皂苷元的侧链经酸、铬酐等溶剂处理可以被降解,生成的醋酸孕甾双烯醇酮是合成各种甾体激素的重要中间体。

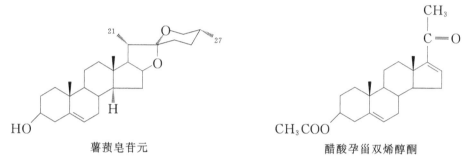

薯蓣皂苷元　　　　　　　　　　醋酸孕甾双烯醇酮

（二）提取分离

1. 酸水解提取法流程(见图 9-1)

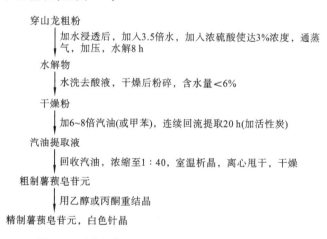

图 9-1　酸水解提取法提取薯蓣皂苷元流程示意图

上述方法提取的收得率约为 2%。在此条件下水解时间长,并且还有部分皂苷未能水解,影响收得率。如果将原料在酸水解之前经过预发酵处理,不但能缩短水解时间,还能提高薯蓣皂苷元的收得率。

2. 预发酵提取法流程(见图 9-2)

穿山龙粗粉
  │ 加水浸泡12 h，再加水(总量为原料的1.5~2倍)，于40 ℃
  │ 恒温2天进行发酵
发酵后原料
  │ 加3%硫酸，用量为原料量的3倍，于152 kPa、116~120 ℃
  │ 水解3 h
水解后原料
  │ 水洗去酸液，干燥，用石油醚或汽油连续回流提取
提取液
  │ 浓缩后析晶，重结晶
薯蓣皂苷元

图 9-2　预发酵提取法提取薯蓣皂苷元流程示意图

二、人参

人参为五加科人参属植物人参(*Panax ginseng* C. A. Mey.)的根,是传统名贵中药,具有大补元气、补脾益肺、生津安神的功效。临床上常用于体虚欲脱、肢冷脉微、脾虚食少、肺虚喘咳、津伤口渴、久病虚羸、阳痿、心力衰竭等病证。

人参中化学成分复杂,含皂苷、多糖和挥发油等多种化学成分。其中人参皂苷为主要有效成分之一,它具有人参根的主要生理活性。人参根中含皂苷约 4%,其中须根含量较主根为高,全植物中以花蕾含皂苷量最多。

(一) 结构与性质

目前已发现人参中至少含有 15 种皂苷,它们的苷元有三种类型:A 型、B 型及 C 型。A 型、B 型属四环三萜达玛烷型衍生物,C 型是五环三萜齐墩果烷型衍生物。化学结构见表 9-4。

表 9-4　人参中皂苷的化学结构

苷元结构、名称	人参皂苷	糖	
		R_1	R_2
	Rb₁	glc²—¹glc	glc⁶—¹glc
	Rb₂	glc²—¹glc	glc⁶—¹arab 吡喃糖
A 型(20S)-原人参二醇	Rc	glc²—¹glc	glc⁶—¹arab 呋喃糖
	Rd	glc²—¹glc	glc
	Rh₂	glc	glc

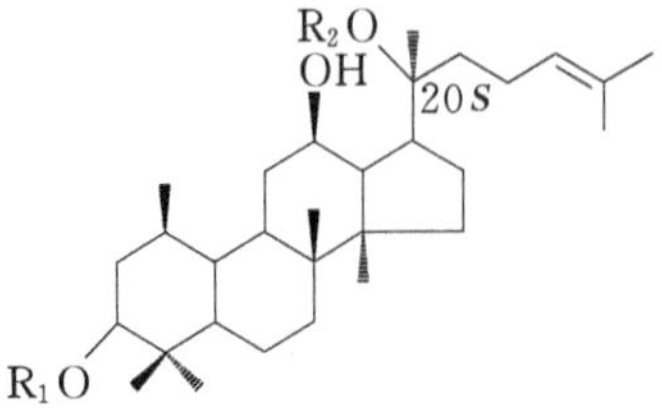

续表

苷元结构、名称	人参皂苷	糖	
		R_1	R_2
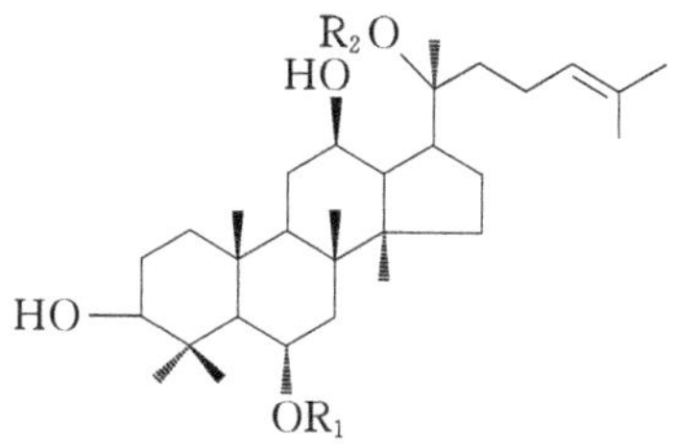 B 型(20S)-原人参三醇	Re	$glc^2{-}^1rham$	glc
	Rf	$glc^2{-}^1glc$	H
	Rg_1	glc	glc
	Rg_2	$glc^2{-}^1rham$	H
	Rh_1	glc	H
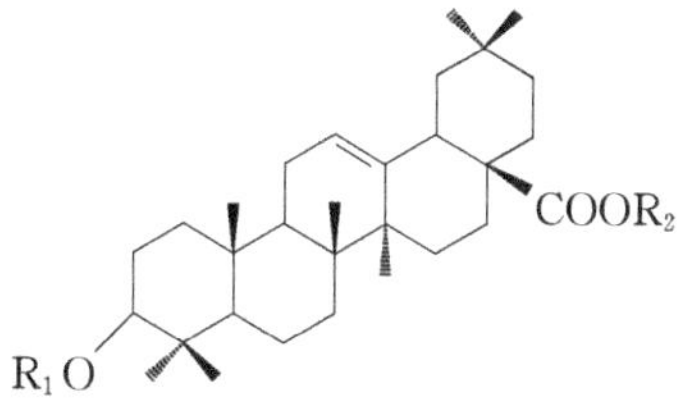 C 型齐墩果酸型	Ro	葡萄糖醛酸$^2{-}^1glc$	glc

　　人参皂苷 A 型和 B 型对酸不稳定,弱酸条件下即可水解,在酸水解过程中 20S 构型易转变为 20R 构型,同时侧链发生环合作用,产物分别是人参二醇和人参三醇。

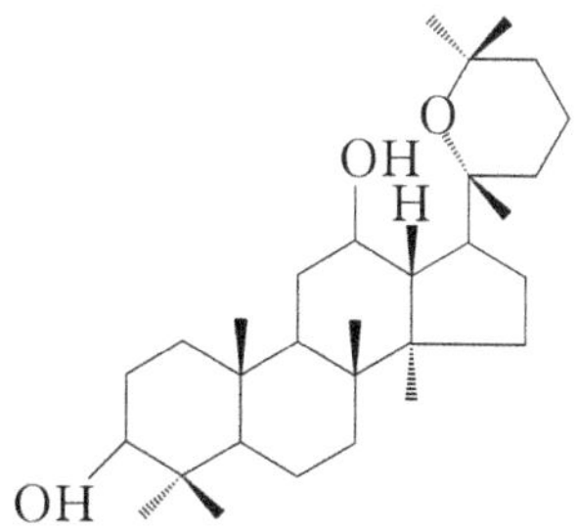

人参二醇 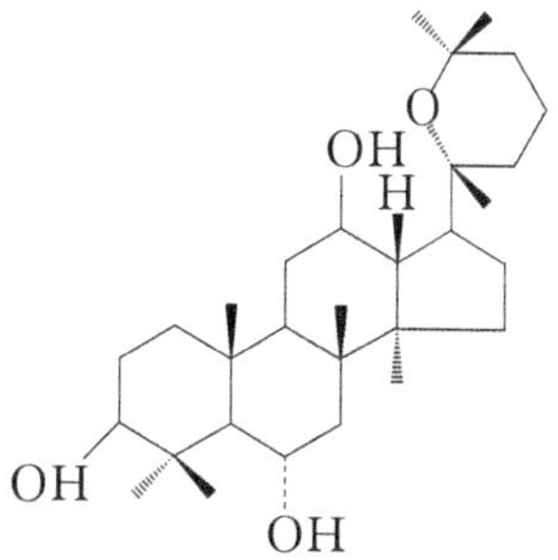　　　　　　　　人参三醇

　　人参总皂苷多为白色无定形粉末或无色结晶,味微甘苦,有吸湿性,易溶于水、甲醇、乙醇,可溶于正丁醇、醋酸乙酯、醋酸,不溶于乙醚、苯,水溶液振摇后能产生大量泡沫。人参皂苷 B 型和 C 型有明显的溶血作用,而人参皂苷 A 型则有抗溶血作用,人参总皂苷无溶血作用。

（二）提取分离

　　人参总皂苷提取可按皂苷提取通法,分离单体成分尚需用硅胶柱色谱反复进行。提取、分离流程见图 9-3。

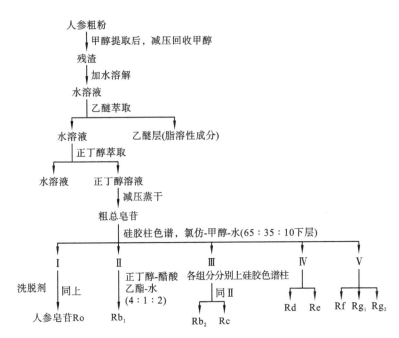

图 9-3　人参总皂苷提取、分离流程示意图

目标检测

一、选择题

（一）单项选择题

1. 从水溶液中萃取皂苷最适宜的溶剂是（　　）。

A. 乙醚　　　　　　B. 正丁醇　　　　　C. 丙酮　　　　　　D. 乙酸乙酯

2. 人参皂苷 A 型的真正苷元是（　　）。

A. (20S)-原人参二醇　　　　　　　B. (20S)-原人参三醇

C. 人参二醇　　　　　　　　　　D. 人参三醇

3. 分段沉淀法分离皂苷是利用混合物中各皂苷（　　）。

A. 难溶于乙醇的性质　　　　　　B. 易溶于甲醇的性质

C. 易溶于乙醇的性质　　　　　　D. 极性差异

4. 皂苷溶血作用强弱与结构的关系是（　　）。

A. 酶解后产生的皂苷元溶血作用最强　B. 单糖链皂苷的溶血作用最强

C. 双糖链皂苷的溶血作用最强　　　　D. 酸性皂苷的溶血作用最强

5. 不符合甾体皂苷元结构特点的是（　　）。

A. 含 A、B、C、D、E 和 F 六个环　　　B. 分子中常有羧基，又称酸性皂苷

C. E 环是呋喃环，F 环是吡喃环　　　D. C_{10}、C_{13}、C_{17} 位均为 β 构型

6. 不符合皂苷通性的是（　　）。

A. 大多为白色结晶　　　　　　　B. 味甘而辛辣

C. 对黏膜有刺激性　　　　　　　D. 振摇后能产生泡沫

7. 下列不适用于总皂苷分离的方法是（　　）。

A. 分段沉淀法　　　　　　　　　　B. 胆甾醇沉淀法

C. 乙醚萃取法　　　　　　　　　　D. 色谱法

8. 下列成分的水溶液振摇后能产生大量持久性泡沫，且不因加热而消失的是（　　）。

A. 蛋白质　　　　B. 皂苷　　　　C. 黄酮苷　　　　D. 蒽醌苷

9. 药物中若含有皂苷，制剂时不适宜的剂型是（　　）。

A. 片剂　　　　B. 冲剂　　　　C. 合剂　　　　D. 注射剂

10. 含甾体皂苷的水溶液，分别加入盐酸（酸管）和氢氧化钠（碱管）后振摇，结果是（　　）。

A. 碱管泡沫高于酸管几倍　　　　　B. 酸管泡沫高于碱管几倍

C. 两管泡沫高度相同　　　　　　　D. 两管均无泡沫

（二）多项选择题

1. 皂苷在（　　）中溶解度较大。

A. 热水　　　B. 含水稀醇　　C. 正丁醇　　D. 乙醚　　E. 苯

2. 鉴别甾体皂苷和三萜皂苷可选用（　　）。

A. 发泡性实验　　　　　　　　B. Kedde 反应　　　　　　　C. 三氯醋酸反应

D. K-K 反应　　　　　　　　　E. Liebermann-Burchard 反应

3. 五环三萜皂苷包括（　　）。

A. β-香树脂烷型　　　　　B. α-香树脂烷型　　　　　C. 羽扇豆烷型

D. 达玛烷型　　　　　　　　E. 羊毛脂甾烷型

4. 甾体皂苷元的结构特点是（　　）。

A. 有环戊烷并多氢菲结构　　B. 含 27 个碳原子　　　　C. 在 C_3 位有羟基

D. 不含羧基　　　　　　　　E. 有 5 个环

5. 下列属于皂苷性质的是（　　）。

A. 相对分子质量大　　　　　B. 不易结晶　　　　　　　C. 对黏膜有刺激性

D. 有吸湿性　　　　　　　　E. 有旋光性

二、简答题

1. 皂苷类化合物按化学结构可分为哪几类？

2. 简述五环三萜类皂苷的结构异同点。

（刘修树　郑涛）

第十章 强 心 苷

学 习 目 标

学习目的

　　本章主要围绕强心苷的结构类型、理化性质、提取分离和鉴定的基本知识和基本操作技能进行教学。培养学生利用强心苷结构特征和理化性质进行强心苷的提取与分离的实际操作能力。利用显色反应及平面色谱对该类成分进行鉴定。

知识要求

　　掌握强心苷的结构特征及分类、鉴别反应、提取分离基本知识；

　　熟悉强心苷的溶解特性、水解条件和提取分离注意事项；

　　了解强心苷含义、构效关系、自然分布和生理活性。

能力要求

　　熟练掌握强心苷类化学成分的提取分离与鉴定的操作方法；

　　学会强心苷的鉴别。

　　强心苷(cardiac glycosides)是指自然界存在的一类对心脏有显著生理活性的甾体苷类化合物,是由强心苷元与糖缩合的一类苷,具有增强心肌收缩力,减慢窦性频率等作用。主要用于治疗慢性心功能不全及节律障碍等心脏疾病,为临床上常用的强心药。同时,强心苷类化合物有一定毒性,它能兴奋延髓后区催吐化学感受区而致恶心、呕吐等胃肠反应,能影响中枢神经系统产生眩晕、头痛等症。

　　强心苷主要分布在夹竹桃科、玄参科、百合科、萝藦科、毛茛科、十字花科、卫矛科、桑科等十几个科的植物中。在我国已从30余种植物中获得可供临床应用的强心苷类物质。如夹竹桃科植物绿毒毛旋花、黄花夹竹桃、羊角拗,百合科植物铃兰(君影草)等。福寿草、罗布麻、万年青等亦含强心苷成分。

　　强心苷可以存在于植物体的叶、花、种子、鳞茎、树皮和木部等不同部位。在同一植物中往往含有几种或几十种结构类似的强心苷,同时还有相应的水解酶存在,这给提取分离工作带来一定的困难。

　　目前动物中尚未发现有强心苷的存在。中药蟾酥是一类具有强心作用的甾体化合物,但不属于苷类化合物,属于蟾毒配基的脂肪酸酯类。

┃ 知识链接 ┃

　　强心苷的化学结构对其生理活性影响较大,一般强心苷强心作用取决于其苷元部分,主要为甾体母核的立体结构、不饱和内酯环的种类及一些取代基的种类及其构型。糖部分本身不具有强心作用,但可以影响强心苷的强心作用。

第一节　结构与分类

　　强心苷元的基本结构属甾体类衍生物。甾体是动植物体内广泛存在的一类化学成分,生源上与萜类相关,也可看作萜类衍生物。甾类物质的分子中都具有环戊烷并多氢菲的基本母核,这个母核被称为甾。 如植物中的甾醇、甾体皂苷、人体内的胆甾醇、甾体激素等。强心苷元与这些甾体类化合物(结构如下)的区别主要在于 C_{17} 位上取代基的不同,当这个取代基为五元(或六元)不饱和内酯环时,就产生了强心作用。另外,强心苷元所具有的甾环稠合方式与甾醇、甾体皂苷等衍生物也有所不同。

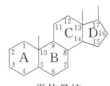

甾体母核

一、强心苷元结构特点

　　强心苷元部分具有以下特征。

　　(1) 甾体母核 B/C 环均为反式结构,C/D 环为顺式结构,而 A/B 环大多为顺式结构。

　　(2) 在强心苷元母核上 C_3 和 C_{14} 都有羟基取代,其中 C_3 羟基大多为 β 型,个别为 α 型,强心苷中的糖都与 C_3 羟基缩合成苷;C_{14} 位上羟基都是 β 型。

　　(3) C_{10}、C_{13}、C_{17} 的取代基均为 β 型。C_{10} 上多为甲基,也可为羟甲基、醛基或羧基等;C_{13} 为甲基取代;C_{17} 为不饱和内酯环取代。

　　(4) 母核上如有双键,一般位于 4(5)、5(6)位。

　　(5) 甾核的其他位置上亦可有羟基存在,如在 C_1、C_5、C_{11}、C_{12}、C_{15}、C_{16} 位可有 β 羟基,在 C_2、C_5、C_{11}、C_{12} 处可有 α 羟基。

　　(6) 依据 C_{17} 不饱和内酯环的不同,强心苷元分为两类:①甲型强心苷元,C_{17} 位取代基为五元不饱和内酯环($\Delta^{\alpha\beta}$-γ-内酯),也称为强心甾烯类,由 23 个碳原子组成,已知的强心苷元大多属于此类;②乙型强心苷元,C_{17} 位取代基为六元不饱和内酯环($\Delta^{\alpha\beta,\gamma\delta}$-$\delta$-内酯),也称为海葱甾二烯类或蟾蜍甾二烯类,由 24 个碳原子组成。

二、强心苷的分类

　　依据强心苷元分类,强心苷分为甲型强心苷和乙型强心苷两类。如表 10-1 所示。

表 10-1　强心苷的结构类型及实例

结构类型	活性成分	主要来源	作用与用途
甲型强心苷	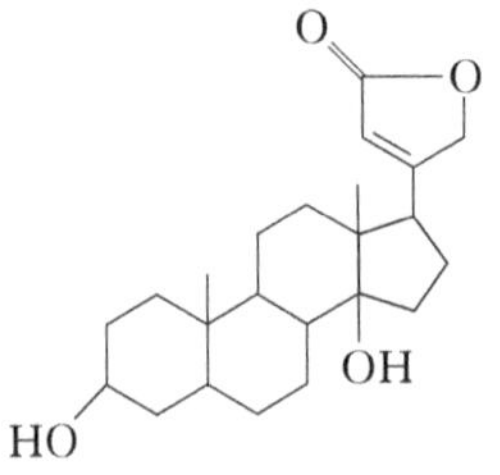 洋地黄毒苷元	来源于毛花洋地黄叶（*Digitalis lanata*）和紫花洋地黄叶（*D. purpurea*）	成苷后具有强心作用
乙型强心苷	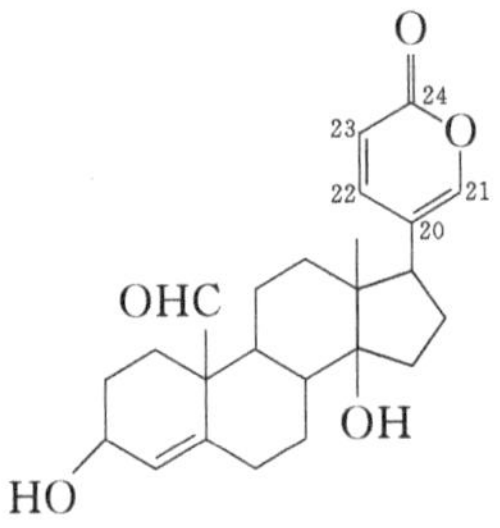 绿海葱苷元	来源于海葱（*Scilla maritima*）的绿海葱	成苷后具有强心作用

三、糖的部分

构成强心苷的糖有 20 多种，除常见的六碳醛糖（如葡萄糖）、五碳醛糖、6-去氧糖（如鼠李糖）和 6-去氧糖甲醚外，还有仅存在于强心苷的特殊的 2,6-二去氧糖（如 D-洋地黄毒糖）、2,6-二去氧糖甲醚（如 D-加拿大麻糖）。见表 10-2。

表 10-2　强心苷中糖的种类

结构类型	代表化合物
6-去氧糖	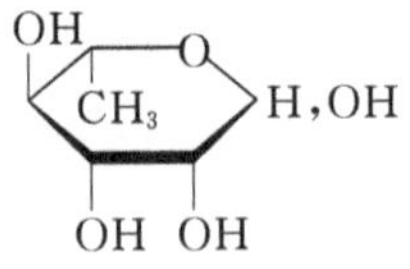 L-鼠李糖
6-去氧糖甲醚	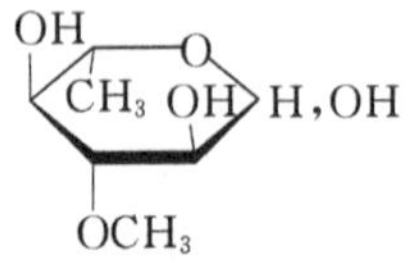 L-黄花夹竹桃糖
2,6-二去氧糖	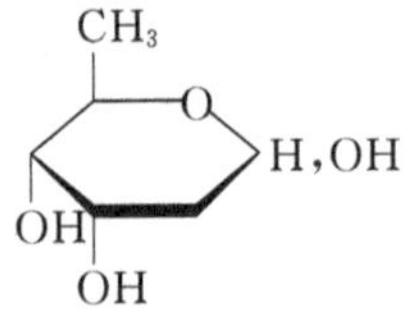 D-毛地黄毒糖

结 构 类 型	代 表 化 合 物
2,6-二去氧糖甲醚	 D-加拿大麻糖

四、苷元和糖的连接方式

强心苷中,糖链部分通常与苷元的 C_3 羟基连接而形成苷。糖链最多可由 5 个单糖单元构成,以直链形式连接。糖部分虽无强心作用,但可增加强心苷与心肌的亲和力。糖和苷元的连接方式有下列三种。

(1) Ⅰ型 强心苷元-(2,6-二去氧糖)$_{1\sim3}$-(D-葡萄糖)$_{1\sim2}$。

(2) Ⅱ型 强心苷元-(6-去氧糖)$_{1\sim3}$-(D-葡萄糖)$_{1\sim2}$。

(3) Ⅲ型 强心苷元-(D-葡萄糖)$_{1\sim2}$。

苷元和糖的连接方式分型见表 10-3。

表 10-3 苷元和糖的连接方式分型

连接方式分型	活 性 成 分	主要来源	作 用
Ⅰ型	 (洋地黄毒糖)$_3 \xrightarrow{4-1}$ 葡萄糖 紫花洋地黄苷 A	来源于紫花洋地黄	具有强心作用
Ⅱ型	 (黄花夹竹桃糖)$_3 \xrightarrow{4-1}$ 葡萄糖 $\xrightarrow{6-1}$ 葡萄糖 黄花夹竹桃苷 A	来源于黄花夹竹桃	具有强心作用

续表

连接方式分型	活 性 成 分	主要来源	作 用
Ⅲ型	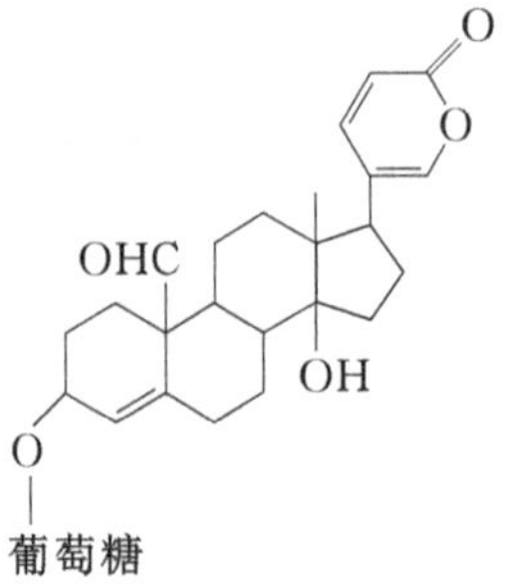 绿海葱苷	来源于海葱	具有强心作用

第二节　理化性质

一、性状

　　强心苷多为无色晶体或无定形粉末,有旋光性。C_{17}位侧链为β构型者味苦,而α构型者味不苦,但一般无疗效。对黏膜有刺激性。

二、溶解性

　　强心苷一般可溶于水、甲醇、乙醇、丙酮等极性溶剂,微溶于乙酸乙酯、含醇氯仿,难溶于乙醚、苯、石油醚等非极性溶剂。

　　强心苷的溶解性随着分子中所含糖基的数目、糖的种类以及苷元中所含的羟基多少和位置不同而异。同时,分子中有无更多的双键、羰基、甲氧基、酯键等也能影响强心苷的溶解性。

三、水解反应

　　水解是研究强心苷组成的常用方法,分化学法和生物法两大类。化学法主要分为酸水解、碱水解(分子中的酯键可被碱水解),生物法主要指酶水解。

（一）酸水解

1. 温和酸水解

采用 $0.02 \sim 0.05$ mol/L 的盐酸或硫酸在含水醇中经短时间（自半小时至数小时）加热回流，可使 Ⅰ 型强心苷水解成苷元和糖。原因是苷元和 α-去氧糖之间、α-去氧糖与 α-去氧糖之间的苷键在此条件下即可断裂水解。而 α-去氧糖与 α-羟基糖、α-羟基糖与 α-羟基糖之间的苷键在此条件下不易断裂，得到二糖或三糖。由于此条件温和，因而不会引起苷元脱水，也不会引起 α-去氧糖分解。紫花洋地黄苷 A 水解反应如下：

$$\text{紫花洋地黄苷 A} \xrightarrow{\text{稀酸温和水解}} \text{洋地黄毒苷元} + \text{2D-洋地黄毒糖} + \text{D-洋地黄双糖}$$

（D-洋地黄毒糖-D-葡萄糖）

2. 强烈酸水解

Ⅱ 型和 Ⅲ 型强心苷与苷元直接相连的均为 α-羟基糖，由于糖的 2-羟基阻碍了苷键原子的质子化，使水解较为困难，用温和酸水解无法水解，必须增大酸的浓度（3%～5%），并延长水解时间或同时加压，才能使 α-羟基糖定量地水解下来，但常会引起苷元结构的改变，失去一分子或数分子水，形成脱水苷元。

（二）碱水解

强心苷的苷键不被碱水解。但强心苷分子中的酰基、内酯环会受碱的影响，发生水解或裂解、双键移位、苷元异构化等反应。

（三）酶水解

酶水解有一定的专属性。在含强心苷的植物中，有水解葡萄糖的酶，但无水解 α-去氧糖的酶，所以只能水解除去分子中的葡萄糖，保留 α-去氧糖而生成次级苷。故在含强心苷的植物中，往往含有苷元相同而葡萄糖个数不同的一系列苷。

含强心苷的植物中都有相应的水解酶共存，所以分离强心苷时，常可得到一系列同一苷元的苷类，区别仅在于葡萄糖个数不同。苷元类型不同，酶解的难易程度也不同。乙型强心苷较甲型强心苷易酶解。

四、显色反应

强心苷的颜色反应很多，主要是因结构中含有甾体母核、不饱和内酯环和 α-去氧糖而产生显色反应。

（一）甾体母核的显色反应

甾体母核产生的显色反应与皂苷中同类显色反应相同。（详见第九章皂苷）

（二）C_{17} 位不饱和内酯环的显色反应

甲型强心苷由于 C_{17} 侧链上有一个不饱和五元内酯环，在碱性醇溶液中，双键移位能形成 C_{22} 活性亚甲基，从而能与活性亚甲基试剂反应而显色。而乙型强心苷在碱性醇溶液中不能产生活性亚甲基，故无此类反应。因此，可用这类反应区别甲、乙型强心苷。

1. Legal 反应

取样品的醇溶液 2 mL，水浴上蒸干，残渣用 1 mL 吡啶溶解，加入 3% 亚硝酰铁氰化钠溶液和 2 mol/L 氢氧化钠溶液各 2 滴，呈深红色并渐渐褪去。

此反应机制可能是由于活性亚甲基与活性亚硝基缩合生成异亚硝酰衍生物的盐而呈色,凡分子中有活性亚甲基者均有此呈色反应。

2. Baljet 反应

取样品醇溶液 1 mL 置于试管中,加入碱性苦味酸试剂数滴,放置 15 min,可显橙色或橙红色。

3. Kedde 反应

取样品的甲醇或乙醇溶液于试管中,加入 3,5-二硝基苯甲酸试剂(A 液,2% 3,5-二硝基苯甲酸甲醇或乙醇溶液;B 液,2 mol/L 氢氧化钾溶液,用前等量混合)3~4 滴,产生红色或紫红色。

上述反应均在碱性条件下进行,若样品中存在羟基蒽醌类物质,将干扰结果判断。

(三)α-去氧糖的显色反应

1. K-K(Keller-Kiliani)反应

取样品 1 mg,溶于 5 mL 冰醋酸中,加 20% 的三氯化铁水溶液 1 滴,摇匀后倾斜试管,沿管壁缓缓加入浓硫酸 5 mL,观察界面和醋酸层颜色变化。若有 α-去氧糖存在,醋酸层渐呈蓝色或蓝绿色。界面显色,是因为浓硫酸对苷元起作用,渐渐扩散向下层,其颜色随苷元不同而异。

2. 对二甲氨基苯甲醛反应

取样品醇溶液滴在滤纸上,喷对二甲氨基苯甲醛试剂,并于 90 ℃加热 30 s,若有 α 去氧糖,可显灰红色斑点。

第三节　提取与分离

一、提取

从植物中提取强心苷类时一般采用溶剂法进行,常用的提取溶剂为 70%~80% 的甲醇或乙醇,含油脂及叶绿素多者要先进行脱脂处理。若提取的药材为种子类,可先行压榨去油,然后用石油醚脱脂后再用稀醇提取。另外,强心苷的稀醇提取液经活性炭吸附也可除去叶绿素等脂溶性杂质。

(一)原生苷的提取

提取原生苷时,首先必须注意抑制酶的活性,防止酶解。原料在采收后应趁新鲜尽快干燥,最好在 50~60 ℃通风快速烘干或晒干,保存期间也要注意防潮,控制含水量,提取时要避免酸碱的影响。

(二)次生苷的提取

次生苷的提取通常先利用药材中的酶自行水解,脱去葡萄糖生成次生苷后再进行提取。具体方法如下:将药材粉末加等量水拌匀湿润后,在 30~40 ℃保持 6~12 h 进行酶解,然后用乙酸乙酯或乙醇按原生苷提取的方法进行提取和纯化。亦可提取原生苷后再进行酶解,酶解完全后再用有机溶剂提取。

二、分离

分离和纯化强心苷是比较复杂与困难的工作,主要原因如下:①植物中存在的强心苷类成分十分复杂,同一植物中常含有几种甚至几十种结构相似、性质相近的强心苷,且一般含量又较低;②稳定性差,原生苷易受植物中存在的酶、酸的影响而形成次生苷,原生苷和次生苷常相混存在;③杂质的干扰,强心苷常与糖类、皂苷、色素和鞣质等共存,这些成分能影响强心苷在许多溶剂中的溶解度。

(一)溶剂萃取法

溶剂萃取法利用强心苷在两相溶剂间的分配系数不同而达到分离的目的。根据萃取原理发展起来的逆流分溶法、液滴逆流色谱以及高速逆流色谱等现代技术也可用于强心苷的分离,其速度更快,分离效果更好。

(二)色谱分离法

大多数强心苷用萃取法难以得到单体化合物,所以需要结合色谱法进一步分离。分离亲脂性强心苷及苷元时,一般选用硅胶为吸附剂,用苯-甲醇或氯仿-甲醇为溶剂,进行梯度洗脱;分离亲脂性弱的强心苷及苷元时,一般选用硅胶、纤维素或硅藻土为支持剂,用氯仿-甲醇-水或乙酸乙酯-甲醇-水为溶剂,进行梯度洗脱。

 # 第四节 鉴 定

强心苷可采用理化方法和色谱法进行鉴定。

一、理化鉴别

理化鉴别主要是利用强心苷分子中甾体母核、不饱和内酯环、α-去氧糖的显色反应进行鉴别。常用的反应有 Liebermann-Burchard 反应、K-K(Keller-Kiliani)反应、Legal 反应和 Kedde 反应等。若样品的显色反应表明有甾体母核和 α-去氧糖,则基本可以判定含有强心苷类成分。若再进行 Legal 反应或 Kedde 反应,反应也呈阳性,说明样品所含成分可能为甲型强心苷类;反之,可能为乙型强心苷类。

二、色谱鉴别

(一)纸色谱

对亲脂性较强的强心苷类,滤纸预先用甲酰胺或丙二醇浸渍处理作为固定相,以苯或甲苯(用甲酰胺饱和)作为移动相,可达到满意的分离效果。若强心苷的亲脂性较弱,可改为极性较大的溶剂,如丁酮和二甲苯的混合液,或氯仿、苯和乙醇的混合液,二甲苯-丁酮-甲酰胺(25:25:2)等溶剂系统作为展开剂。对亲水性较强的强心苷,一般用水作固定相,以水饱和的丁酮或乙醇-甲醇-水(4:6:1)、氯仿-甲醇-水(10:2:5)作展开剂,展开效果较好。

一般纸色谱常用的溶剂系统为氯仿、乙酸乙酯、苯、甲苯等有机溶剂与水组成的混合溶剂,因水在这些溶剂中的溶解度较小,可加入适量的乙醇以增加溶剂系统的含水量,以利于亲脂性较弱的强心苷类的分离。

(二)薄层色谱

强心苷的薄层色谱有吸附薄层色谱和分配薄层色谱两种。

在进行吸附薄层色谱时,由于强心苷分子中含有较多的极性基团,对氧化铝产生较强的吸附作用,分离效果较差。因此常用硅胶作吸附剂,用氯仿-甲醇-冰醋酸(85∶13∶2)、乙酸乙酯-甲醇-水(8∶5∶5)等作展开剂。也可用反相硅胶薄层色谱分离强心苷类化合物,常用的溶剂展开系统有甲醇-水、氯仿-甲醇-水等。

分配薄层色谱对分离强心苷的效果比吸附薄层更好,得到的斑点集中,承载的样品量较大。常用硅藻土、纤维素作支持剂,以甲酰胺、二甲基甲酰胺、乙二醇等作固定相,用氯仿-丙酮(4∶1)、氯仿-正丁醇(19∶1)等作为展开剂,分离极性较强的强心苷类化合物。

强心苷色谱法常用显色剂为:①2% 3,5-二硝基苯甲酸乙醇溶液与 2 mol/L 氢氧化钾溶液等体积混合,喷后显红色,几分钟后褪色;②2%三氧化锑的氯仿溶液,喷后于 100 ℃烘 5 min,各种强心苷及苷元显不同的颜色;③1%苦味酸水溶液与 10%氢氧化钠水溶液(95∶5)混合,喷后于 90~100 ℃烘 4~5 min,强心苷呈橙红色。

第五节 应用实例

黄花夹竹桃

黄花夹竹桃[*Thevetia peruviana* (Pers.) K. Sehum.]为夹竹桃科植物。性寒味苦,有毒。具有强心利尿、祛痰定喘、祛瘀镇痛的功效。临床上常用于治疗心力衰竭、喘息咳嗽、跌打损伤肿痛等。其果仁中总强心苷含量达 8%左右,从中已分离出 7 种强心苷(见表 10-4),其中黄夹苷甲、乙为原生苷,其余为次生苷,次生苷的强心作用以黄夹次苷乙最强,黄夹次苷甲次之,单乙酰黄夹次苷乙最弱。

黄夹苷甲与黄夹苷乙的提取分离　黄花夹竹桃果仁粉经石油醚脱脂后,用冷甲醇提取 4 次,合并提取液,在 60 ℃以下减压浓缩至小体积,放置,析出沉淀,过滤得析出物。滤液通过中性氧化铝柱,用水洗涤,洗液于 60 ℃以下减压浓缩至小体积,放置,又析出沉淀。合并 2 次析出物并用 85%异丙醇重结晶多次,得熔点为 196~198 ℃的结晶性物质。此结晶用氯仿-乙醇(2∶1)混合液为两相溶剂,氯仿层为移动相,水层为固定相,经 9 次逆流分配,最后由水层中获得黄夹苷甲(熔点 190~192 ℃,用水重结晶),由氯仿层获得黄夹苷乙(熔点 190~195 ℃,用甲醇-乙醚混合溶剂重结晶)。

表 10-4 黄花夹竹桃果仁中分离出的强心苷

名　　称	R_1	R_2	熔点/℃
黄夹苷甲	—CHO	黄夹糖-(葡萄糖)$_2$	190~192
黄夹苷乙	—CH$_3$	黄夹糖-(葡萄糖)$_2$	190~195
黄夹次苷甲	—CHO	黄夹糖	145~147
黄夹次苷乙	—CH$_3$	黄夹糖	203~207
黄夹次苷丙	—CH$_2$OH	黄夹糖	239~240
黄夹次苷丁	—COOH	黄夹糖	168~170
单乙酰黄夹次苷乙	—CH$_3$	单乙酰黄夹糖	215~218

目标检测

一、选择题

（一）单项选择题

1. 下列不属于甲型强心苷特征的是（　　）。

A. 具甾体母核　　　　　　　　　　B. C$_{17}$连有六元不饱和内酯环

C. C$_{17}$连有五元不饱和内酯环　　　D. C$_{17}$上的侧链为 β 型

2. 属于 I 型强心苷的是（　　）。

A. 苷元-(2,6-二去氧糖)$_{1\sim3}$-(D-葡萄糖)$_{1\sim2}$

B. 苷元-(6-去氧糖)$_{1\sim3}$-(D-葡萄糖)$_{1\sim2}$

C. 苷元-(D-葡萄糖)$_{1\sim2}$-(6-去氧糖)$_{1\sim3}$

D. 苷元-(D-葡萄糖)$_{1\sim2}$-(2,6-二去氧糖)$_{1\sim3}$

3. 缓和酸水解的条件是（　　）。

A. 1% HCl/Me$_2$CO　　　　　　　B. 3%~5% HCl

C. 0.02~0.05 mol/L HCl　　　　　D. 5%NaOH

4. 用于区别甲型和乙型强心苷的反应是（　　）。

A. Kedde 反应　　　　　　　　　　B. 乙酐-浓硫酸反应

C. 三氯化锑反应　　　　　　　　　D. K-K 反应

5. 提取强心苷的常用溶剂为（　　）。

A. 水　　　　　　B. 乙醇　　　　　C. 70%~80%乙醇　　　D. 含水氯仿

6. 不能用于区别甲型和乙型强心苷的反应是（　　）。

A. Legal 反应　　　B. Raymond 反应　　C. Kedde 反应　　　D. K-K 反应

7. 只对游离 α 去氧糖呈阳性反应的是（　　）。

A. K-K 反应　　　　　　　　　　　B. 咕吨氢醇反应

C. 过碘酸-对硝基苯胺反应　　　　　D. 对硝基苯肼反应

8. 水解强心苷但不使苷元发生变化用（　　）。

A. 0.02~0.05 mol/L HCl　　　　　B. NaOH/水

C. 3%~5% HCl　　　　　　　　　　D. NaHCO$_3$/水

9. 含强心苷的植物中存在的酶可水解（　　）。

A. D-葡萄糖　　　　B. L-鼠李糖　　　　C. L-夹竹桃糖　　　　D. D-洋地黄毒糖

10. 提取药材中的次生苷时，原料药首先需要（　　）。

A. 用 0.02～0.05 mol/L HCl 处理　　　　B. 用 0.02～0.05 mol/L NaOH 处理

C. 50～60 ℃干燥　　　　　　　　　　D. 30～40 ℃加水保温放置

（二）多项选择题

1. 强心苷类化合物（　　）。

A. 为甾体苷类　　　　　　　　　　　　B. 分子中有不饱和内酯环

C. 易溶于氯仿、乙醚等有机溶剂　　　　D. 可溶于水、甲醇、丙酮等溶剂

E. 可被碱催化水解

2. 关于强心苷的溶解性，下列说法正确的是（　　）。

A. 强心苷可溶于乙醚　　　　B. 强心苷可溶于乙醇　　　　C. 次生苷亲水性强

D. 苷元亲水性强　　　　　　　E. 原生苷比苷元亲水性强

3. 温和酸水解能切断的苷键可在（　　）。

A. 苷元与 2,6-二去氧糖之间　　　　　B. 苷元与 6-去氧糖之间

C. 葡萄糖之间　　　　　　　　　　　D. 2,6-二去氧糖之间

E. 2,6-二去氧糖与葡萄糖之间

4. 强心苷的苷元在结构上具有（　　）。

A. 甾体母核　　　　　　B. 不饱和内酯环　　　　　C. 饱和内酯环

D. C_3 位羟基　　　　　E. C_{14} 位 β-羟基

5. 构成强心苷的糖的种类有（　　）。

A. 6-去氧糖　　　　　　B. 2,6-二去氧糖　　　　　C. 2,6-二去氧糖甲醚

D. 葡萄糖　　　　　　　E. 鼠李糖

二、简答题

1. 简述强心苷的一般溶解规律及影响因素。

2. 提取强心苷时应注意哪些事项？

（魏娜　靳德军）

第十一章 其他成分

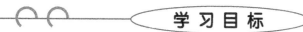

学习目标

学习目的

学习天然药物其他类成分的结构、性质、提取分离等基本知识,目的在于培养学生对天然药物中所含化学成分类型有一个较全面的认识,培养学生对其他成分的提取、分离、鉴定的实际操作能力。

知识要求

掌握鞣质、有机酸、多糖的一般性质和检识方法;

熟悉鞣质、有机酸、多糖、氨基酸、蛋白质的结构特点及提取、分离方法;熟悉动物活性成分的主要性质及检识方法;

了解天然药物其他成分的生物活性。

能力要求

学会利用天然药物其他成分的结构特点和理化性质,在实际应用中做到对天然药物其他成分进行准确检识。学会在提取、分离中有效除去杂质。

天然药物中所含的化学成分很复杂,除了前面各章节介绍的化学成分以外,还有一些其他成分如鞣质、有机酸、多糖、蛋白质、酶以及动物药中所含的一些特殊成分等。随着研究的不断深入,过去认为的杂质成分如今有的已发现具有生物活性正逐渐得到人们的重视。

一、鞣质

鞣质又称单宁(tannins)或鞣酸(tannic acid),是一类结构复杂的多元酚类化合物。鞣质能与蛋白质结合形成不溶于水的沉淀,故可用来鞣皮,即与兽皮中的蛋白质相结合,使皮成为致密、柔韧、难于透水且不易腐败的革,因此称为鞣质。

鞣质广泛存在于植物界,约 70% 以上的天然药物中含有鞣质类化合物,尤以在裸子植物及双子叶植物的杨柳科、蓼科、蔷薇科、豆科、茜草科中为多。鞣质大多存在于植物的皮部、木部、根部、叶、果实中,某些虫瘿中含量较高,如五倍子的鞣质含量可高达 60%～70%。

鞣质具有收敛性,内服可用于治疗胃肠道出血、溃疡和水泻等症,外用于创伤、灼伤,可使创伤后渗出物中蛋白质凝固,形成痂膜,可减少分泌和防止感染;鞣质能收缩微血管,有局部止血作用;鞣质可作为重金属或生物碱类成分的解毒剂,具有解毒作用。

（一）结构与分类

鞣质按其水解情况分为可水解鞣质和缩合鞣质两大类。

1. 可水解鞣质

可水解鞣质分子中具有酯键和苷键,在酸、碱、酶的作用下,可水解成小分子的酚酸类或多元醇类化合物。根据水解的主要产物不同,鞣质又可分为没食子酸鞣质和逆没食子酸鞣质两类。

（1）没食子酸鞣质类　水解后能生成没食子酸和糖或多元醇的鞣质。如大黄、五倍子中的鞣质。

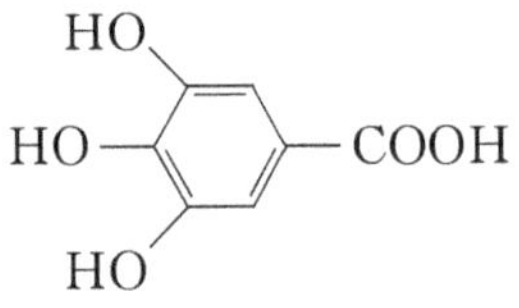

没食子酸 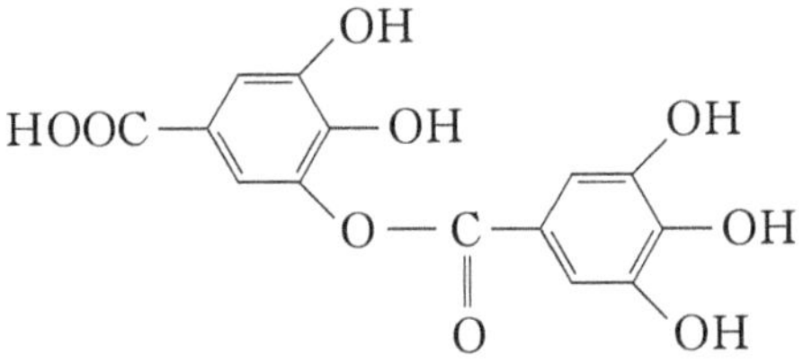　　　　　　　　　间双没食子酸

（2）逆没食子酸鞣质类　水解后能生成逆没食子酸和糖或同时有黄没食子酸或其他酸产生的鞣质。如诃子中的鞣质。

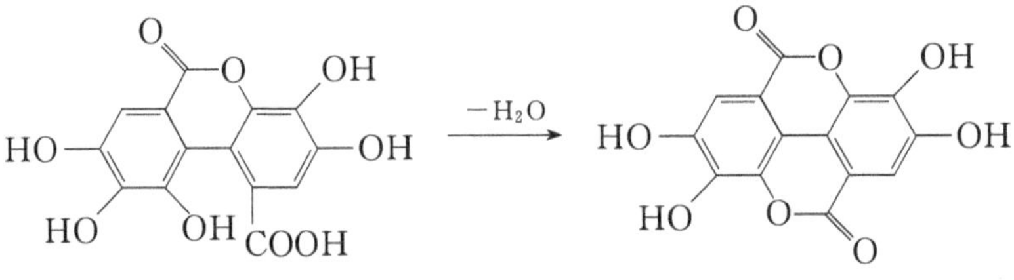

黄没食子酸　　　　　　　　　逆没食子酸

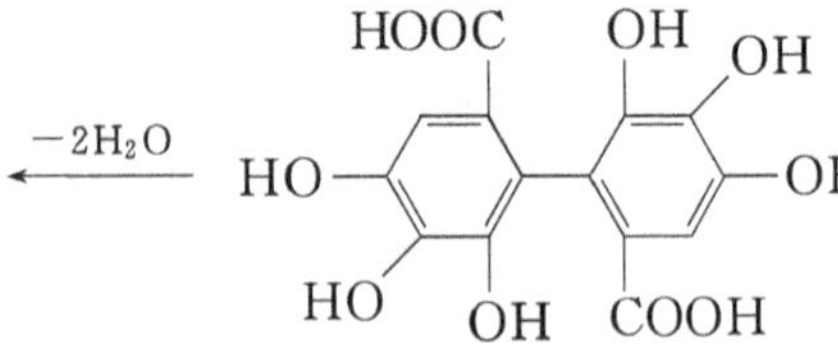

六羟基联苯二甲酸

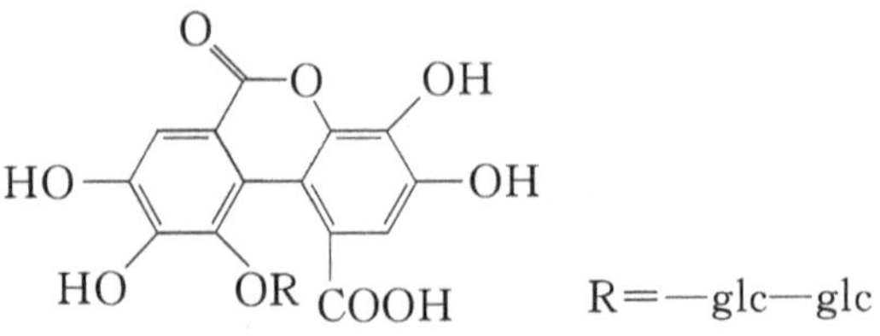

R=—glc—glc

诃子鞣质

2. 缩合鞣质

缩合鞣质一般不能水解,经酸处理后缩合成高分子不溶于水的无定形棕红色沉淀,即鞣红,亦称鞣酐。缩合鞣质的化学结构复杂,其基本结构单元是黄烷-3-醇,最常见的是儿茶素,它不是鞣质,当它们相互缩合成大分子多聚体后才具有鞣质的特性。缩合鞣质的分布

比可水解鞣质广泛,如儿茶、茶叶、虎杖、桂皮、四季青、桉叶、钩藤、金鸡纳皮、槟榔等中的天然鞣质大多属于此类。

（＋）-儿茶素　　　　　　（一）-表儿茶素

（二）理化性质

1. 通性

（1）性状　大多为无定形粉末,具有吸湿性。

（2）溶解性　鞣质极性较强,溶于水、甲醇、乙醇、丙酮,可溶于乙酸乙酯、丙酮和乙醇的混合溶剂等,难溶或不溶于乙醚、三氯甲烷、苯、石油醚及二硫化碳等。

（3）还原性　鞣质含有多个酚羟基,具有较强的还原性,易被氧化,能还原斐林试剂。

（4）与蛋白质作用　鞣质能与蛋白质结合生成不溶于水的沉淀。在制备药物中常用明胶试剂提纯或去除鞣质。

（5）与重金属盐的作用　鞣质的水溶液能与重金属盐,如醋酸铅、醋酸铜或碱土金属的氢氧化物等作用,生成沉淀。

（6）与生物碱的作用　鞣质的水溶液呈酸性,可与生物碱结合生成难溶或不溶性的复盐沉淀,可用作生物碱沉淀试剂。

（7）与三氯化铁的作用　鞣质的水溶液可与三氯化铁作用,生成蓝黑色或墨绿色溶液或产生沉淀。蓝黑墨水的制造就是以鞣质为原料。

（8）与铁氰化钾氨溶液的作用　鞣质与铁氰化钾氨溶液反应呈深红色,并很快变成棕色。

2. 两类鞣质的区别

常见的用于区别可水解鞣质与缩合鞣质的反应见表11-1。

表 11-1　两类鞣质的鉴别反应

试　　剂	可水解鞣质	缩合鞣质
稀酸共沸	无沉淀	暗红色鞣红沉淀
溴水	无沉淀	黄色或橙红色沉淀
石灰水	青灰色沉淀	棕色或棕红色沉淀
三氯化铁	蓝色或蓝黑色(或沉淀)	绿色或绿黑色(或沉淀)
甲醛和盐酸	无沉淀	沉淀

以上能与鞣质生成沉淀或颜色的试剂,均可用于鞣质的检识。常用的检识试剂还有明胶试剂、咖啡因、生物碱试剂、醋酸铅试剂等。

（三）提取与分离

1. 提取

鞣质的极性较大,提取鞣质常用的溶剂有水、甲醇、乙醇、水-丙酮等,可采用浸渍法、渗漉法、煎煮法、回流法等方法提取。

在提取过程中应注意以下几点：①提取鞣质的原料最好用新鲜的植物材料，尽快提取，不使用铁、铜等金属容器，以免受到水分、空气、光线、酶、金属离子的影响；②提取温度要低，尤其是对于可水解鞣质，温度应控制在 50 ℃ 以下；③因鞣质在酸、碱的作用下均不稳定，故提取浓缩过程应尽量避免与之接触。

2. 分离

（1）溶剂法　通常将含鞣质的水液先用乙醚等极性小的溶剂萃取，除去极性小的杂质，然后用乙酸乙酯萃取，可得到较纯的鞣质。也可将鞣质粗品溶于少量乙醇和乙酸乙酯中，逐渐加入乙醚，鞣质即可沉淀析出。

（2）沉淀法　可用鞣质的沉淀试剂进行分离纯制。通常向含鞣质的水溶液中分批加入明胶溶液，滤取沉淀，用丙酮回流，鞣质溶于丙酮，蛋白质不溶于丙酮而析出。

（3）柱色谱法　常用葡聚糖凝胶柱色谱法，固定相选用 Diaion HP-20、Sephadex LH-20，洗脱剂选用水、不同浓度的醇和不同浓度的丙酮。此外也可选用硅胶、纤维素、聚酰胺作为色谱分离的固定相。

（四）除去鞣质的方法

因为鞣质能与蛋白质结合成不溶性沉淀，所以天然药物注射剂中若含有鞣质，在肌内注射后往往局部出现硬结和疼痛，另一方面鞣质容易被氧化，使注射剂在灭菌和储藏过程中，颜色变深，产生混浊继而生成沉淀，影响注射剂的澄明度和稳定性，所以天然药物注射剂制备过程中必须要注意除尽鞣质。常用的除鞣方法有以下几种。

1. 热处理法

鞣质的水溶液是一种胶体溶液，高温处理可使胶粒聚集，沉淀析出，以达到除鞣的目的。

2. 明胶沉淀法

在天然药物的水提取液中，加入适量 4％明胶溶液，使鞣质沉淀完全，过滤，滤液减压浓缩至小体积，加入 3～5 倍量的乙醇，使过量的明胶沉淀，然后滤除沉淀即可。

3. 石灰法

因钙离子能与鞣质结合产生水不溶性沉淀，可向天然药物的水提取液中加入氢氧化钙，使鞣质沉淀除去；或在天然药物的原料中拌入石灰乳，使鞣质与钙离子结合成水不溶性化合物，再选用适宜的溶剂提出有效成分，使鞣质留在药渣中不被提出。

4. 聚酰胺吸附法

鞣质分子中含有多个酚羟基，可被聚酰胺吸附，与有效成分分离。此法简便，除去鞣质较为彻底，聚酰胺还可回收重复使用。

二、有机酸

有机酸是指分子的结构中具有羧基（不包括氨基酸）的一类酸性有机化合物，广泛分布于植物界，大多与钾、钠、钙、镁离子及生物碱结合成盐而存在于植物的叶和果实中，部分以游离状态存在。天然药物中含有的有机酸类成分具有多方面的生物活性，尤其在抗菌消炎方面效果更为突出。比如茵陈、金银花、青蒿中的绿原酸和异绿原酸，当归、川芎中的阿魏酸等等。

（一）结构与分类

有机酸按化学结构可分为脂肪族有机酸、芳香族有机酸和萜类有机酸三类。

1. 脂肪族有机酸

脂肪族有机酸包括饱和脂肪酸、不饱和脂肪酸和含脂环有机酸。天然药物中含有的这类有机酸较多，如琥珀酸、当归酸、乌头酸、延胡索酸等。

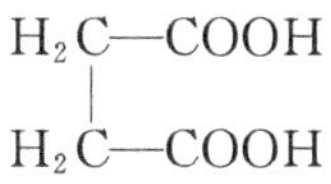

$$H_2C-COOH$$
$$H_2C-COOH$$
琥珀酸

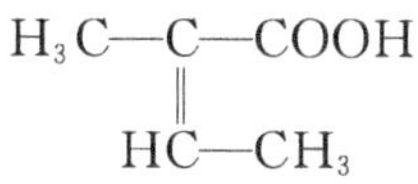

$$H_3C-C-COOH$$
$$HC-CH_3$$
当归酸

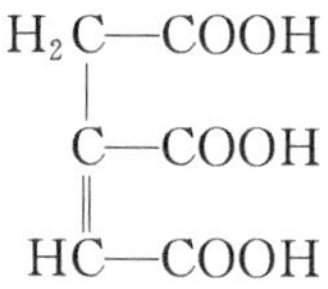

$$H_2C-COOH$$
$$C-COOH$$
$$HC-COOH$$
乌头酸

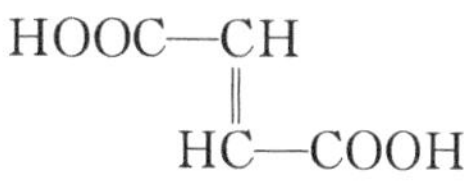

$$HOOC-CH$$
$$HC-COOH$$
延胡索酸

2. 芳香族有机酸

芳香族有机酸包括多酚酸类，常见的有原儿茶酸、咖啡酸、阿魏酸、绿原酸等。

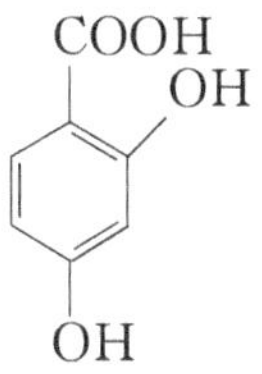

原儿茶酸 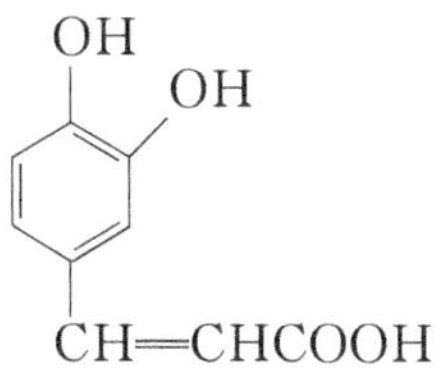　　　咖啡酸 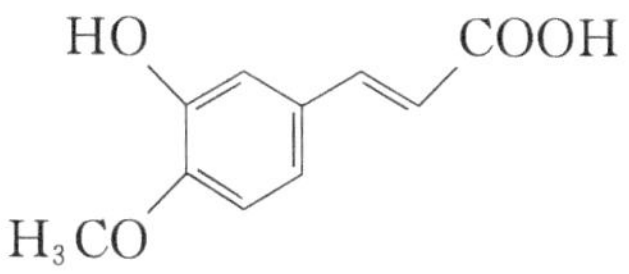　　　阿魏酸 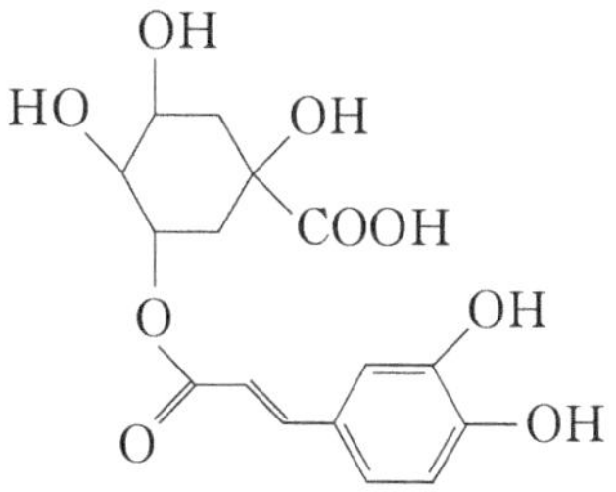　　　绿原酸

3. 萜类有机酸

萜类有机酸属于萜类化合物，如甘草次酸、齐墩果酸等。

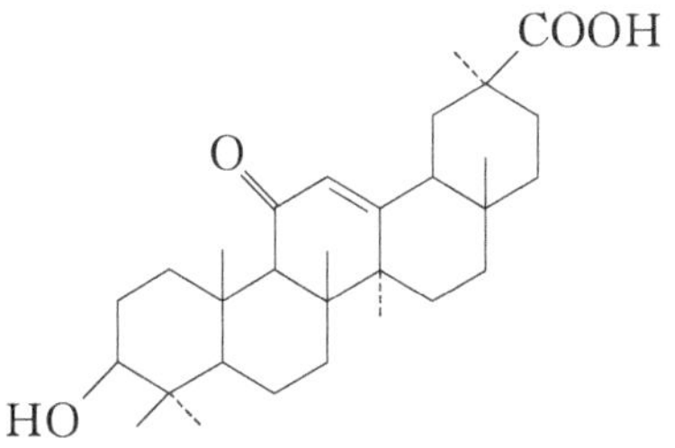

甘草次酸 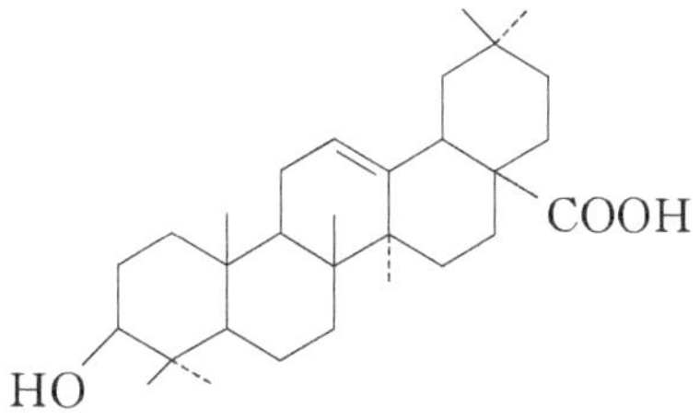　　　齐墩果酸

▌**知识链接**▐

脂肪族有机酸对人体的影响如下。①饱和脂肪酸能促进人体对胆固醇的吸收，使血中胆固醇含量升高，二者易结合并沉积于血管壁，是造成血管硬化的主要原因。②不饱和脂肪酸分为单不饱和脂肪酸和多不饱和脂肪酸。单不饱和脂肪酸存在于动物的脂肪中，如油酸，对人体胆固醇的代谢影响不大。多不饱和脂肪酸在动植物中都有，常见的有亚油酸、α-亚麻酸、γ-亚麻酸、花生四烯酸、二十二碳六烯酸、二十碳五烯酸等。多不饱和脂肪酸在人体中易于乳化、输送和代谢，不易在动脉壁上沉积，有良好的降血脂作用，可降低血液黏稠度，改善血液微循环，其中二十二碳六烯酸具有提高记忆力，延缓大脑衰老的作用。

（二）理化性质

1. 性状

低级脂肪酸（含 8 个碳原子以下的）和不饱和脂肪酸在常温下大多为液体，较高级的饱和脂肪酸和芳香酸大多为固体。

2. 溶解性

低级脂肪酸多易溶于水或乙醇。当分子中所含的碳原子数目增多时，在水中的溶解度迅速降低。分子中极性基团越多，在水中的溶解度越大。多元酸比一元酸易溶于水，芳香酸较难溶于水，易溶于乙醇和乙醚。有机酸均能溶于碱水。

3. 酸性

有机酸分子中含有羧基而具有较强的酸性，能和碱金属、碱土金属结合生成有机酸盐。其一价金属盐易溶于水，不溶于有机溶剂和高浓度乙醇，二价、三价金属盐较难溶于水，此性质可用于有机酸的提取和分离。

（三）提取与分离

1. 提取

（1）水或碱水提取　有机酸在植物中一般以盐的形式存在，所以可用水或稀碱水提取，提取液酸化后滤出沉淀或用适当的有机溶剂萃取。

（2）有机溶剂提取　依据游离的有机酸易溶于有机溶剂而难溶于水，有机酸盐则易溶于水而难溶于亲脂性有机溶剂的性质，可先酸化使有机酸游离，再选择适当的有机溶剂进行提取。

2. 分离

可选择离子交换树脂法进行分离。有两种方法。第一种方法是将水提取药液先通过强酸型阳离子交换树脂，除去碱性物质，而酸性和中性物质则通过树脂流出，再将流出液通过强碱性阴离子交换树脂，有机酸根离子被交换到树脂上，其他中性成分及杂质流经树脂而被除去，将树脂用水洗净后，用稀酸或稀碱溶液将有机酸从柱上洗下。第二种方法是将水提取药液先通过强碱性阴离子交换树脂，使有机酸根离子交换到树脂柱上，碱性成分和中性成分则流经树脂而被除去，将树脂用水洗净，再用稀酸洗脱即可得游离的有机酸，或者用稀氨水洗脱，有机酸即成氨盐而溶于洗脱液中，将洗脱液减压蒸去过剩的氨水，再加酸酸化，总有机酸即游离析出。得到的总有机酸采用分步结晶法或色谱法再进行分离可获得单体。

有机溶剂提取法一般流程如图 11-1 所示。

（四）检识

1. pH 试纸试验

有机酸溶液可使 pH 试纸呈酸性反应。

2. 溴酚蓝试验

将含有机酸的提取液滴在滤纸上，然后滴加 0.1％溴酚蓝试剂，应立即在蓝色背景上显黄色斑点。

3. 色谱法鉴定

在色谱分离过程中通过在移动相中加入甲酸或乙酸，使有机酸以分子状态进行展开；

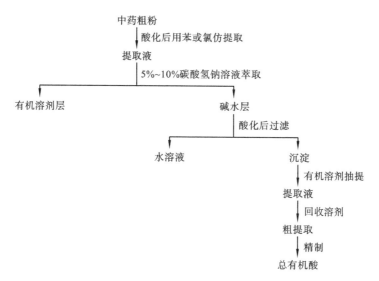

图 11-1 有机溶剂提取法分离提取总有机酸流程示意图

或在移动相中加入浓氨水,使有机酸以离子状态展开,可提高分离效果。

(1)纸色谱 展开剂常选用正丁醇-醋酸-水(4∶1∶5)、正丁醇-乙醇-水(4∶1∶5)等。

(2)薄层色谱 吸附剂选用硅胶时,展开剂用乙酸乙酯-甲醇-浓氨水(90∶5∶3);吸附剂选用聚酰胺时,展开剂常用 95％乙醇或氯仿-甲醇(1∶1)。常用 0.05％溴酚蓝的乙醇溶液作为显色剂。

三、多糖

多糖是指 10 个以上单糖分子通过糖苷键聚合而成的高分子化合物,多糖是多聚糖的简称。由同一种单糖聚合而成的多糖称为均多糖,由两种以上单糖聚合而成的多糖称为杂多糖。多糖广泛存在于动植物中,过去曾将多糖作为无效成分弃去,如今研究发现一些天然药物中的多糖具有较强的生物活性。例如,香菇多糖、灵芝多糖、猪苓多糖等均具有抗肿瘤作用;人参多糖、黄芪多糖、当归多糖、牛膝多糖等具有免疫调节作用;昆布中的昆布素有治疗动脉粥样硬化作用;银耳多糖能有效地保护肝细胞;动物多糖中的肝素有抗凝血作用,可用于预防血栓疾病等。

多糖不具有单糖和低聚糖的一般性质,无甜味,各种多糖在水和乙醇中的溶解度不同,大多不溶于水,即使有的多糖在水中有一定溶解度,也只能形成胶体溶液。多糖不溶于稀醇及其他有机溶剂。多糖具有水解性,能被酸或酶水解,多糖与 α-萘酚浓硫酸反应,生成有色的缩合物,可以此性质进行检识。

天然药物中常见的多糖按来源可分为植物多糖和动物多糖两大类。

(一)植物多糖

1. 纤维素

纤维素是由 D-葡萄糖聚合而成的大分子多糖。纤维素是植物细胞壁的主要成分,是自然界中分布最广、含量最多的一种多糖。纤维素不溶于水和乙醇、乙醚等有机溶剂。

2. 淀粉

淀粉是由葡萄糖聚合而成的高聚物,其中直链的糖淀粉约占 27％,支链的胶淀粉约占

73%。淀粉在植物的根、茎、果实和种子中含量较高。可溶于热水,胶淀粉可溶于冷水,不溶于有机溶剂,可用乙醇沉淀法从水提取液中沉淀除去。淀粉遇碘呈蓝色,糖淀粉遇碘呈蓝色,胶淀粉遇碘呈紫红色。淀粉虽无显著活性,但为一类有价值的营养成分,许多天然药物中含量较多,应考虑其综合应用。

3. 菊糖

菊糖又称菊淀粉,多存在于菊科、桔梗科的某些植物的根中。菊糖难溶于水,易溶于温水形成糊状,不溶于乙醇及其他有机溶剂。

4. 树胶

树胶是一种从植物体的裂口或破伤处分泌出来的保护性稠厚液体,多产生于豆科、蔷薇科、芸香科、使君子科和梧桐科的植物,乳香、没药、阿魏中含量较高。树胶置于空气中会逐渐干燥,形成无定形、质脆、透明或半透明的固体;遇水能膨胀或呈黏稠状的胶体溶液;在乙醇或大多数有机溶剂中均不溶解,其水溶液中加入乙醇即可产生白色无定形沉淀。在医药工业中常将阿拉伯胶、西黄芪胶等树胶用作乳化剂、混悬剂。

5. 黏液质和果胶黏液质

黏液质是与树胶结构相似的多糖类物质,多存在于植物薄壁组织的黏液细胞内,如白芨、黄精、玉竹的黏液细胞以及某些种子,如亚麻仁、车前子、芥子的表皮细胞中,昆布、海藻的细胞间质中也含有黏液质,琼脂、果胶、海藻酸钠也是常见的黏液质成分。干燥的黏液质呈白色粉末状,吸湿性强,在水中能迅速膨胀、溶解形成黏稠的胶浆,不溶于有机溶剂。在医药工业中,黏液质常作为润滑剂、混悬剂、辅助乳化剂;果胶常用作软膏剂、乳剂的基质,在化妆品中也有广泛的应用。

(二)动物多糖

1. 糖原

糖原是动物储藏养料的主要形式,主要存在于肌肉和肝脏中,其结构和胶淀粉相似,聚合度比胶淀粉大,分支程度高,遇碘呈红褐色。

2. 甲壳素

甲壳素是组成甲壳类动物虾、蟹、昆虫等外壳的多糖。其结构和稳定性与纤维素类似,不溶于水,对稀酸和碱均稳定。在医疗用品和化妆品方面有广泛的应用。

3. 透明质酸

透明质酸是由双糖单位组成的直链高分子多糖,是一种存在于眼球的玻璃体、关节液、皮肤等组织中的酸性黏多糖,主要起润滑和缓冲作用,近年来用做护肤霜的基质。

4. 肝素

肝素是一种含硫酸酯的黏多糖。主要存在于哺乳动物的内脏、肌肉和血液里,有很强的抗凝血作用,其钠盐主要用于防治血栓。

5. 硫酸软骨素

硫酸软骨素的结构与肝素相似,是从动物的软骨组织中得到的酸性黏多糖,在动物体内可以保持组织的水分和弹性。软骨素有A、B、C等数种。硫酸软骨素常用于调血脂、改善动脉粥样硬化,另外,对改善老年退行性关节炎、风湿性关节炎有一定的效果。

四、氨基酸

氨基酸是一类分子中既含有氨基又含有羧基的化合物,广泛存在于动植物体内,其中有很多氨基酸是构成蛋白质的基本组成单位,是人体必不可少而又不能自身合成的物质,故称这些氨基酸为必需氨基酸。

（一）结构与分类

1. 根据来源分类

根据来源可将氨基酸分为两类。

（1）蛋白质氨基酸　由构成生物有机体的蛋白质水解而得,有 20 多种,均为 α 氨基酸,其中大部分已应用于临床,如精氨酸、谷氨酸作为肝昏迷的抢救药,组氨酸用于治疗胃和十二指肠溃疡及肝炎。天然药物半夏、天南星、地黄、垂盆草等植物中发现有多种蛋白质氨基酸。

（2）天然氨基酸　是自然界存在的游离氨基酸,这类氨基酸目前已发现的有 300 余种。有些天然药物的有效成分就是氨基酸,如使君子中的使君子氨酸能有效驱蛔虫,天冬中的天门冬素有较好的镇咳作用等。

使君子氨酸　　　　南瓜子氨酸　　　　天门冬素

2. 根据氨基和羧基的相对位置分类

根据氨基和羧基的相对位置,即氨基处于羧基的邻位（α 位）、间位（β 位）等,将氨基酸分为 α 氨基酸、β 氨基酸等,其中以 α 氨基酸占多数。

3. 根据氨基酸分子中氨基和羧基数目分类

根据氨基酸分子中氨基和羧基的数目,分为中性氨基酸、酸性氨基酸和碱性氨基酸三类。中性氨基酸分子中羧基和氨基数目相等。

（二）理化性质

1. 性状

氨基酸为无色结晶,具有较高熔点。

2. 溶解性

氨基酸极性较大,易溶于水、甲醇和乙醇,难溶于其他有机溶剂。

3. 酸碱性

氨基酸为两性化合物,遇强酸、强碱都能成盐。

4. 等电点

在氨基酸溶液中,氨基酸分子中氨基和羧基电离趋势相等时溶液的 pH 值称为等电点。等电点时,氨基酸的溶解度最小,可以沉淀析出,不同的氨基酸有不同的等电点,根据这一性质可用电泳法分离精制氨基酸。

5. 显色反应

（1）茚三酮试剂反应　氨基酸样品溶液中加入 0.2％茚三酮乙醇溶液后，加热至显出颜色。一般氨基酸呈紫色，个别氨基酸如脯氨酸和海人草酸则显黄色。因与氨气亦有反应，故此法操作时应避免实验室中氨气的干扰。该显色反应可用于氨基酸鉴别、薄层色谱喷雾显色。

（2）吲哚醌试剂反应　不同氨基酸与吲哚醌试剂产生不同颜色，且不受氨气的影响，但灵敏度不及茚三酮试剂反应。

（3）1,2-萘醌-4-磺酸试剂（Folin）反应　氨基酸样品溶液加入 1,2-萘醌-4-磺酸试剂后，室温干燥，不同氨基酸将产生不同的颜色。

（三）提取与分离

氨基酸为强极性化合物，根据其溶解性，通常选用水或稀乙醇为提取溶剂。提取液经适当处理，可进一步选用阳离子交换色谱法分离，再结合结晶法、色谱法可获得单体；也可利用等电点的性质，调节提取液的 pH 值，使不同等电点的氨基酸分段沉淀析出而得以分离。

五、蛋白质和酶

蛋白质是生命的物质基础。蛋白质是由 α-氨基酸通过肽链结合而成的一类高分子化合物。酶是具有专一催化能力的蛋白质，在植物体中具有水解相应苷的作用。在天然药物中，蛋白质和酶是普遍存在的一类化合物。近年陆续开发了具有不同活性的蛋白质，特别是酶类已在临床中发挥了很大的作用。如天花粉中的天花粉蛋白具有引产和抗病毒作用，对艾滋病病毒也有抑制作用；地龙中的纤溶酶，对血栓和纤溶蛋白有显著溶解作用；蜂毒素中的蜂毒肽有强溶血作用和表面活性；麦芽中含有淀粉酶，常用于食积不消等。

（一）理化性质

1. 溶解性

大多数蛋白质和酶可溶于水，不溶于甲醇、乙醇、丙酮等有机溶剂。蛋白质的溶解度和溶液 pH 值有关。

2. 相对分子质量

蛋白质属高分子化合物，相对分子质量一般都在一万以上，有显著的胶体性质，不能透过半透膜等。可利用此性质提纯蛋白质。

3. 两性和等电点

蛋白质由氨基酸组成，和氨基酸一样为两性电解质，并具有等电点。

4. 水解

蛋白质在酸、碱、酶等作用下可逐步水解，最终产物为各种 α-氨基酸。

5. 蛋白质的变性

在高温、高压、紫外线等物理因素或强酸、强碱、有机溶剂、重金属盐等化学因素作用下，蛋白质的结构和性质发生改变而产生凝聚，丧失活性，此现象称为蛋白质的变性，蛋白质会沉淀析出，此反应不可逆。因此中药制剂生产中常用水提醇沉法除去蛋白质。

6. 蛋白质的盐析

在蛋白质的水溶液中加入大量强电解质,如氯化钠、硫酸铵、硫酸钠等,可使蛋白质沉淀析出,盐析所得的蛋白质不变性,加水后又可溶于水中,常用此法提纯有活性的蛋白质。

（二）蛋白质的检识

1. 沉淀反应

蛋白质可与乙醇、氯化汞、醋酸铅、鞣酸、三氯醋酸、苦味酸、硅钨酸等产生沉淀。

2. 显色反应

（1）双缩脲反应　蛋白质在碱性溶液中与稀硫酸铜溶液作用,产生红色或紫红色。该反应可用于蛋白质或多肽的定性、定量检查。还可用于区别蛋白质和氨基酸。

（2）茚三酮反应　与氨基酸反应相同。

（三）提取与分离

蛋白质和酶一般采用水冷浸提取,但其浸出液中常含有糖、无机盐、有机酸、苷类等杂质,故常先加入乙醇、丙酮或无机盐,使蛋白质或酶沉淀析出。操作时注意在较低温度下迅速进行,并加以搅拌,勿使局部溶剂浓度过高。以上析出的沉淀是总蛋白质,若尚含有杂质,则经离心后分出沉淀,用水溶解后再用透析法、色谱法、凝胶过滤法、电泳法等进行分离纯化。

六、动物药活性成分

在天然药物中,动物药为其中重要的一部分,目前临床上常用的动物药大约有 200 多种。其中不少疗效显著,如牛黄、麝香、斑蝥等。随着研究的不断深入,动物药的活性成分也不断被发现。下面介绍一些常见动物药的活性成分。

（一）牛黄

牛黄为牛科动物牛（*Bos taurus domesticus* Gmelin）的干燥胆结石,具有清心、豁痰、开窍、凉肝、息风、解毒的功效,是牛黄清心丸、六神丸等中药制剂的组成之一。现代药理研究表明,牛黄具有镇静、抗惊厥、解热、降压、利胆保肝、抗微生物、抗肿瘤等作用。

1. 主要化学成分及结构

牛黄中主要含 72%～76.5% 的胆红素,约 8% 的胆汁酸类成分,其中胆汁酸类主要成分为胆酸、去氧胆酸、鹅去氧胆酸和石胆酸,其中去氧胆酸具有松弛平滑肌的作用,是牛黄镇惊的有效成分。由于天然牛黄来源有限,不能满足医疗需要,我国已成功研制出了人工牛黄,并规定了统一处方。人工牛黄组成:胆红素（纯度不低于 30%）0.7%、牛羊胆酸（含量 80%）12.5%、α-猪去氧胆酸 15%、胆固醇 2%、无机盐 5%,淀粉加至 100%。

胆红素

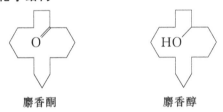

胆酸

2. 胆汁酸类成分的主要性质

（1）性状　胆酸呈结晶状，去氧胆酸、鹅去氧胆酸等一般为无定形粉末。

（2）溶解性　游离胆汁酸难溶于水，易溶于有机溶剂，和碱作用成盐后易溶于水。

（3）末端羧基反应　胆酸的末端有羧基，与碱反应成盐，因此常用碱水提取胆汁酸；与醇反应生成酯，酯易析出结晶，利用此性质可精制胆酸。

（二）麝香

麝香为鹿科动物林麝（*Moschus berezovskii* Flerov）、马麝（*Moschus sifanicus* Przewalski）、原麝（*Moschus moschiferus* Linnaeus）成熟雄体香囊中的干燥分泌物，具有开窍醒脑、活血通经、消肿止痛的功效。麝香中主要含有麝香酮、麝香醇、胆甾醇及其酯类、雄甾烷衍生物类、蛋白质、多肽、无机盐等成分。其中麝香酮具麝香特有的香气，是麝香的有效成分之一，具有多方面的药理作用，雄甾烷衍生物与麝香的雄性激素样作用有关。

1. 麝香酮、麝香醇的化学结构

麝香酮　　　　　　麝香醇

2. 麝香酮的性质及检识

（1）性状　麝香酮为黄色油状液体，具特有的强烈香味。沸点 142～143 ℃，折光率为 1.485（18.5 ℃）。

（2）溶解性　麝香酮能溶于无水乙醇、氯仿等有机溶剂，易溶于乙醚，不溶于水。

（3）薄层色谱检识　吸附剂用硅胶 GF$_{254}$，展开剂为苯-乙醚（1：9）或苯-乙醇（9：1），显色剂用 60% 硫酸乙醇溶液，喷后于 115～120 ℃ 加热显色。

（三）斑蝥

斑蝥为昆虫纲鞘翅目芫青科昆虫南方大斑蝥（*Mylabris phalerata* Pallas）或黄黑小斑蝥（*Mylabris cichorii* Linnaeus）的干燥体。为辛寒有毒之品，具有破血散结、攻毒蚀疮的功效。内用治疗癌肿，如用"斑蝥素片"治疗肝癌、肺癌、直肠癌等；外用治疗银屑病、神经性皮炎、鹅掌风、女阴白斑等。

斑蝥素为斑蝥的有效成分，含量 0.9%～1.6%，在斑蝥中以部分游离、部分成盐的形式存在；呈结晶状，熔点 213～216 ℃，升华点 110 ℃，溶于氢氧化钠溶液，也能溶于丙酮和氯仿等溶剂。在硫酸溶液中斑蝥素与对二甲氨基苯甲醛作用形成紫红色，加浓硫酸稀释后颜色变淡,加水后颜色立即消失。

目前为减小毒性,对斑蝥素进行化学结构改造,产生多种斑蝥素衍生物,如斑蝥素钠、羟基斑蝥胺、甲基斑蝥胺、丙烯基斑蝥胺、去甲斑蝥素等。据报道羟基斑蝥胺的抗癌作用与斑蝥素相似,但毒性只有斑蝥素的 1/500。

斑蝥素   羟基斑蝥胺

目标检测

一、选择题

（一）单项选择题

1. 鞣质是植物中广泛存在的一类(　　)。

A. 结构复杂的多元酚类   B. 甾类

C. 糖苷类   D. 黄烷醇类

2. 缩合鞣质与稀酸共沸生成(　　)。

A. 没食子酸   B. 逆没食子酸   C. 鞣红   D. 表儿茶素

3. 金银花中抗菌活性成分主要是(　　)。

A. 黄酮类   B. 三萜   C. 挥发油   D. 绿原酸和异绿原酸

4. 水提取液中不能用乙醇沉淀除去的是(　　)。

A. 蛋白质   B. 黏液质   C. 酶   D. 鞣质

5. 下列不属于多糖的是(　　)。

A. 树胶   B. 果胶   C. 树脂   D. 黏液质

6. 检查氨基酸最常用的显色剂是(　　)。

A. 茚三酮试剂   B. 氨水   C. 三氯化铁试剂   D. 磷钼酸试剂

7. 蛋白质可用下列(　　)检识。

A. 茚三酮反应   B. 双缩脲反应   C. 雷氏盐反应   D. 三氯化铁反应

8. 提取蛋白质一般采用的方法是(　　)。

A. 水冷浸   B. 乙醇冷浸   C. 回流提取   D. 煎煮法

9. 斑蝥的抗癌活性成分是(　　)。

A. 麝香酮   B. 蟾毒素   C. 斑蝥素   D. 去氧胆酸

10. 麝香的有效成分是(　　)。

A. 麝香酮   B. 蟾毒素   C. 斑蝥素   D. 去氧胆酸

（二）多项选择题

1. 下列物质可以和鞣质反应生成沉淀的是(　　)。

A. 明胶   B. 50%的乙醇   C. 生物碱

D. 蛋白质   E. 醋酸铅的碱溶液

2. 下列属于多糖的是( )。

A. 淀粉　　　B. 树胶　　　C. 果胶　　　D. 黏液质　　　E. 甲壳素

3. 下列可使蛋白质变性的因素有( )。

A. 加热　　　B. 强酸　　　C. 紫外线　　　D. 重金属盐　　E. 盐析

4. 可水解鞣质发生水解的原因是由于其含有( )。

A. 苷键　　　B. 酯键　　　C. 双键　　　D. 酚羟基　　　E. 苯环

5. 鞣质的别名是( )。

A. 鞣酸　　　B. 鞣红　　　C. 单宁　　　D. 鞣革　　　E. 鞣醇

二、简答题

1. 何为氨基酸的等电点？有何作用？

2. 制备中药注射剂时常要除去鞣质,一般用哪些方法？

（杨小梅　脱梅娟）

第十二章　天然药物活性成分研究

天然药物能防治疾病的物质基础是其所含的活性成分,所谓活性成分是指动物、植物、矿物以及微生物等各种天然药物体内存在的对人体生理活性有影响的物质,也可以称为活性天然物质。如植物中的生物碱、强心苷、蒽醌类,矿物中的微量元素,动物体内的激素、肽类,微生物产生的抗生素、各种细菌毒素、霉菌毒素、蛇毒等物质,对人体生理活性都有影响,都是活性物质。一种天然药物中含有多种化学成分,但针对一种疾病的活性作用,往往只是一种成分或一类成分,而其他成分常常是无效成分,有的是针对其他疾病具有活性作用。因此,要搞清楚天然药物中具有各种医疗作用的化学成分,就必须进行活性成分的研究。

第一节　天然药物活性成分的研究途径和方法

根据我国新药审批办法,天然药物研究开发形成新药的简略流程如图 12-1 所示。

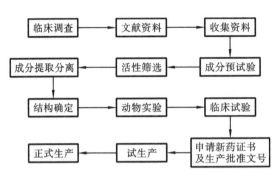

图 12-1 天然药物研究开发形成新药的简略流程

一、目标的确定

随着科学的发展和人们生活水平的提高,天然药物及其制剂越来越受到人们的欢迎和好评,疾病治疗转变为预防、治疗、保健、康复等相结合的模式。人们在长期使用天然药物防治疾病的过程中所积累的丰富经验,是寻找新药的极为重要的资源和基础。所以,研究药物的活性成分,首先要关注相关文献的调研和现有临床使用药物的疗效。如通过对文献资料的考证而研制的新药青蒿素;通过优选中药传统经方、验方及民族药方等,将其开发为新药;或是对现有疗效显著的中成药进行剂型的改造;通过对天然药物有效成分及生物活性成分的研究,发现具有药用价值的单体或先导化合物,以分离出活性显著、毒副作用小的新药,如利血平、吗啡等。

二、天然药物活性成分的筛选

进行天然药物活性成分的筛选,首先应选择一种快速、简便、能反映天然药物治疗作用的药理活性测试方案,在分离的每一过程对所得的各个组分进行活性分析、评价,以确保活性成分的分离工作能在可靠的基础上进行,并对供试天然药物采用多指标、体内外结合进行测定而加以确定。如美国癌症研究中心用于筛选植物或动物粗提物抗肿瘤活性的改进方案如图 12-2 所示。

三、天然药物化学成分预试验

（一）预试验目的

天然药物所含的化学成分复杂,在经过初步药理筛选找出天然的有效部位后,为便于进一步选择适当的方法对其提取分离,首先应了解其可能含有的成分类型。然后利用各种化学成分的特征化学反应及溶解度差异来初步判断天然药物可能含有哪些类型的化学成分,这就是天然药物化学成分的预试验。

（二）预试验方法

预试验的方法可分为单项预试验和系统预试验两类:单项预试验是针对某一类成分而进行的检测;系统预试验是先用一些不同极性的溶剂分别对天然药物进行提取,然后对各提取部位进行的定性推测。

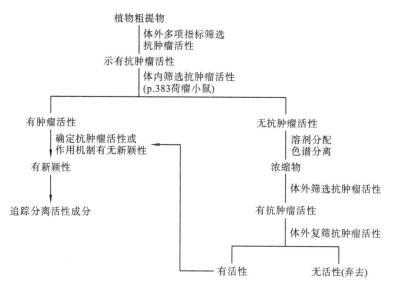

图 12-2　美国癌症研究中心用于筛选植物或动物粗提物抗肿瘤活性的改进方案

四、天然药物化学成分的提取分离

依据系统预试验结果中所含化学成分的性质和临床用药的剂型,设计各类化学成分分离工艺,并在分离前选择一种能反映天然药物治疗作用的简便药理指标,以指导分离工艺的进行,按药理指标决定分离出化学成分的取舍,直至分离到有效成分。常用的供药理活性成分的分离方法有溶剂极性依次递增分离法和单体分离法两种。

五、天然药物化学成分的结构测定

确定一个天然化合物的分子结构,往往是化学、仪器分析、天然药物化学及文献检索等工作的配合、综合分析的结果。天然药物化学成分的结构测定一般步骤如下。

(一)化合物纯度检查

在结构研究之前要首先确定化合物的纯度。纯度检查是结构测定工作的关键步骤,获得真正的单体是鉴定和研究结构的前提。纯度检查方法很多,对液体物质可通过测定沸点、沸程、比旋光度、折光率及相对密度等判断其纯度;对固体物质则可检查有无均匀一致的晶形,有无明确、敏锐的熔点,熔程是否过大。

各种色谱方法是纯度检查过程中最常用的,如气相色谱(GC)或高效液相色谱(HPLC)、薄层色谱(TLC)、纸色谱(PC)等。用 TLC 或 PC 时,若用三种不同极性的溶剂系统检识,均呈现单一而均匀的斑点,则可断定其为单一化合物。也可采用正相和反相两种色谱方法进行确认。

(二)分子式的确定

目前测定分子式最常用、最精确的方法是质谱(MS)法。此法求算分子式的原理是:通常组成有机化合物的主要元素是由相对丰度比一定的同位素所组成,且重元素一般比轻元素重 $1 \sim 2$ 个质量单位;在大多数有机化合物的质谱图上,若能见到稳定的分子离子峰,则在高出其 1~2 个质荷比处还可以同时见到[$M+1$]$^+$及[$M+2$]$^+$两个同位素峰;对于一定化合物来说,其[M]$^+$、[$M+1$]$^+$、[$M+2$]$^+$峰的相对强度始终为一定值。据此,可求算出化合物的分子式。

(三)结构测定

(1)化合物官能团和分子骨架的推测确定　首先求算化合物的不饱和度,准确计算出结构中可能含有的双键数或环数,然后结合所测定的物理常数、化学降解反应、化学定性试验及紫外光谱、红外光谱、质谱、核磁共振等波谱的数据,综合分析推测,确定化合物所含官能团,具有母核的种类,属于何类化合物。

(2)化合物结构式的确定　在获得四大光谱数据以后,就可与已知化合物的波谱数据对照来推断分子结构式。

▌实例分析▐

鹤草芽驱绦虫成分的研究

鹤草芽为蔷薇科植物龙芽草(即仙鹤草)(*Agrimonia pilosa* Ledeb)的冬芽,具有杀虫作用,特别是善驱绦虫,对多种绦虫疗效显著。但临床实验发现,水煎剂口服无效,醇浸后蒸去醇,除去沉淀服用无效,连渣服用有效。为了分离驱绦虫有效成分,需先选用临床驱绦虫作用基本一致的体外灭囊虫试验,作为寻找鹤草芽驱绦虫有效成分的药理指标,活性成分追踪流程如图 12-3 所示。

仙鹤草干粉
　　│石油醚
├─── 药渣(挥去石油醚)　　　　　石油醚提取物
│　　　│氯仿提取　　　　　　　　　(+)
│　├─── 药渣(挥去氯仿)　　　氯仿提取物
│　│　　　│乙醇提取　　　　　　(-)
│　├─── 药渣　　　乙醇提取物
│　　　　　　　　　　(-)

图 12-3　鹤草芽驱绦虫成分的研究流程

结果:石油醚提取物有明显体外灭囊活性。薄层色谱检查表明其含有十几种酚性成分。将石油醚提取物用不同碱性溶液作 pH 梯度萃取,在 NaHCO$_3$ 萃取部分得到有效成分鹤草酚。经一系列降解及光谱测试,确定了其结构,并经过化学合成得到了确认。

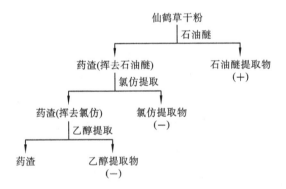

鹤草酚

第二节 结构测定中常用的波谱简介

一、紫外吸收光谱

以不同波长的紫外光为光源(波长范围为 $200\sim400$ nm),依次照射一定浓度的试样溶液,化合物分子因为紫外线照射吸收能量而产生电子跃迁。在不同波长下测定物质的吸收度,称为紫外吸收光谱(UV)。并用波长对吸收度或摩尔吸收系数作图,得到的吸收光谱图,称为吸收曲线。UV 光谱可以用来分析天然药物化学成分的纯度、含量,可用于推测化合物的官能团,能推断结构中的共轭体系,并估计共轭系统中取代基的位置、种类和数目等,还可以与相应的标准品对照,确定试样是否为已知化合物。

二、红外吸收光谱

红外吸收光谱(IR)是用不同波长的红外线照射有机化合物,分子吸收红外线后引起化学键的振动或转动能级跃迁而形成的光谱。

红外光谱是化合物分子结构的客观反映,图谱中的各吸收峰都对应着分子中化学键或基团的各种振动形式。在实际结构测定工作中通过与标准品对照,IR 常用于确定某被测物是否为已知化学成分。

三、核磁共振谱

核磁共振(NMR)是具有磁矩的原子核在磁场中受电磁波的辐射,产生能级跃迁而获得共振信号。常用的核磁共振谱有氢核磁共振(^{1}H-NMR)谱和碳核磁共振(^{13}C-NMR)谱。

(一)^{1}H-NMR 谱

^{1}H-NMR 谱的主要结构信息有化学位移值、谱线的积分面积以及裂分等情况,这些信息对识别分子中^{1}H 的类型、数目以及与^{1}H 相邻原子或基团的情况,进而推定化合物的结构具有十分重要的意义。

1. 化学位移

化合物分子中不同类型的^{1}H 核,由于其在分子中所处的化学环境不同,从而引起的共振谱线位移称为化学位移,用 δ 表示。

2. 信号的裂分及偶合常数

磁环境不同的两个或两组^{1}H 核,在一定距离内会因相互自旋偶合干扰而使共振峰发生裂分,故在图谱上,可看到单峰(s),还可能看到裂分后产生的各种不同峰形,如二重峰(d)、三重峰(t)、四重峰(q)、多重峰(m)等。

裂分峰之间的距离称为偶合常数,用 J 表示,单位 Hz。偶合常数代表了共振^{1}H 核与干扰氢原子相互间的干扰强度,其大小取决于间隔键的距离。间隔的键数越少,偶合常数的绝对值越大;反之,则越小。

3. 峰面积

在^{1}H-NMR 谱中,峰面积以积分曲线高度来表示。每个吸收峰的面积正比于产生的

^{1}H 核数目,所以,通过峰面积和积分曲线高度,可获知产生各峰的^{1}H 核数目,故通过比较各峰和积分曲线高度,可获知产生各峰的^{1}H 核数目的相对比例,然后再借助已知的分子式即可计算出各峰所代表的^{1}H 核数目。

(二)^{13}C-NMR 谱

^{13}C-NMR 所提供的结构信息是分子中各种不同类型和化学环境的碳核化学位移、^{13}C-^{1}H 之间的异核偶合常数(J_{CH})等。在利用^{13}C-NMR 谱分析成分结构时,利用度最高的为^{13}C 核的化学位移范围为 $0\sim250$,比^{1}H-NMR 谱范围广,因此各类型碳原子的谱线之间很少重叠,相对较容易识别。对于某些分子中较多碳原子上无氢的化合物,根据其^{13}C-NMR 谱,甚至可直接推测出分子的骨架结构。

四、质谱

化合物分子受一定能量冲击,失去电子,生成阳离子,而在稳定的磁场中按质荷比(m/z)顺序进行分离,通过检测器记录而得的图谱,称为质谱(MS)。质谱法是确定化合物相对分子质量、分子式及结构信息的比较重要的手段。特点是灵敏度高,精密度好,试样用量少,分析范围广,所以在天然药物化学、石油化工及环境保护等许多方面得到广泛应用。但存在的缺点是试样分析后易被破坏。

随着现代分析技术的高速发展,质谱仪所用的离子源不再局限于电子轰击,而是针对某些化合物的具体情况,开发出使试样不须加热汽化而能直接电离的新方法,从而扩大了质谱法的应用。

目标检测

一、选择题

(一)单项选择题

1. 天然药物研究的途径是( )。

A. 确定对象—预试验—调查研究—提取分离—结构鉴定—临床前试验—临床试验

B. 确定对象—调查研究—预试验—提取分离—结构鉴定—临床前试验—临床试验

C. 确定对象—提取分离—预试验—结构鉴定—临床前试验—临床试验

D. 确定对象—调查研究—提取分离—结构鉴定—临床前试验—临床试验

2. 天然药物活性成分结构鉴定的一般程序是( )。

A. 纯度检查—分子式的测定—结构类型的推定—结构式的确定

B. 纯度检查—结构类型的推定—分子式的测定—结构式的确定

C. 分子式的测定—结构类型的推定—结构式的确定—纯度检查

D. 结构式的确定—结构类型的推定—分子式的测定—纯度检查

3. 文献、信息的查阅和收集是( )的一项重要工作。

A. 设定研究方案之前   B. 了解前人是否有过研究以避免重复

C. 了解研究程度   D. 贯穿整个研究工作全过程

4. 可用于确定相对分子质量的波谱是( )。

A. 氢谱   B. 紫外光谱   C. 质谱   D. 核磁共振光谱

5. 固体化合物的纯度检查不包括下列( )方法。

A. 测定熔点　　　B. 用 TLC 检查　　C. 测定沸点　　　　D. 用高效液相色谱检查

（二）多项选择题

1. 提高预试验检识的准确性的方法有( )。

A. 采用专属性强的检出试剂，多选择几种检出试剂

B. 将不同类型成分分离，必要时配合色谱检识

C. 选择合适的提取溶剂，采用极性递增的提取方法制备供试液

D. 根据植物形态特征和供试液制备方法，分析判断某部位中可能含有的类型成分

E. 检出时，做对照试验或空白试验

2. 天然药物化学成分的预试验，一般( )。

A. 可采用试管反应和色谱试验　　　　　B. 利用各类成分的检识反应

C. 测定各类成分的物理化学常数　　　　D. 应用高效液相色谱

E. 测定 UV 和 IR 光谱进行检识

3. 化合物的纯度检查方法有( )。

A. 根据结晶形状判断　　　B. HPLC 检查　　　　　C. 熔点测定法

D. TLC 检查　　　　　　　E. 红外光谱法

二、简答题

结合本章以及其他章内容，综合分析，在以石油醚为溶剂的供试液中，可考虑检出哪些化学成分类型？如何判断某药材中含有生物碱、黄酮、糖苷类？

（赵立彦　骆航）

第十三章　天然药物化学实训

　　天然药物化学实训的特点是周期长,所用溶剂和试剂品种多,而且用量较大。许多有机溶剂具有易燃、有毒、腐蚀性、刺激性和爆炸性等特点。在实训操作过程中又经常需要加热或减压等操作,学生将接触各种热源和电器。如果操作不慎,易引起中毒、触电、烧伤、烫伤、火灾、爆炸等事故。故要求每个实训操作者,必须加强爱护国家财产和保障人民生命安全的责任心,严格遵守操作规程,树立严谨的科学实验态度,提高警惕,消除隐患,预防事故的发生。

　　为了确保实训的安全进行,特作如下要求。

　　(1) 实训前必须充分预习实训内容,明确实训原理、操作步骤及注意事项。实训前应检查仪器是否完整无损,装置是否正确,经检查合格后方可开始实训。

　　(2) 实训时要保持室内整齐、清洁、安静,不准做与实训无关的事情,不得擅自离开岗位。在实训过程中应密切观察实训进程是否正常,仪器有无漏气、碎裂等现象。

　　(3) 倒取和存放易燃有机溶剂时,要远离火源。不得随意将易燃性、易爆性的有机溶剂及药品倒入水槽或污物缸内。不得在烘箱内烘烤留有易燃性有机溶剂的仪器或物品。

　　(4) 使用精密仪器及电气设备时,应先了解其原理及操作规程,检查好电路,按操作规程进行。遇到不明了的问题应及时向老师请教,切忌自作主张,乱动仪器,电线及仪器不应放在潮湿处,不要用湿手接触电器,电器用完后,应立即清理,关好电源。

　　(5) 回流或蒸馏易燃性有机溶剂时,应检查冷凝水是否通畅,仪器装置是否漏气,不得用明火直接加热,应根据其沸点选用水浴、油浴或砂浴。

　　(6) 实训室中常用的苯、卤代苯、苯酚、苯胺、甲醇、二硫化碳、氰化物、汞和铅盐等化合物均为有毒或剧毒药品。人体中毒的途径一般为消化道、呼吸道或皮肤吸收,所以取用剧毒药时,要注意切勿洒在容器外,不要接触皮肤或口腔。室内要通风良好,产生毒气的操作应在通风橱内进行,毒物及废液不得随意乱倒。实训室内严禁进食,实训室任何物品不得拿出实训室。

　　(7) 实训结束时,应将水、电、门窗关妥后,方能离开实训室。

　　(8) 实训室一旦不慎起火,应沉着冷静,积极灭火。首先立即切断实训室内所有电源及火源,搬走易燃易爆物品,同时针对起火点情况,选用适当灭火器材进行灭火。

　　(9) 急救常识。

　　① 外伤:及时取出伤口中的碎玻璃屑或固体物质,用蒸馏水冲洗后涂上红药水,用消毒纱布包扎。大伤口则先按紧主血管,急送医院治疗。

　　② 火伤:轻伤可在伤面涂以硼酸凡士林,重伤则须请医生诊治。

　　③ 试剂灼伤:酸灼伤,立即用大量水冲洗,然后用 3% $NaHCO_3$ 溶液蘸洗;碱灼伤,立即

用大量水冲洗,然后用1%醋酸溶液蘸洗。

实训一 黄连中盐酸小檗碱的提取分离与鉴定

【实训目的】

(1)学会运用煎煮法、盐析法和结晶法从黄连中提取和分离盐酸小檗碱。

(2)学会用薄层色谱法和化学法检识盐酸小檗碱。

【实训原理】

利用小檗碱的溶解性提取,用稀硫酸水溶液提取得小檗碱硫酸盐,再用浓盐酸将小檗碱硫酸盐转化为小檗碱盐酸盐,结合盐析法使其结晶析出。根据小檗碱在冷、热水中的溶解性差异,用水重结晶进行精制。

【实训材料】

1. 仪器

电炉、托盘天平、500 mL 烧杯、1 000 mL 烧杯、量筒、玻璃棒、抽滤瓶、纱布、温度计、滴管、研钵、玻璃漏斗、水浴锅、pH 试纸、布氏漏斗、紫外灯、层析筒、试管、试管架等。

2. 药品

黄连粗粉、浓盐酸、蒸馏水、氯化钠、石灰乳、硫酸、95%乙醇、甲醇、乙酸、丙酮、盐酸小檗碱对照品、氢氧化钠、硝酸、漂白粉、硅胶等。

【实训步骤】

1. 盐酸小檗碱的提取

称取黄连粗粉 20 g,置于 500 mL 烧杯中,加入 0.3%硫酸水溶液 200 mL,加热微沸 40 min,并随时补充蒸发掉的水分,趁热用四层纱布过滤。滤渣同样操作再提取一次,合并两次滤液。滤液在搅拌下加石灰乳,调 pH 值至 11~12,静置 10 min,过滤。滤液用浓 HCl 调至 pH2~3,加入 5%NaCl,搅拌均匀,放置使沉淀完全,抽滤,抽干后置于空气中晾干,得盐酸小檗碱粗品。

2. 盐酸小檗碱的精制

取盐酸小檗碱粗品,置于 1 000 mL 烧杯中,加蒸馏水 400 mL,加热使其全部溶解,趁热抽滤。滤液在 65 ℃时加浓 HCl,调至 pH 1~2,放置过夜,静置析晶,抽滤,置于空气中晾干或 60~70 ℃干燥,得精制盐酸小檗碱,称重,计算收得率。

3. 鉴别

(1)盐酸小檗碱的薄层色谱鉴定。

供试品:取自制盐酸小檗碱少许,加 1 mL 乙醇溶液溶解,得供试品液。

对照品:盐酸小檗碱乙醇对照品溶液。

制板:取层析用硅胶 8 g,加 0.3%~0.5%羧甲基纤维素钠(CMC-Na)20~25 mL,用研钵研成稀糊状,均匀地倒在两块清洁的层析用玻璃板上,铺成均匀薄层,室温晾干,105 ℃活化 30 min,备用。

展开剂:甲醇-丙酮-乙酸(4∶5∶1)溶液。

显色剂:①先在可见光下观察斑点颜色,然后在紫外灯下观察斑点颜色。

② 喷改良碘化铋钾试剂后再观察。

(2) 浓硝酸、漂白粉试验:取盐酸小檗碱少许,加入稀硫酸 8 mL 溶解,分置于两支试管中,一支加入 2 滴浓硝酸,即显樱红色;另一支加入少许漂白粉,也显樱红色。

(3) 丙酮小檗碱试验:取盐酸小檗碱少许置于试管中,加入 5 mL 蒸馏水,水浴加热溶解,溶解后加入氢氧化钠试液 2 滴,显橙色,放冷;加入丙酮 4 滴,产生黄色丙酮小檗碱结晶。

(4) 生物碱沉淀反应:取盐酸小檗碱少许,加入稀硫酸 12 mL 溶解,分置于三支试管中,分别加入碘化汞钾试剂、碘化铋钾试剂、硅钨酸试剂,观察其现象。

【实训说明】

(1) 提取用的硫酸浓度应控制在 0.2%～0.3%,可使黄连中的小檗碱全部转化为硫酸盐而溶解。如果硫酸浓度过高,小檗碱会转化为硫酸氢盐,能降低其溶解度从而影响提取效率。

(2) 用石灰乳调 pH 至 11～12,能使硫酸小檗碱游离成小檗碱,并可沉淀果胶和黏液质等杂质。

(3) 加氯化钠是利用盐析作用降低盐酸小檗碱在水中的溶解度,但浓度不要超过10%,否则会造成细小的盐酸小檗碱结晶呈悬浮状而难以过滤。如选用食盐要用杂质少、纯度较高者。

(4) 精制盐酸小檗碱时,由于盐酸小檗碱不溶于冷水,放冷易析出结晶,因此水浴加热溶解后,应趁热过滤,以防盐酸小檗碱过滤时析出结晶,使过滤困难,从而影响产量。

【实训思考】

(1) 为什么提取小檗碱时用硫酸溶盐酸沉法?

(2) 提取小檗碱时加入石灰乳后得到的沉淀是什么?

 # 实训二　大黄中游离蒽醌的提取与分离

【实训目的】

(1) 学会运用连续回流法提取大黄中游离羟基蒽醌;掌握连续回流法在天然药物有效成分提取中的应用。

(2) 学会运用 pH 梯度萃取法分离大黄中游离羟基蒽醌;掌握 pH 梯度萃取法在天然药物有效成分分离中的应用。

(3) 学会运用结晶法纯化各种羟基蒽醌;掌握结晶法在天然药物有效成分纯化中的应用。

(4) 学会运用显色反应和色谱法鉴定大黄中各类游离羟基蒽醌;掌握显色反应和色谱法在蒽醌类化学成分鉴定中的应用。

(5) 培养学生科学、严谨、务实的工作作风。

【实训原理】

大黄中羟基蒽醌苷经酸水解成游离蒽醌苷元,苷元可溶于苯而提出;再利用各羟基蒽醌类化合物酸性不同,用 pH 梯度萃取法分离得到各单体苷元,也可利用羟基蒽醌的极性不同,采用硅胶柱色谱进行分离。

【实训材料】

1. 仪器

天平、连续回流装置(250 mL 圆底烧瓶、索氏提取器、滤纸套筒、冷凝管)、铁架台、电炉、水浴锅、250 mL 分液漏斗、250 mL 烧杯、玻璃棒、pH 试纸、试管、硅胶 G-CMC-Na 薄层色谱板、色谱缸、喷雾瓶。

2. 药品

大黄粗粉、20%硫酸、苯、5%碳酸氢钠、5%碳酸钠、0.5%氢氧化钠、5%氢氧化钠、10%氢氧化钠、0.5%乙酸镁、氨水、1%大黄酸对照品三氯甲烷溶液、1%大黄素对照品三氯甲烷溶液、1%芦荟大黄素对照品三氯甲烷溶液。

【实训步骤】

1. 游离羟基蒽醌的提取

取大黄粗粉 20 g,置于 250 mL 烧杯中,加 20%硫酸约 50 mL,充分润湿药材 20~30 min,然后装入滤纸袋,置于索氏提取器中,以苯为溶剂(约 100 mL),在水浴上连续回流 3~4 h,得游离蒽醌苯提取液。

2. 游离羟基蒽醌的分离

(1) pH 梯度萃取法。

① 大黄酸的分离　将上述游离蒽醌的苯提取液置于 250 mL 分液漏斗中,用纯化水洗至中性,分出水层,加 5%碳酸氢钠溶液(测 5%碳酸氢钠溶液的 pH 值为 8 左右)40 mL 萃取,静置,使充分分层,分出碱水溶液,置于烧杯中,保留苯液,碱液在搅拌下缓缓滴加浓盐酸调至 pH2~3,观察颜色变化,稍放置即可析出黄色沉淀,抽滤,用水洗沉淀至中性,将沉淀在 70 ℃干燥,再用冰醋酸重结晶,即得大黄酸黄色针晶。

② 大黄素的分离　分离了大黄酸的苯提取液,加入 5%碳酸钠溶液(测 5%碳酸钠溶液的 pH 值为 10~11)40 mL 萃取,静置,使充分分层,分出碱水溶液,置于烧杯中,保留苯液,碱液在搅拌下缓缓滴加浓盐酸调 pH 值至 2~3,观察颜色变化,稍放置即可析出橙色沉淀,抽滤,用水洗沉淀至中性,将沉淀 70 ℃干燥,再用吡啶重结晶,即得大黄素橙色结晶。

③ 芦荟大黄素的分离　将分离了大黄素的苯提取液加入 0.5%氢氧化钠溶液(测 0.5%氢氧化钠溶液的 pH 值为 10~11)40 mL 萃取,静置,使充分分层,分出碱水溶液于烧杯中,保留苯液,碱液在搅拌下缓缓滴加浓盐酸调 pH 值至 2~3,观察颜色变化,稍放置即可析出黄色沉淀,抽滤,用水洗沉淀至中性,将沉淀在 70 ℃干燥,再用乙酸乙酯重结晶,即得芦荟大黄素棕黄色结晶。

④ 大黄酚和大黄素甲醚的分离　分离了芦荟大黄素的苯提取液,加入 5%氢氧化钠溶液(测 5%氢氧化钠溶液的 pH 值为 10~11)40 mL 萃取,静置,使充分分层,分出碱水溶液,置于烧杯中,碱液在搅拌下缓缓滴加浓盐酸调至中性,观察颜色变化,稍放置即可析出黄色沉淀,抽滤,将沉淀在 70 ℃干燥,再用乙酸乙酯重结晶,即得大黄酚和大黄素甲醚混合物晶体。回收苯液。

(2) 柱色谱法。

将大黄酚和大黄素甲醚混合物溶解于乙酸乙酯,用硅胶柱色谱分离。以石油醚(沸程

60～90 ℃)-乙酸乙酯(15：1)洗脱,先洗脱下来的黄色物质以甲醇重结晶可得大黄酚,后洗脱下来的黄色物质以甲醇重结晶可得大黄素甲醚。

3. 羟基蒽醌的鉴定

(1) 化学鉴定。

分别取蒽醌化合物少许,置于试管中,加 2 mL 乙醇溶解,得供试液。

① 碱液试验　取供试液 1 mL,加 10%氢氧化钠溶液数滴,振摇,溶液呈红色。

② 醋酸镁反应　取供试液 1 mL,加 0.5%醋酸镁甲醇溶液数滴,产生橙、红、紫等颜色。

(2) 薄层鉴定。

吸附剂:硅胶 G-CMC-Na。

样品:1%各蒽醌化合物的三氯甲烷溶液。

对照品:1%大黄酸对照品的三氯甲烷溶液。

　　　1%大黄素对照品的三氯甲烷溶液。

　　　1%芦荟大黄素对照品的三氯甲烷溶液。

展开剂:苯-乙酸乙酯(4：1)。

显色剂:氨蒸气熏或 5% KOH 溶液喷雾。

【实训说明】

(1) 大黄中蒽醌类化合物主要以蒽醌苷的形式存在,游离蒽醌仅占小部分,为了提高游离蒽醌的收得率,在提取过程中加入 20%硫酸使苷水解成苷元。

(2) 所得苯提取液中如有酸水,可用纯化水洗涤分出并弃去,以免影响下一步的萃取。

(3) 两相萃取时,碱液的配制要准确。萃取次数不宜太多,否则不同酸性的羟基蒽醌成分会混杂在一起而难以分离。

(4) 硅胶柱色谱分离大黄酚和大黄素甲醚时,取 100～120 目硅胶约 10 g,按湿法装柱。在整个洗脱过程中,洗脱液必须始终高于吸附剂表面,否则会使色谱柱中有气泡进入或形成裂隙。

(5) 为避免添加洗脱液时破坏吸附剂表面,可在吸附剂表面加入一个直径与色谱柱内径略小的滤纸片,然后再加入约 2 mm 厚的硅胶,最后在硅胶上面加一团脱脂棉。

(6) 氨蒸气熏后应立即观察。

【实训思考】

(1) 说出大黄中 5 种游离羟基蒽醌化合物的酸性与结构的关系。

(2) 解释 pH 梯度萃取法的原理。

 # 实训三　槐米中芸香苷的提取与鉴定

【实训目的】

(1) 学会运用碱溶酸沉法从槐米中提取、精制芸香苷,并对之进行水解。

(2) 学会用显色反应及纸色谱法检识黄酮类化合物。

【实训原理】

采用碱溶酸沉法提取,其原理是依据芸香苷结构中含有的酚羟基具有酸性,能与碱成盐而溶与水中,向此盐溶液中加入酸,则芸香苷游离析出。芸香苷的精制是利用它可溶于热水,难溶于冷水的性质与杂质进行分离的。

【实训材料】

1. 仪器

电炉、托盘天平、500 mL 烧杯、1 000 mL 烧杯、量筒、玻璃棒、移液管、纱布、温度计、滴管、抽滤装置、研钵、250 mL 圆底烧瓶、冷凝管、水浴锅、pH 试纸、色谱滤纸、紫外灯、层析筒、试管、试管架。

2. 药品

槐米粗粉、浓盐酸、蒸馏水、0.4%硼砂、石灰乳、2%硫酸、95%乙醇、15%乙酸、氢氧化钡、葡萄糖标准品水溶液、鼠李糖标准品水溶液、正丁醇、乙酸、芸香苷标准品、槲皮素标准品、氨水、三氯化铝、浓硫酸、α-萘酚、氢氧化钠、碳酸氢钠、碳酸钠、镁粉、苯胺-邻苯二甲酸、醋酸镁。

【实训步骤】

1. 芸香苷的提取

称取槐米粗粉 20 g,置于 500 mL 烧杯中,加入 0.4%硼砂沸水溶液 200 mL,在搅拌下加石灰乳,调 pH 值至 8～9,加热微沸 20 min(注意保持 pH 8～9),并随时补充蒸发掉的水分,趁热用四层纱布过滤。滤渣同样操作再提取一次,合并两次滤液。滤液在 60～70 ℃用浓 HCl 调至 pH4～5,静置过夜使沉淀完全,抽滤,沉淀用蒸馏水抽洗 2～3 次至中性,抽干,置于空气中晾干,得芸香苷粗品。

2. 芸香苷的精制

称取芸香苷粗品,置于 1 000 mL 烧杯中,按约 1∶200 的比例加蒸馏水,煮沸 10 min左右使其全部溶解,趁热抽滤。滤液放置过夜,静置析晶,抽滤,置于空气中晾干或 60～70 ℃干燥,得精制芸香苷,称重,计算收得率。

3. 芸香苷的水解

取芸香苷 1 g,研细后置于 250 mL 圆底烧瓶中,加入 2%硫酸 100 mL,直火微沸回流约 40 min,并及时补充蒸发掉的水分,至析出的鲜黄色沉淀不再增加为止,放冷抽滤,滤液保留作糖检查。沉淀用少量水洗去酸,抽干水分,晾干称重,得粗制槲皮素,然后用乙醇(95%乙醇约 80 mL)重结晶即得精制槲皮素。

4. 鉴别

(1) 糖的纸色谱鉴定。

样品:取上述滤去槲皮素的水解母液 20 mL,搅拌,加饱和的 Ba(OH)$_2$水溶液中和至 pH 值为 7,滤去生成的 BaSO$_4$沉淀,滤液浓缩至 1～2 mL 即得样品液。

对照品:葡萄糖标准品水溶液、鼠李糖标准品水溶液。

支持剂:色谱滤纸。

展开剂:正丁醇-乙酸-水(4∶1∶5)上层液。

显色剂:苯胺-邻苯二甲酸试剂喷雾,105 ℃烘 10 min,显棕色或棕红色斑点。

（2）芸香苷、槲皮素的纸色谱鉴定。

样品：①自制芸香苷乙醇溶液；②自制槲皮素乙醇溶液。

对照品：①芸香苷标准品乙醇溶液；②槲皮素标准品乙醇溶液。

支持剂：色谱滤纸。

展开剂：①正丁醇-乙酸-水（4∶1∶5）上层液；②15％乙酸水溶液。

显色剂：①先在可见光下观察斑点颜色，然后在紫外灯下观察斑点颜色；②经氨气熏后再观察；③喷三氯化铝试剂后再观察。

（3）Molish 反应。

取芸香苷少许置于小试管中，加乙醇 0.5 mL，加 10％ α-萘酚溶液 1 mL 振摇使溶解，沿管壁徐徐加入浓硫酸约 0.5 mL，静置。观察两层溶液的界面变化，出现紫色环者为阳性。以同法试验槲皮素，比较芸香苷和槲皮素的不同。

（4）酸性实验。

取小试管四支为一组，共两组，第一组每管中加入芸香苷 1 mg，第二组每管中加入槲皮素 1 mg，每组分别加稀氨水、5％ NaHCO₃ 溶液、5％ Na₂CO₃ 溶液和 1％ NaOH 溶液各 2 mL，振摇后，观察各管溶解情况，溶解的溶液应呈黄色。再加盐酸数滴，黄色应褪去或变浅，并有沉淀析出或呈混浊。

（5）镁粉-盐酸反应。

取芸香苷 1 mg，加乙醇 1～2 mL，在水浴上加热溶解，加镁粉约 50 mg，滴加几滴浓盐酸，溶液由黄色渐变成红色者，表示有黄酮类化合物。以同法试验槲皮素。

（6）三氯化铝反应。

取芸香苷 1 mg，加甲醇 1～2 mL，在水浴上加热溶解，加入 1％三氯化铝甲醇溶液 2～3 滴，呈鲜黄色，以同法试验槲皮素。

（7）乙酸镁反应。

取芸香苷 1 mg，加甲醇 1～2 mL，水浴中加热溶解，加 1％乙酸镁甲醇溶液 2～3 滴，呈黄色荧光反应。以同法试验槲皮素。

【实训说明】

（1）加入硼砂是由于芸香苷分子中含有邻二酚羟基，性质不太稳定，暴露在空气中能缓慢氧化变为暗褐色，在碱性条件下更容易被氧化，而硼酸盐能与邻二酚羟基结合，以达到保护的目的。但其价格较高，工业上用较大量的石灰加少量硼砂，同样能达到提高质量的目的。

（2）加入石灰乳调 pH 8～9，既可以达到碱溶解芸香苷的目的，又可以除去槐花米中含有的大量多糖黏液质。但 pH 值不能过高，碱处理时间应尽可能短，以减少酚类氧化分解。

（3）用浓盐酸调 pH4～5，pH 值过低会使芸香苷收得率降低。

（4）提取时也可以不加碱，直接用沸水提取，收得率也比较高。

【实训思考】

（1）芸香苷经硫酸溶液水解后得到槲皮素沉淀，试分析：其水解母液加饱和的氢氧化钡水溶液的目的是什么？

（2）为什么用碱溶酸沉法提取芸香苷时，要注意 pH 值的控制？

实训四 八角茴香油的提取分离与检识

【实训目的】

（1）学会挥发油的水蒸气蒸馏提取法。

（2）学会挥发油的一般检识及挥发油中固体成分的分离方法。

（3）学会挥发油中化学成分的薄层点滴定性检识。

（4）熟悉挥发油单向二次薄层色谱检识。

【实训原理】

本实训是水蒸气蒸馏法提取挥发油的通法。挥发油的组成成分较复杂，常含有烷烃、烯烃、醇、酚、醛、酮、酸、醚等官能团。因此可以用一些检出试剂在薄层板上进行点滴试验，从而了解组成挥发油的成分类型。挥发油中各类成分的极性互不相同，一般不含氧的烃类和萜类化合物极性较小，在薄层色谱板上可被石油醚较好地展开；而含氧的烃类和萜类化合物极性较大，不易被石油醚展开，但可被石油醚与乙酸乙酯的混合溶剂较好地展开。为了使挥发油中各成分能在一块薄层色谱板上进行分离，常采用单向二次色谱法展开。

1. 提取

利用挥发油具有挥发性，可随水蒸气一同蒸出来的性质，进行提取。油水易分层者，可直接分出油层；油水不易分层者，可用盐析或用低沸点有机溶剂进行萃取得到挥发油。

2. 鉴别

挥发油所含成分复杂，为一混合物。利用挥发油中各种成分具有的特征官能团，用各种特性反应试剂进行化学检识和层析薄层鉴别。

3. 单向二次层析

不含氧烃、萜、烯类极性小于含氧的烃、萜、烯类，单用石油醚（60～90 ℃）进行层析，则极性大的成分不易展开，再用石油醚与乙酸乙酯的混合溶剂进行层析，则极性小的成分与极性大的成分能较好地展开。

【实训材料】

1. 仪器

挥发油测定器、电热套、玻璃仪器气流烘干器、电热恒温干燥箱、圆底烧瓶（500 mL）、移液管（10 mL，5 mL）、回流冷凝管。

2. 药品

八角茴香、三氯化铁、异羟肟酸铁试剂、2,4-二硝基苯肼、碱性高锰酸钾、八角茴香油对照品、香草醛-浓硫酸、石油醚（60～90 ℃）、乙酸乙酯、硅胶 G-CMC-Na 薄层色谱板。

【实训步骤】

1. 茴香脑的提取分离

取八角茴香 50 g，捣碎，置于圆底烧瓶中，加适量水浸泡湿润，按一般水蒸气蒸馏法进行蒸馏提取。也可将捣碎的八角茴香置于挥发油测定器的烧瓶中，加蒸馏水 500 mL 与数粒玻璃珠，连接挥发油测定器与回流冷凝管，自冷凝管上端加水使充满挥发油测定器的刻

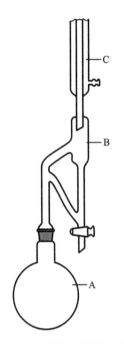

图 13-1 挥发油含量测定装置
A. 圆底烧瓶　B. 挥发油测定器
C. 回流冷凝管

度部分,并使溢流入烧瓶时为止。缓缓加热至沸,至测定器中油量不再增加,停止加热,放冷,分取油层。挥发油含量测定装置见图 13-1。

将所得的八角茴香油置于冰箱中冷却 1 h,即有白色结晶析出,趁冷过滤,用滤纸压干。结晶为茴香脑,滤液为析出茴香脑后的八角茴香油。

2. 检识

(1) 油斑试验　取八角茴香油适量,滴于滤纸片上,常温下(或加热烘烤)观察油斑是否消失。

(2) 薄层色谱板点滴反应　取硅胶 G 薄层色谱板一块,用铅笔按表画线。将八角茴香挥发油样品用 5～10 倍量乙醇稀释后,用毛细管分别滴加于每排小方格中,再将各种检识试剂用滴管分别滴于各挥发油试样斑点上,观察颜色变化。初步推测八角茴香挥发油中可能含有的化学成分的类型。

(3) 挥发油薄层色谱单向二次展开检识　取硅胶 G-CMC-Na 薄层色谱板(6 cm×15 cm)一块,在距底边 1.5 cm 及 8 cm 处分别用铅笔画起始线和中线。将八角茴香油溶于丙酮,用毛细管点于起始线上呈一长条形,先用石油醚(30～60 ℃)-醋酸乙酯(85∶15)为展开剂展开至薄层板中线处取出,挥去展开剂,再放入石油醚(30～60 ℃)中展开至接近薄层板顶端时取出,挥去展开剂后,分别用下列几种显色剂喷雾显色。

3. 薄层点滴检识

取适量八角茴香挥发油样品,加 5～10 倍量无水乙醇溶解,分别加入下述(1)～(5)项试剂,观察并记录实验结果。

(1) 三氯化铁:检查酚性成分。

(2) 异羟肟酸铁试剂:检查酯或内酯类化合物。

(3) 2,4-二硝基苯肼:检查醛基、酮基。

(4) 碱性高锰酸钾:检查不饱和化合物。

(5) 香草醛-浓硫酸:105 ℃烘烤 10 min,挥发油中各成分显不同的颜色。

观察斑点的数量、位置及颜色,推测八角茴香挥发油中可能含有化学成分的种类。

【实训说明】

(1) 通过观察馏出液的混浊程度来判断挥发油是否提取完全。最初的馏出液中含油量较多,明显混浊,随着馏出液中油量的减少,混浊度也随着降低,至馏出液变为澄清甚至无挥发油气味时,停止蒸馏。

(2) 提取完毕,须放冷,待油水完全分层后,再将油层放出,尽量不带出水分。

(3) 进行单向二次展开时,先用极性较大的展开剂展开至中线,然后再用极性较小的展开剂展开。在第一次展开后,应将展开剂完全挥干,再进行第二次展开,否则将影响第二次展开剂的极性,从而影响分离效果。

(4) 挥发油易挥发逸失,因此进行层析检识时,操作应迅速及时,不宜久放。

(5) 喷洒香草醛-浓硫酸显色剂时,应于通风橱内进行。

【实训思考】

(1) 从八角茴香中提取分离茴香脑的原理是什么?

(2) 利用点滴反应检识挥发油的组成的优点是什么?

(3) 单向二次展开薄层色谱法检识挥发油中各成分时,为什么第一次展开所用的展开剂极性最好大于第二次展开所用的展开剂的极性?

 # 实训五 天然药物化学成分预试验

【实训目的】

(1) 掌握主要的天然药物化学成分鉴别的原理及预试验的基本操作。

(2) 熟悉天然药物中各主要成分的试管试验、沉淀反应,以及纸层析、薄层层析的方法,并根据试验结果判断含有的化学成分的类型。

(3) 认真做好预试验记录,正确书写实训报告。

【实训原理】

天然药物中所含的化学成分很多,在深入研究之前应首先了解其中含有哪些类型的化学成分,一般需要进行简单的预试验。其基本原理是利用天然药物中各类化学成分在不同溶剂中溶解度不同,用不同极性的溶剂由低到高依次提取,分成数个部分,如水溶性、醇溶性及石油醚溶性等部分,再分别进行各种定性反应。各成分的检识反应可在试管或滤纸片上进行,也可用色谱法,然后根据各化学反应的现象进行分析判断,推断试样中可能含有化学成分的类型。

【实训材料】

1. 仪器

烧杯、三角烧瓶、圆底烧瓶、量筒、玻璃棒、水浴锅、温度计、滴管、抽滤装置、滤纸、冷凝管、pH 试纸、色谱滤纸、表面皿、紫外灯、色谱缸、试管、试管架、电炉。

2. 药品

天然药物原料(粗粉)、蒸馏水、95%乙醇、乙酸乙酯、石油醚、2%盐酸、浓硫酸、5%氢氧化钠、氢氧化钾、氨水、1%AlCl₃ 试剂、三氯化铁、醋酐、α-萘酚、3,5-二硝基苯甲酸、氨基安替比林、铁氰化钾、盐酸羟胺、溴甲酚绿、镁粉、乙酸镁、三氯乙酸试剂、Kedde 试剂、25%磷钼酸试剂、硫酸铜、茚三酮、明胶、碘化铋钾、硅钨酸、鞣酸、苦味酸、硅胶 G。

【实训步骤】

利用不同成分在各种溶剂中的溶解度的不同,一般可采用以下 3 种溶剂分别提取。

1. 水提取液

取药材粗粉 5 g,加水 60 mL,在 50～60 ℃的水浴上温浸 1 h,过滤,分别取滤液 1 mL 做下列试验。见表 13-1。

表 13-1　水提取液中的相关试验

检 查 项 目	试 剂 名 称	现　象
糖	*①Molish 反应 *②斐林试剂	
有机酸	△①pH 试纸检查 △②溴甲酚绿试剂	
酚类	△ 1% FeCl₃试剂	
鞣质	△①1% FeCl₃试剂 *②明胶试剂	
氨基酸	△ 茚三酮试剂	
蛋白质	*双缩脲反应	
苷类或多糖	*①Molish 反应 *②斐林试剂,观察水解前后 Cu₂O 沉淀量有无增加	
皂苷	*泡沫试验	
生物碱	*①碘化铋钾试剂 *②硅钨酸试剂	

* 表示在试管中进行,△表示在滤纸或硅胶 CMC-Na 薄层板上进行,下同。

2. 乙醇提取液

取药材粗粉 10 g,加 95% 乙醇 100 mL,在水浴上加热回流提取 1 h,过滤,滤液留 3 mL 做(1)项试验,其余回收乙醇至无醇味,并浓缩成浸膏状,浸膏分为两部分:一部分加 10 mL 2% 盐酸振摇溶解,过滤,分出酸液,做(2)项试验,附于滤纸上的一部分再以少量乙醇溶解,溶液做(3)项试验;另一部分浸膏加 10 mL 乙酸乙酯溶解,溶液置于分液漏斗中,用 5% 氢氧化钠溶液振摇洗涤 2 次(每次 2～3 mL),弃去碱水层。乙酸乙酯层再用蒸馏水洗 1～2 次,至水洗液呈中性,弃去水洗液,取乙酸乙酯置于水浴上蒸干,残留物用 15 mL 乙醇溶解,做(4)项试验。见表 13-2。

表 13-2　乙醇提取液中的相关试验

检 查 项 目		试 剂 名 称	现　象
(1)	酚类	△1% FeCl₃	
	鞣质	△1% FeCl₃	
	有机酸	△溴甲酚蓝试剂	
(2)	生物碱	*①碘化铋钾试剂 *②硅钨酸试剂 *③鞣酸试剂 *④苦味酸试剂	

续表

检查项目		试剂名称	现象
(3)	黄酮	△①1% AlCl₃试剂 *②盐酸-镁粉反应	
	蒽醌	△①10% KOH液 △②0.5% Mg(Ac)₂试剂 △③氨熏	
(4)	香豆素与萜类内酯	*①开环与闭环反应 △②氨基安替比林-铁氰化钾呈色反应 △③羟胺反应	
	强心苷	△①Kedde试剂 △②三氯乙酸试剂 *③苦味酸试剂	

3. 石油醚提取液

取药材粗粉 1 g,加 10 mL 石油醚(沸程 60~90 ℃),放置 2~3 h,过滤,滤液置于表面皿上任其挥发,残留物进行下列试验。见表 13-3。

表 13-3 石油醚提取液中的相关试验

检查项目	试剂名称	现象
甾体或三萜类	*①醋酐-浓硫酸试验 △②25%磷钼酸试剂	
挥发油和油脂	石油醚提取液滴于滤纸片上,观察有无油斑,加热后能否挥发	

4. 氰苷的检识

苦味酸钠反应:取药材粗粉 0.2 g,置于试管中,加入 3~5 mL 5%硫酸溶液,摇匀混合,在试管口放置一条浸泡过苦味酸钠溶液的滤纸条,然后塞紧试管口(滤纸不要接触溶液),试管于沸水浴上加热十几分钟,如纸条呈红色表示有氰苷。

5. 各类成分的色谱检识

天然药物化学成分的预试验除用上述的定性反应外,还可用层析法进行,它不仅可以减少成分间的相互干扰,层析结果容易判断,还可以根据层析所用的条件加展开剂的组成、层析种类以及色斑的比较值(R_f 值),初步判断样品中所含化学成分的极性大小和溶解性能,甚至可以通过和标准样品对照,初步确定样品中含有何种化合物。

用色谱法预试各类化学成分的层析条件参考如表 13-4 所示。

表 13-4 用色谱法预试各类化学成分的层析条件参考

化合物类别	色谱种类	展开条件	检出试剂
酚类化合物	硅胶-TLC	氯仿-丙酮(8:2)	1%三氯化铁乙醇溶液
有机酸	硅胶-TLC	氯仿-丙酮-甲醇-乙酸(7:2:1.5:0.5)	0.1%溴甲酚蓝乙醇溶液

续表

化合物类别	色谱种类	展开条件	检出试剂
氨基酸	PC	正丁醇-乙酸-水(4∶1∶5,上层) 酚以水饱和	茚三酮试剂
生物碱	硅胶-TLC	氯仿-甲醇(9∶1) 氨熏	改良碘化铋钾试剂
强心苷	硅胶-TLC	乙酸乙酯-吡啶-水(5∶1∶4) 二氯甲烷-甲醇-甲酰胺(80∶19∶1)	碱性 3,5-二硝基苯甲酸试剂
甾体三萜	硅胶-TLC	氯仿-丙酮(8∶2)	硫酸-醋酐 5%硫酸乙醇
蒽醌	硅胶-TLC	环己烷-乙酸乙酯(7∶3)	氨熏
挥发油	硅胶-TLC	石油醚 石油醚-乙酸乙酯(85∶15)	香草醛-浓硫酸
香豆素	硅胶-TLC	正丁醇-乙酸-水(4∶1∶1)	用 5%KOH 甲醇液喷后紫外灯下观察荧光现象
黄酮苷及苷元	PC	乙酸-水(15∶85) 正丁醇-乙酸-水(4∶1∶1)	1%三氯化铝乙醇溶液
糖	PC	正丁醇-乙酸-水(4∶1∶1) 乙酸乙酯-吡啶-水(2∶1∶2)	苯胺-邻苯二甲酸试剂

【实训说明】

(1) 本实训所用的供试品,可根据具体情况,灵活选择,尽可能使用有代表性的化学对照品。

(2) 预试验反应完成后,首先对反应结果明显的成分进行分析判断,得出初步结论。对某些反应结果不十分明显的,如反应液中成分含量太低,应进一步浓缩处理供试液,再进行检识或另选一些试剂进行检识,有时可配合色谱法检识。

(3) 试验的结果只能作为参考,因为有的反应为几类成分所共有,判断分析各反应结果时,应综合考虑,不能仅凭一个方面的反应就下结论。例如异羟肟酸铁反应为阳性的有酯、内酯、香豆素类等化合物,要配合香豆素的特有反应,将香豆素与其他酯类化合物进行区别,方能得出合理的结论。

(4) 预试验结果一般只能提供试样中可能含有哪些类型的化学成分,而不能确定是何种单一的成分。应结合提取分离的方法,对提取分离得到的成分进一步检识,才能确定该药材中含有哪些成分。

【实训思考】

(1) 天然药物化学成分预试验有何实际意义?

(2) 怎样才能提高预试验的准确性和灵敏度? 在判断预试验结果时应注意哪些问题?

参考答案

CANKAODAAN

第 一 章

一、选择题

（一）单项选择题

1. C　2. B　3. D　4. C　5. B　6. C　7. C　8. D　9. A　10. B

（二）多项选择题

1. BD　2. ABCDE　3. BCE　4. ACD　5. ABC

二、简答题

1. 天然药物化学研究的内容主要包括：天然药物中各类化学成分的结构特点、理化性质、提取分离及鉴定的基本理论和技能。此外，还涉及天然药物活性成分研究的途径和方法等内容。

2. 这样理解，一般将具有明显生物活性或具有医疗作用的成分称为有效成分。有效成分应是单体化合物，能用一定的分子式、结构式表示，并具一定的熔点、沸点、旋光度、溶解度等物理常数。没有生物活性的称为无效成分。实际上有效与无效不是绝对的，一些原来认为是无效的成分，随着科学的发展和不断研究，发现了其具有某些生物活性，也就变成有效成分。因此有效成分和无效成分的划分是相对的，而不是绝对的。

第 二 章

一、选择题

（一）单项选择题

1. C　2. B　3. D　4. B　5. D　6. D　7. B　8. A　9. A　10. B　11. D　12. A　13. D　14. B　15. C

（二）多项选择题

1. ABC　2. CD　3. BE　4. ABC　5. ABD

二、简答题

1. 天然药物化学成分提取的方法有：溶剂提取法——利用溶剂把天然药物中所需要的成分溶解出来，而对其他成分不溶或少溶的性质进行提取的方法；水蒸气蒸馏法——利用某些化学成分具有挥发性，不溶于水，能随水蒸气一起被蒸馏出来的性质进行提取的方法；升华法——利用某些化合物具有升华的性质进行提取的方法；超临界流体萃取法——利用某些物质在超临界区域形成的流体，对天然药物中的有效成分进行萃取分离的新技术，此法既能提取又能分离。

2. 答：色谱法的基本原理是利用混合物中各成分在不同的两相中吸附、分配及亲和力的差异而达到分离的方法,按原理分为吸附色谱、分配色谱、离子交换色谱、凝胶过滤色谱四种。

第 三 章

一、选择题

（一）单项选择题

1. C　2. D　3. A　4. B　5. B　6. C　7. B　8. A　9. A　10. B　11. C　12. C 13. D　14. A　15. B　16. A　17. C　18. B　19. B　20. C

（二）多项选择题

1. ABCE　2. BCD　3. ABE　4. ABC　5. BD　6. BD　7. ADE　8. ACD 9. ABE　10. ABC

二、简答题

1. A 为吡啶类生物碱；B 为莨菪烷类生物碱；C 为有机胺类生物碱；D 为异喹啉类生物碱；E 为吲哚类生物碱。

2. (1) A＞C＞B,N-烷杂环＞N-芳杂环＞酰胺。

(2) B＞A＞C,季铵＞仲胺＞伯胺。

(3) A＞C＞B,伯胺＞叔胺＞酰胺。

3. 分离流程如下：

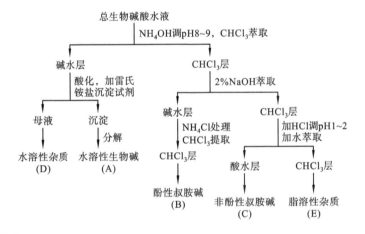

三、实例分析

取延胡索（元胡）粉末,加甲醇超声处理,过滤,滤液蒸干,残渣加水溶解,加浓氨试液调至碱性,用乙醚振摇提取 3 次,合并乙醚液,蒸干。

选用硅胶作吸附剂,通常需要在加碱的条件下才能获得集中的斑点。在湿法制板时,用 0.1～0.5 mol/L 氢氧化钠溶液代替水,使硅胶薄层显碱性,可使生物碱的薄层色谱在碱性环境中进行,从而获得满意的分离效果。

采用与对照药材和对照品共薄层的方法进行鉴别,供试品色谱中,在与对照药材和对照品色谱相应的位置上,显相同颜色的斑点。

第　四　章

一、选择题

（一）单项选择题

1. D　2. C　3. A　4. B　5. C　6. B　7. C　8. D　9. C　10. B

（二）多项选择题

1. ACD　2. ABCE　3. ACDE　4. BE　5. CDE

二、简答题

1. 苷酸化水解需在一定浓度的稀酸水溶液或酸性稀乙醇溶液中进行。水解产物主要为单糖和苷元。

2. 可用 Molish 试剂反应鉴别，具体操作如下：取两支试管，将两种化合物分别溶解于乙醇，然后加入3%的α-萘酚乙醇溶液混合后，沿试管壁滴加浓硫酸，静置。两液面交界处呈现紫红色环的为天麻苷，不产生紫红色环的为天麻素。

第　五　章

一、选择题

（一）单项选择题

1. C　2. B　3. C　4. B　5. C　6. A　7. A　8. C　9. A　10. D

（二）多项选择题

1. BE　2. BCDE　3. ABCE　4. BC　5. AB

二、简答题

1. 根据香豆素母核上的取代基和苯环的情况，可将香豆素类化合物分为四种类型。

（1）简单香豆素。简单香豆素类通常是指仅在苯环上具有取代基的香豆素类。

（2）呋喃香豆素类。呋喃香豆素类是指其母核的 C_7 位羟基与 C_6 位或者 C_8 位取代异戊烯基缩合形成呋喃环的一系列化合物。

（3）吡喃香豆素。吡喃香豆素是指母核的 C_7 位羟基与 C_6 位或者 C_8 位取代异戊烯基缩合形成吡喃环的一系列化合物。

（4）其他香豆素。除上述类型外，还有异香豆素类及α-吡喃酮环上有取代基的香豆素类等。

2. 香豆素类成分在紫外光下显示蓝色荧光，C_7 位导入羟基后（伞形花内酯）荧光加强，甚至在可见光下也能见到荧光。一般羟基香豆素遇碱荧光都增强；7-羟基香豆素在 C_8 位导入羟基后，荧光消失；导入非羟基取代基也将减弱荧光；呋喃香豆素荧光较弱。

第　六　章

一、选择题

（一）单项选择题

1. D　2. B　3. D　4. C　5. D　6. D　7. D　8. C　9. A　10. C

（二）多项选择题

1. BCE　2. ABCD　3. BD　4. ABCDE　5. AD

二、简答题

1. 蒽醌类化合物在植物体内常以游离状态或结合成苷的形式存在。提取苷和苷元，可用甲醇或乙醇作溶剂,加热回流提取;提取蒽醌苷时,应注意酶、酸对其结构的作用,防止其被水解;提取游离蒽醌时,如果药材中含有蒽醌苷,则需加酸使其水解转化成游离蒽醌,以提高收得率。常用 20%硫酸和苯或三氯甲烷加热回流提取。

2. 蒽醌结构与酸性强弱的规律为:①有羧基取代的蒽醌类化合物酸性最强;②β羟基蒽醌的酸性大于 α-羟基蒽醌的酸性;③酚羟基数目增多,酸性增强,但与位置有关。蒽醌类化合物的酸性强弱顺序为:含—COOH>含 2 个以上 β-OH>含 1 个 β-OH>含 2 个以上 α-OH>含 1 个 α-OH。

3. 因为新鲜的大黄中蒽酚、蒽酮含量高,对消化道黏膜刺激性强。储存 2 年以上后,蒽酚、蒽酮几乎全被氧化成蒽醌,从而发挥药效。故大黄须储存 2 年以上才能药用。

三、实例分析

1. 药典采用微量升华法鉴别大黄的依据是:大黄中含有具升华性的游离蒽醌类化合物。菱状针晶或羽毛状结晶即是大黄酸、大黄素、芦荟大黄素等游离羟基蒽醌化合物。

2. 番泻叶化学成分提取过程中加入盐酸是为了使番泻叶中的二蒽酮苷类水解成游离二蒽酮;乙醚萃取的物质为游离二蒽酮(番泻苷元);二蒽酮类遇碱显黄色,水浴加热,二蒽酮分解氧化成羟基蒽醌,遇碱显紫红色。

第 七 章

一、选择题

(一)单项选择题

1. D 2. B 3. B 4. D 5. C 6. C 7. D 8. A 9. A 10. C 11. C 12. D 13. B 14. A 15. B 16. A 17. A 18. A 19. B 20. D

(二)多项选择题

1. ABC 2. ABCD 3. ABE 4. AD 5. AB

二、简答题

1. 黄酮类的酸性强弱与酚羟基取代位置及数目有关,酸性强弱顺序是 $7,4'$-二羟基黄酮>7-羟基黄酮或 $4'$-羟基黄酮>一般酚羟基黄酮>5-羟基黄酮。

2. 分离原理:聚酰胺分子中具有酰胺羰基,可与黄酮类化合物结构中酚羟基形成氢键,主要依据与被分离物质形成氢键能力不同进行分离。

常用洗脱剂:水-乙醇。

洗脱规律:①三糖苷>双糖苷>单糖苷>苷元;②母核酚羟基数目越多,洗脱越慢;酚羟基数目相同,易成分子内氢键者吸附弱;③异黄酮>二氢黄酮醇>黄酮>黄酮醇;④芳香核多,共轭程度高,难洗脱。

三、实例分析

1. 酸性:A>C>B>D;极性:D>C>B>A

(1) A>B>C>D (2) D>B>C>A (3) A>B>C>D

2. (1) 所用的方法是碱提酸沉法。依据:芦丁结构中酚羟基显酸性,在碱液中成盐溶解,在酸中游离沉淀。

(2) 加入 0.4%硼砂水溶液的目的是保护邻二酚羟基。

(3) 用石灰水调节芦丁提取溶液的 pH 值,既可以达到碱提取芦丁的目的,还可以除去槐米中含有的大量黏液质。但钙离子浓度及 pH 值均不宜过高,否则多余的钙能与芦丁形成螯合物沉淀,同时黄酮母核在强碱性条件下易被破坏。

（4）用 HCl 调 pH 值时,应注意 pH 值不要过低,因为 pH 值过低(pH2 以下)会使芦丁形成锌盐而使已形成的沉淀重新溶解,同时黄酮母核也会在强碱性条件下被破坏,导致收得率下降。

（5）芦丁在热的水-乙醇与冷的水-乙醇中溶解度差异大,且能得到较好的结晶。

第　八　章

一、选择题

（一）单项选择题

1. A　2. B　3. B　4. C　5. D　6. A　7. D　8. D　9. B　10. A　11. C　12. C 13. B　14. D　15. B

（二）多项选择题

1. AB　2. ABCD　3. ABCDE　4. AB　5. ABDE

二、简答题

1. 挥发油的提取方法有:水蒸气蒸馏法、溶剂提取法、冷压法、吸收法、超临界萃取法。分离方法有冷冻法、分馏法、化学分离法、色谱法。

2. 挥发油应装满于棕色瓶内密闭,于阴凉处保存。因挥发油对光、空气、热均比较敏感,挥发油长时间与空气、光线接触,常会逐渐氧化变质,使其相对密度增加,颜色变深,失去原有的香味。

三、实例分析

川芎中的挥发油易溶于乙醚,所以用乙醚加热回流提取。采用与对照药材共薄层的方法进行鉴别,供试品色谱中,在与对照药材色谱相应的位置上,显相同颜色的斑点。

第　九　章

一、选择题

（一）单项选择题

1. B　2. A　3. D　4. B　5. B　6. A　7. C　8. B　9. D　10. A

（二）多项选择题

1. ABC　2. ACE　3. ABC　4. ABCD　5. ABCDE

二、简答题

1. 可分为甾体皂苷和三萜皂苷两大类。甾体皂苷又分为螺旋甾烷和异螺旋甾烷两类;三萜皂苷又分为四环三萜(包括羊毛脂烷型、达玛烷型)和五环三萜(α 香树脂烷型、β 香树脂烷型、羽扇豆烷型等)两类。

2. 五环三萜类皂苷结构共同点:均为五个环,30 个碳原子组成。

不同点:β 香树脂烷型 C_{29}、C_{30} 甲基连在 C_{20} 位上;α 香树脂烷型 C_{29}、C_{30} 甲基分别连在 C_{19}、C_{20} 位上;羽扇豆烷型 E 环为五元环,在 C_{19} 位上连接有 α 构型的异丙烷或异丙烯基取代。

第　十　章

一、选择题

（一）单项选择题

1. B　2. A　3. C　4. A　5. C　6. D　7. A　8. A　9. A　10. D

（二）多项选择题

1．ABDE　2．BE　3．AD　4．ABDE　5．ABCDE

二、简答题

1．强心苷可溶于水、丙酮及醇类等极性溶剂，微溶于乙酸乙酯、含醇氯仿，几乎不溶于乙醚、苯、石油醚等非极性溶剂。其溶解度因糖分子数目和性质以及苷元上有无亲水性基团而异。糖分子数目、苷元上亲水基团数目增多，亲水性加大。因此苷元、次级苷、原生苷在极性溶剂中溶解度依次递增，在非极性溶剂中溶解度依次递减。

2．由于强心苷易受酸、碱和酶的作用，发生水解、脱水及异构化等反应，因此在提取分离过程中要特别注意这些因素的影响或应用。同时提取分离原生苷时，还要注意抑制酶的活性，防止酶解，原料要新鲜，采收后尽快干燥，最好在 50～60 ℃通风快速烘干或晒干，保存期间要注意防潮，控制含水量。

第 十 一 章

一、选择题

（一）单项选择题

1．A　2．C　3．D　4．D　5．C　6．A　7．B　8．A　9．C　10．A

（二）多项选择题

1．ACDE　2．ABCDE　3．ABCD　4．AB　5．ABC

二、简答题

1．在氨基酸溶液中，氨基酸分子中氨基和羧基电离趋势相等时溶液的 pH 值称为等电点。不同的氨基酸，具有不同的等电点。在氨基酸的等电点时，分子以内盐的形式存在，因而其溶解度最小，可以沉淀析出。利用等电点的性质，可用电泳法分离精制氨基酸。

2．除去鞣质常用的方法有：热处理法、明胶沉淀法、石灰法、聚酰胺吸附法。

第 十 二 章

一、选择题

（一）单项选择题

1．B　2．A　3．D　4．C　5．C

（二）多项选择题

1．ABDE　2．AB　3．ABCD

二、简答题

在石油醚为溶剂的供试液中可能会检查出挥发油、萜类、甾体以及脂肪族化学成分。取药材粗粉，分别用水、乙醇提取。水提取液部分，做 Molish 反应、Fehling 反应，检查糖苷类；醇提取液部分，浓缩后用 2％HCl 溶解，酸水部分加入碘化铋钾试剂、碘化汞钾、硅钨酸试剂和苦味酸试剂，检查生物碱类化合物；酸水不溶部分加乙醇溶解后做盐酸-镁粉、$AlCl_3$ 试验，检查黄酮类化合物。

附录 A 天然药物化学教学大纲（供药学专业用）

一、课程性质与任务

（一）课程性质

天然药物化学是一门应用现代化学理论、方法和技术研究天然药物中化学成分的学科，是一门实践技能很强的专业技能课，是药学专业的主干课程之一。天然药物化学的研究对象是天然药物防治疾病的物质基础——其所含的活性成分。

（二）课程任务

天然药物化学的主要任务是，通过本课程的教学，使学生掌握天然药物中各类化学成分的结构特点、理化性质、提取分离及鉴定的基本理论和技能。目的在于培养学生具有较强的天然药物化学成分提取、分离和鉴定的岗位实践操作能力，具有对实验结果作出分析和评价的能力，为学习后续相关课程知识和技能及从事药物生产奠定基础。

二、课程教学目标

（一）知识教学目标

（1）掌握天然药物中各主要类型化学成分的分类、结构特点、理化性质、提取、分离精制和鉴定的基本理论与基本技能，常见天然药物中有效成分的结构、理化性质、提取分离鉴定的方法及生物活性。

（2）熟悉天然药物活性成分的一般研究途径和方法。

（3）了解天然药物活性成分的结构测定和构效关系。

（二）能力培养目标

（1）能熟练掌握煎煮法、回流法、连续回流法和水蒸气蒸馏法等常用提取方法。具备分离、精制天然药物中有效成分的能力。

（2）能熟练使用薄层色谱、纸色谱和各类化学检识试剂检测天然药物中的有效成分。

（3）具备常用鉴定试剂的配制能力。能正确观察、记录实验现象，具有一定分析问题和解决问题的能力。能提出合理的提取分离步骤和方案。

（三）素质教育目标

（1）专业思想巩固，具有热爱药学事业的责任感和事业心。

（2）具有尊重科学、实事求是的学风及良好的药学专业职业素质。

三、教学时间分配

教学内容	学 时 数		
	理论	实践	合计
一、绪论	2		2
二、天然药物化学成分提取分离鉴定的方法与技术	10		10
三、生物碱	6	8	14
四、糖与苷类	2		2
五、香豆素与木脂素	2		2
六、蒽醌类化合物	2	6	8
七、黄酮类化合物	4	8	12
八、萜类和挥发油	4	4	8
九、皂苷	2		2
十、强心苷	2		2
十一、其他成分	2		2
十二、天然药物活性成分的研究	2	6	8
合计	40	32	72

四、教学内容与要求

教学内容	教学要求	教学活动（参考）	学时（参考）	
			理论	实践
第一章　绪论 第一节　研究天然药物化学的目的和意义 第二节　天然药物化学的研究现状 第三节　天然药物中各类化学成分简介	掌握 了解 掌握	理论讲授 多媒体演示	2	
第二章　天然药物化学成分提取分离鉴定的方法与技术 第一节　提取方法与技术 一、溶剂提取法 （一）浸渍法 （二）渗漉法 （三）煎煮法 （四）回流提取法 （五）连续回流提取法 （六）超声提取法 二、其他提取方法 （一）水蒸气蒸馏法 （二）升华法 （三）超临界流体萃取技术	掌握 熟悉	理论讲授 多媒体演示 示教 复习与提问	10	

续表

教 学 内 容	教学要求	教学活动 （参考）	学时(参考)	
			理论	实践
第二节　分离精制和鉴定的方法与技术				
一、系统溶剂分离法	熟悉			
二、两相溶剂萃取法				
（一）简单萃取法	掌握			
（二）逆流分溶法	了解			
（三）液滴逆流分配法	了解			
（四）高速逆流色谱法	熟悉			
三、沉淀法	掌握			
（一）酸碱沉淀法				
（二）试剂沉淀法				
四、结晶与重结晶法	掌握			
五、透析法	熟悉			
六、分馏法	熟悉			
七、分子蒸馏法	掌握			
八、色谱法				
（一）柱色谱法				
（二）薄层色谱法				
（三）纸色谱法				
（四）高效液相色谱法				
（五）气相色谱法				
第三章　生物碱				
第一节　结构类型	掌握	理论讲授	6	
第二节　理化性质		多媒体演示		
一、性状	熟悉	示教		
二、旋光性	熟悉	复习与提问		
三、碱性	掌握			
（一）碱性的产生及强度表示				
（二）碱性与分子结构的关系				
四、溶解性	掌握			
五、生物碱的检识				
（一）沉淀反应	掌握			
（二）显色反应	熟悉			
第三节　提取与分离	掌握			
一、提取				
（一）脂溶性生物碱的提取				
（二）水溶性生物碱的提取				
二、分离				
（一）总生物碱的分离				
（二）单体生物碱的分离				

续表

教 学 内 容	教学要求	教学活动（参考）	学时（参考）理论	实践
第四节　鉴定	掌握			
一、理化鉴定				
二、色谱鉴定	熟悉			
（一）薄层色谱法	熟悉			
（二）高效液相色谱法	了解			
第五节　应用实例	熟悉			
一、麻黄	熟悉	理论讲授		
二、苦参	熟悉	多媒体演示		
三、洋金花	熟悉	复习与提问		
实训一　黄连中盐酸小檗碱的提取分离与鉴定	熟练掌握			8
第四章　糖与苷类				
第一节　结构类型	掌握		2	
一、糖的结构与分类				
二、苷的结构与分类				
第二节　理化性质	掌握			
一、苷的性状				
二、溶解性				
三、旋光性				
四、糖的检识				
（一）化学检识				
（二）色谱检识				
第三节　苷键的裂解				
一、酸催化水解	掌握			
二、碱催化水解	熟悉			
三、酶催化水解	熟悉			
四、氧化裂解	了解			
第四节　苷的提取与分离	熟悉			
一、提取				
二、分离				
第五节　应用实例				
苦杏仁	熟悉			
第五章　香豆素与木脂素			2	
第一节　香豆素				
一、结构类型	掌握	理论讲授		
二、理化性质		多媒体演示		
（一）性状	熟悉			
（二）荧光性	掌握			

续表

教 学 内 容	教学要求	教学活动 (参考)	学时(参考)	
			理论	实践
(三)内酯的性质	掌握	示教		
(四)溶解性	熟悉	复习与提问		
(五)显色反应	掌握			
三、提取与分离				
(一)溶剂提取法	掌握			
(二)碱溶酸沉法	掌握			
(三)水蒸气蒸馏法	了解			
(四)色谱分离法	了解			
四、香豆素类化合物的检识	熟悉			
(一)理化检识				
(二)色谱检识				
五、应用实例				
秦皮	熟悉			
第二节　木脂素	了解			
一、结构类型				
二、理化性质	掌握			
(一)性状				
(二)溶解性	了解			
(三)光学活性	熟悉			
(四)显色反应	熟悉			
三、提取与分离	了解			
四、鉴定	熟悉			
五、应用实例				
南五味子				
第六章　蒽醌类化合物		理论讲授	2	
第一节　结构类型	掌握	多媒体演示		
第二节　理化性质		示教		
一、性状	熟悉	复习与提问		
二、升华性	熟悉			
三、溶解性	掌握			
四、酸碱性	掌握			
(一)酸性				
(二)碱性				
五、显色反应	掌握			
(一)碱液呈色反应				
(二)醋酸镁反应				
(三)对亚硝基二甲苯胺反应				

教 学 内 容	教学要求	教学活动（参考）	学时（参考）	
			理论	实践
第三节　提取与分离	掌握			
一、提取	掌握			
二、分离				
（一）蒽醌苷与游离蒽醌衍生物的分离	熟悉			
（二）游离蒽醌衍生物的分离	掌握			
第四节　色谱鉴定				
一、薄层色谱	掌握			
二、纸色谱	熟悉			
第五节　紫外光谱测定	了解			
第六节　应用实例				
一、大黄	熟悉			
二、茜草	了解			
实训二　大黄中游离蒽醌的提取与分离	熟练掌握	技能操作	6	
第七章　黄酮类化合物		理论讲授	4	
第一节　结构类型	掌握	多媒体演示		
第二节　理化性质		示教		
一、性状	熟悉	复习提问		
二、溶解性	掌握			
三、酸碱性	掌握			
（一）酸性				
（二）碱性				
四、显色反应				
（一）还原反应	掌握			
（二）金属盐类试剂的络合反应	熟悉			
（三）硼酸显色反应	了解			
（四）碱性试剂反应	了解			
第三节　提取与分离				
一、提取				
（一）碱溶酸沉法	掌握			
（二）溶剂提取法	熟悉			
二、分离	掌握			
（一）pH梯度萃取法				
（二）柱色谱法		技能操作		
第四节　鉴定	熟悉			
一、薄层色谱				
（一）硅胶薄层色谱				
（二）聚酰胺薄层色谱				
二、纸色谱				

续表

教 学 内 容	教学要求	教学活动（参考）	学时（参考）理论	学时（参考）实践
第五节　紫外光谱测定	了解			
第六节　应用实例				
一、槐米	掌握			
二、葛根	熟悉			
实训三　槐米中芸香苷的提取分离与鉴定	熟练掌握	技能操作		8
第八章　萜类和挥发油				
第一节　萜类				
一、含义、分类及分布				
二、结构类型	熟悉			
三、理化性质	掌握		4	
（一）性状				
（二）溶解性				
（三）化学反应				
第二节　挥发油				
一、挥发油的组成与分类	掌握			
二、理化性质	掌握			
（一）性状				
（二）溶解性				
（三）物理常数				
（四）稳定性				
三、提取与分离	掌握			
（一）提取				
（二）分离				
四、鉴定				
（一）一般检查	掌握			
（二）理化常数测定	熟悉			
（三）色谱检识				
五、应用实例				
（一）薄荷	熟悉			
（二）八角茴香	掌握			
实训四　八角茴香中挥发油的提取分离与检识	熟练掌握	技能操作		4
第九章　皂苷		理论讲授	2	
第一节　结构与类型	掌握	多媒体演示		
一、甾体皂苷		示教		
（一）甾体皂苷元的结构特点				
（二）甾体皂苷的结构类型				
二、三萜皂苷				
（一）四环三萜皂苷				
（二）五环三萜皂苷				

教 学 内 容	教学要求	教学活动 （参考）	学时（参考）	
			理论	实践
第二节　理化性质				
一、性状	熟悉			
二、溶解性	掌握			
三、发泡性	掌握			
四、溶血作用	掌握			
五、皂苷的水解	熟悉			
六、显色反应				
第三节　提取与分离				
一、提取	掌握			
（一）皂苷的提取	熟悉			
（二）皂苷元的提取				
二、精制与分离	掌握			
（一）分段沉淀法	掌握			
（二）胆甾醇沉淀法	熟悉			
（三）色谱法				
第四节　应用实例	了解			
一、穿山龙	熟悉			
二、人参				
第十章　强心苷	掌握	理论讲授 多媒体演示 示教 复习与提问	2	
第一节　结构与分类				
一、强心苷元结构特点				
二、强心苷的分类				
三、糖的部分				
四、糖和苷元的连接方式				
第二节　理化性质				
一、性状	熟悉			
二、溶解性	熟悉			
三、水解反应	掌握			
（一）酸水解				
（二）碱水解				
（三）酶水解				
四、显色反应	掌握			
（一）甾体母核的显色反应				
（二）五元不饱和内酯环的显色反应				
（三）α-去氧糖的显色反应				
第三节　提取与分离	熟悉			
一、提取				
（一）原生苷的提取		理论讲授 多媒体演示		
（二）次生苷的提取				

续表

教 学 内 容	教学要求	教学活动 （参考）	学时（参考）	
			理论	实践
二、分离				
（一）两相溶剂萃取法				
（二）色谱分离法				
第四节　鉴定				
一、理化鉴别	熟悉			
二、色谱鉴别	了解			
第五节　应用实例				
黄花夹竹桃	了解			
第十一章　其他成分			2	
一、鞣质				
（一）结构与分类	掌握			
（二）理化性质	熟悉			
（三）提取与分离	掌握			
（四）除去鞣质的方法	了解			
二、有机酸				
（一）结构与分类	掌握			
（二）理化性质	掌握			
（三）提取与分离	熟悉			
（四）检识	了解			
三、多糖	了解			
四、氨基酸				
（一）结构与分类	掌握			
（二）理化性质	掌握			
（三）提取与分离	掌握			
五、蛋白质和酶				
（一）理化性质	掌握			
（二）蛋白质的检识	熟悉			
（三）提取与分离	了解			
六、动物药活性成分	熟悉			
（一）牛黄				
（二）麝香				
（三）斑蝥				
第十二章　天然药物活性成分的研究		理论讲授 多媒体演示	2	
第一节　天然药物活性成分的研究途径和方法				
一、目标的确定	掌握			
二、天然药物活性成分的筛选	掌握			
三、天然药物化学成分预试验	掌握			
（一）预试验目的				
（二）预试验方法				

续表

教学内容	教学要求	教学活动（参考）	学时（参考）	
			理论	实践
四、天然药物化学成分的提取分离	掌握			
五、天然药物化学成分的结构测定				
（一）化合物纯度检查				
（二）分子式的确定	熟悉			
（三）结构测定				
第二节 结构测定中常用的波谱简介				
一、紫外吸收光谱				
二、红外吸收光谱	了解			
三、核磁共振谱				
（一）氢谱				
（二）碳谱				
四、质谱				
实训五 天然药物化学成分预试验	熟练掌握	技能操作		6

五、大纲说明

（一）适用对象与参考学时

本教学大纲供高职高专药学专业教学使用，总学时为 72 学时，其中理论教学 40 学时，实践教学 32 学时。各学校可根据专业培养目标、专业知识结构需要、职业技能要求及学校教学实训条件自行调整学时。

（二）教学要求

对理论部分教学要求分为掌握、熟悉、了解三个层次。掌握：学生对所学的知识和技能能熟练应用，能综合分析和解决从事天然药物化学工作中的实际问题。熟悉：学生对所学的知识基本掌握和会应用所学的技能。了解：学生能记忆和理解所学知识。技能实践部分设计了 5 个实验，均要求熟练掌握。

（三）教学建议

（1）本大纲力求体现"以就业为导向、以能力为本位、以发展技能为核心"的高等职业教育理念，理论知识以"必需、够用"为原则，突出天然药物活性成分提取、分离、鉴定的方法与技术，技能实践着重培养学生岗位工作的实际动手能力。

（2）课堂教学突出天然药物化学知识特点，采用实物、多媒体等直观教学的形式，增加学生的感性认识，提高课堂教学效果。

（3）技能实践教学注重培养学生的基本操作技能，提高学生实际动手的能力和分析问题、解决问题及独立工作的能力。

（4）学生的知识水平和能力水平，通过平时训练、作业、实训报告、目标检测、操作技能考核和考试等多种形式综合考评，使学生更好地适应职业岗位能力的需要。

参考文献

CANKAOWENXIAN

[1] 陈友梅. 中药化学[M]. 济南:山东科学技术出版社,2007.

[2] 李淑惠. 天然药物化学.[M] 北京:高等教育出版社,2005.

[3] 匡海学. 中药化学[M]. 北京:中国中医药出版社,2003.

[4] 李端. 中药化学[M]. 北京:人民卫生出版社,2005.

[5] 杨红. 中药化学实用技术[M]. 北京:人民卫生出版社,2009.

[6] 吴剑锋. 天然药物化学[M]. 北京:人民卫生出版社,2009.

[7] 吴剑锋. 归纳释疑提升练习——天然药物化学分册[M]. 北京:人民卫生出版社,2010.

[8] 吴剑锋. 天然药物化学[M]. 北京:人民卫生出版社,2011.

[9] 杨宏建. 天然药物化学[M]. 北京:科学出版社,2009.

[10] 肖崇厚,丁林生. 中药化学[M]. 上海:上海科学技术出版社,2002.

[11] 杨世林. 天然药物化学[M]. 北京:科学出版社,2011.